• 全国高等职业教育康复治疗技术专业“十三五”规划教材 •

物理因子治疗技术

（供康复治疗技术专业使用）

主　编　陈　轶　颜益红

副主编　来卫东　宋　锐　胡　翔

编　者　（以姓氏笔画为序）

王智勇（黑龙江省康复医院）
孙　丽（大庆医学高等专科学校）
刘福泉（沧州医学高等专科学校）
曲艳霞（大庆油田总医院）
张　瑶（山东中医药高等专科学校）
来卫东（山东医学高等专科学校）
宋　锐（黑龙江护理高等专科学校）
陈　轶（大庆医学高等专科学校）
胡　翔（武汉轻工大学）
潘丽娜（大庆市中医医院）
颜益红（长沙卫生职业学院）

中国健康传媒集团
中国医药科技出版社

内 容 提 要

本教材是“全国高等职业教育康复治疗技术专业‘十三五’规划教材”之一，根据康复治疗技术专业教学大纲的基本要求和课程特点编写而成，内容上涵盖了临床常用的物理因子治疗技术，包括物理因子治疗技术概论、电疗法、光疗法、超声波疗法、磁疗法、传导热疗法、低温疗法、水疗法、压力疗法、冲击波疗法及生物反馈疗法等14章内容。本教材具有理论层次鲜明、语言表达准确、技能操作突出、符合教学规律、便于学生学习等特点。本教材为书网融合教材，即纸质教材有机融合电子教材、教学配套资源（PPT、微课、视频、图片等）、题库系统、数字化教学服务（在线教学、在线作业、在线考试），使教学资源更加多样化、立体化。

本教材可供全国高职高专院校康复治疗技术专业教学使用，也可供康复专科医师、治疗师和从事康复临床工作的医师和护士等相关人员参考。

图书在版编目（CIP）数据

物理因子治疗技术 / 陈铁，颜益红主编. —北京：中国医药科技出版社，2019.12
全国高等职业教育康复治疗技术专业“十三五”规划教材
ISBN 978-7-5214-1459-2

Ⅰ. ①物… Ⅱ. ①陈…②颜… Ⅲ. ①物理疗法–高等职业教育–教材 Ⅳ. ①R454

中国版本图书馆CIP数据核字（2019）第266907号

美术编辑 陈君杞
版式设计 易维鑫

出版 **中国健康传媒集团** | 中国医药科技出版社
地址 北京市海淀区文慧园北路甲22号
邮编 100082
电话 发行：010–62227427 邮购：010–62236938
网址 www.cmstp.com
规格 889×1194mm 1/16
印张 15 3/4
字数 347千字
版次 2019年12月第1版
印次 2023年2月第2次印刷
印刷 三河市万龙印装有限公司
经销 全国各地新华书店
书号 ISBN 978-7-5214-1459-2
定价 49.00元

数字化教材编委会

主　编　陈　铁　颜益红

副主编　来卫东　宋　锐　胡　翔

编　者　（以姓氏笔画为序）

王智勇（黑龙江省康复医院）

孙　丽（大庆医学高等专科学校）

刘福泉（沧州医学高等专科学校）

曲艳霞（大庆油田总医院）

张　瑶（山东中医药高等专科学校）

来卫东（山东医学高等专科学校）

宋　锐（黑龙江护理高等专科学校）

陈　铁（大庆医学高等专科学校）

胡　翔（武汉轻工大学）

潘丽娜（大庆市中医医院）

颜益红（长沙卫生职业学院）

全国高等职业教育康复治疗技术专业“十三五”规划教材

出版说明

为深入贯彻《现代职业教育体系建设规划（2014－2020年）》以及《医药卫生中长期人才发展规划（2011－2020 年）》文件的精神，满足高职高专康复治疗技术专业培养目标和其主要职业能力的要求，不断提升人才培养水平和教育教学质量，在教育部、国家卫生健康委员会及国家药品监督管理局的领导和指导下，在全国卫生职业教育教学指导委员会康复治疗技术专业委员会有关专家的大力支持和组织下，在本套教材建设指导委员会主任委员江苏医药职业学院陈国忠教授等专家的指导和顶层设计下，中国医药科技出版社有限公司组织全国80余所高职高专院校及其附属医疗机构近150名专家、教师历时1年精心编撰了“全国高等职业教育康复治疗技术专业‘十三五’规划教材”，该套教材即将付梓出版。

本套教材包括高等职业教育康复治疗技术专业理论课程主干教材共计13门，主要供全国高等职业教育康复治疗技术专业教学使用。

本套教材定位清晰、特色鲜明，主要体现在以下方面。

一、紧扣培养目标，满足职业标准和岗位要求

本套教材的编写，始终坚持“去学科、从目标”的指导思想，淡化学科意识，遵从高等职业教育康复治疗技术专业培养目标要求，对接职业标准和岗位要求，培养能胜任基层医疗与康复机构的康复治疗或相关岗位，具备康复治疗基本理论、基本知识，掌握康复评定和康复治疗的基本技术及其应用能力，以及人际沟通、团队合作和利用社会康复资源能力的高端技能型康复治疗技术专门人才，教材内容从理论知识的深度、广度和技术操作、技能训练等方面充分体现了上述要求，特色鲜明。

一、体现专业特色，整体优化，紧跟学科发展步伐

本套教材的编写特色体现在专业思想、专业知识、专业工作方法和技能上。同时，基础课、专业基础课教材的内容与专业课教材内容对接，专业课教材内容与岗位对接，教材内容着重强调符合基层岗位需求。教材内容真正体现康复治疗工作实际，紧跟学科和临床发展步伐，具有科学性和先进性。强调全套教材内容的整体优化，并注重不同教材内容的联系与衔接，避免了遗漏和不必要的交叉重复。

三、对接考纲，满足康复（士）资格考试要求

本套教材中，涉及康复医学治疗技术初级（士）资格考试相关课程教材的内容紧密对接《康复医学治疗技术初级（士）资格考试大纲》，并在教材中插入康复医学治疗技术初级（士）资格考试“考点提示”，有助于学生复习考试，提升考试通过率。

四、书网融合，使教与学更便捷更轻松

全套教材为书网融合教材，即纸质教材与数字教材、配套教学资源、题库系统、数字化教学服务有机融合。通过“一书一码”的强关联，为读者提供全免费增值服务。按教材封底的提示激活教材后，读者可通过PC、手机阅读电子教材和配套课程资源（PPT、微课、视频等），并可在线进行同步练习，实时反馈答案和解析。同时，读者也可以直接扫描书中二维码，阅读与教材内容关联的课程资源，从而丰富学习体验，使学习更便捷。教师可通过PC在线创建课程，与学生互动，开展在线课程内容定制、布置和批改作业、在线组织考试、讨论与答疑等教学活动，学生通过PC、手机均可实现在线作业、在线考试，提升学习效率，使教与学更轻松。此外，平台尚有数据分析、教学诊断等功能，可为教学研究与管理提供技术和数据支撑。

编写出版本套高质量教材，得到了全国知名专家的精心指导和各有关院校领导与编者的大力支持，在此一并表示衷心感谢。出版发行本套教材，希望受到广大师生欢迎，并在教学中积极使用本套教材和提出宝贵意见，以便修订完善，共同打造精品教材，为促进我国高等职业教育康复治疗技术专业教育教学改革和人才培养做出积极贡献。

中国医药科技出版社

2019年11月

全国高等职业教育康复治疗技术专业“十三五”规划教材

建设指导委员会

前　言

Foreword

康复治疗技术专业高等职业教育的目标是培养能够胜任基层医疗与康复机构的康复治疗或相关岗位工作，具备康复治疗基本理论、基本知识，掌握康复评定和康复治疗的基本技术及其应用能力，以及善于人际沟通、团队合作和利用社会康复资源能力的高端技能型康复治疗技术专门人才。物理因子治疗技术是康复治疗师必备的临床实践技能。

本门课程是康复治疗技术专业的核心课程之一，属于物理治疗范畴。物理治疗（PT）是康复医学中的一个重要组成部分，包括物理因子治疗技术和运动治疗技术。对物理因子治疗技术的研究，包括研究物理因子的物理特性、生物学作用、治疗方法及临床应用等内容。从宏观方面研究物理因子对机体整体水平的影响，以了解其作用的动态变化和效果；从微观方面研究物理因子对超微结构功能形态的改变，以探讨物理因子作用的机制。物理因子治疗属于外界条件刺激，它有动力性和信息性双重作用，在调节人体功能和增强适应能力、防治疾病等方面，具有重要的意义。

本教材是“全国高等职业教育康复治疗技术专业‘十三五’规划教材”之一，根据康复治疗技术专业教学大纲的基本要求和课程特点编写而成。本教材共有14章，主要包括物理因子治疗技术概论、电疗法、光疗法、超声波疗法、磁疗法、传导热疗法、低温疗法、水疗法、压力疗法、冲击波疗法及生物反馈疗法等，基本涵盖了临床常用的物理因子治疗技术。本教材具有理论层次鲜明、语言表达准确、技能操作突出、符合教学规律、便于学生学习等特点。本教材为书网融合教材，即纸质教材有机融合电子教材、教学配套资源（PPT、微课、视频、图片等）、题库系统、数字化教学服务（在线教学、在线作业、在线考试），使教学资源更加多样化、立体化。

本教材可供全国高职高专院校康复治疗技术专业教学使用，也可供康复专科医师、治疗师和从事康复临床工作的医师及护士等相关人员参考。

在编写本教材过程中，得到了各编者所在院校的大力支持，以及中国康复医学会物理治疗专业委员会主任委员、中山大学附属第六医院康复医学科主任王于领教授关心与支持，在此表示真挚的感谢。同时感谢各位编者在教材编写过程中所付出的辛勤汗水及教材秘书付出的辛勤工作。由于编者水平有限，教材中难免存在疏漏与不当之处，恳请各位同行批评指正。

编　者

2019年7月

目 录

Contents

第一章

物理因子治疗技术概论

扫码“学一学”

学习目标

1. **掌握** 物理因子治疗技术的基本概念、治疗作用、临床应用范围。
2. **熟悉** 物理因子治疗技术的作用机制及物理因子治疗处方。
3. **了解** 物理因子治疗技术的发展简史、作用的反应过程及作用方式。
4. 学会综合应用物理因子治疗技术及常用理疗仪器的使用方法，并能够为患者正确实施物理因子治疗。
5. 培养高尚的职业道德和良好的敬业精神，提高学习能力和创新能力。

第一节 概　　述

案例讨论

【案例】

患者，男性，35 岁，因颈后疼痛伴头晕、右上肢放射痛、麻木、无力及心慌 3 天入院。既往常感双肩酸痛及颈后不适，尤以长时间低头工作时明显，无高血压病史。查体：意识清，颈椎活动受限，以后伸及右侧屈明显，颈 5～6 棘突旁有压痛和放射痛；左侧大拇指痛觉减退、左侧肱二头肌肉肌力 4 级，左侧肱二头肌腱反射减弱，肌张力正常。颈椎检查试验：臂丛牵拉试验、压颈试验阳性。诊断为神经根型颈椎病。

【讨论】

1. 哪项是首选的物理因子治疗技术？
2. 为了加强疗效，还可以辅助哪些物理因子治疗技术？

物理因子治疗属于现代康复医学物理治疗中的重要组成部分。物理因子治疗疾病在我国有着悠久的历史，早在公元前 4000 多年前，物理因子治疗在我国就已经有所尝试。两千多年前的《黄帝内经》中也有运用物理因子治疗疾病的记载。随着科技的进步和发展，对物理因子的研究越来越深入，其在临床中的应用越来越多，在康复治疗中的地位也越来越重要；同时，先进的物理因子治疗设备也日益增多，为物理因子的推广和应用提供了保障。

一、概念

1. 物理疗法 又称物理治疗（physical therapy or physicaltherapy，PT），是指应用运动、天然或人工物理因子作用于人体，以提高人体健康水平，预防和治疗疾病，恢复或改善身体结构与功能、活动及参与能力，进而达到康复目的的治疗方法。它包括物理因子疗法和运动疗法。物理治疗主要通过人体神经、体液、内分泌等生理调节机制，达到防治疾病和康复的目的。常分为两大类：一类是利用声、光、电、磁、冷、热、水等物理因子为主要手段，称为物理因子疗法（理疗）；另一类是以力作为治疗手段，称为运动疗法。本书所涉及的主要是前者，研究除了力以外的物理因子的治疗技术，即狭义的理疗学。

2. 物理因子治疗技术（therapeutic techniques of physical agents） 又称理疗，是指应用天然或人工物理因子作用于人体，以提高健康水平，预防和治疗疾病，恢复或改善身体功能与结构、活动以及参与能力，达到康复目的的治疗方法。

对物理因子治疗技术的研究，包括研究物理因子的物理特性、生物学作用、治疗方法及临床应用等内容。从宏观方面研究物理因子对机体整体水平的影响，以了解其作用的动态变化和效果；从微观方面研究物理因子对超微结构功能形态的改变，以探讨物理因子作用的机制。物理因子治疗属于外界条件刺激，它有动力性和信息性双重作用，在调节人体功能和增强适应能力、防治疾病等方面，具有重要的意义。

二、物理因子疗法的分类

临床治疗中，应用于康复医学和临床医学的物理因子种类繁多，主要包括天然物理因子和人工物理因子两大类，各包括不同的治疗方法，现归纳总结如下。

（一）天然物理因子

天然的物理因子包括：日光、空气、海水、矿泉、泥土、热砂以及森林等。

（二）人工物理因子

人工物理因子是指通过人工方式获得的物理因子，具有较好的操控性，如声、光、电、磁等（具体分类详见表 1－1）。

表 1－1 常见人工物理因子疗法分类

物理因子	疗法名称	
电	直流电疗法	直流电疗法
		直流电药物离子导入疗法
	低频电疗法	感应电疗法
		电兴奋疗法
		神经肌肉电刺激疗法
		——功能性电刺激疗法
		——经皮神经电刺激疗法
		——神经肌肉电刺激疗法
		——痉挛肌电刺激疗法
		超刺激电疗法
		间动电疗法
		电睡眠疗法

续表

物理因子		疗法名称
		感应电疗法
		微电流疗法
	中频电疗法	等幅正弦中频电疗法
		——音频电疗法
		——超音频电疗法
		调制中频电疗法
		干扰电疗法
		——静态干扰电疗法
		——动态干扰电疗法
		——立体动态干扰电疗法
		低中频混合疗法
		——音乐电疗法
		——波动电疗法
	高频电疗法	共鸣火花电疗法
		短波疗法
		超短波疗法
		微波疗法
		——分米波疗法
		——厘米波疗法
		——毫米波疗法
		高频电热疗法
光	光疗法	红外线疗法
		可见光疗法
		紫外线疗法
		激光疗法
声	超声波疗法	超声波疗法
		超声药物透入疗法
		超声雾化吸入疗法
磁	磁疗法	静磁场疗法
		动磁场疗法
		磁处理水疗法
		低频脉冲电磁场疗法
		经颅磁刺激疗法
热	传导热疗法	石蜡疗法
		泥疗法
		湿热袋敷疗法
		蒸汽疗法
		热气流疗法
		坎离砂疗法
冷	冷疗法	冷疗法
		冷冻疗法
		超低温疗法
水	水疗法	漩涡浴
		擦浴
		浸浴
		淋浴
		水中运动
		步行浴
		肌电生物反馈疗法
		手指皮肤温度生物反馈疗法

续表

物理因子	疗法名称	
其他	生物反馈疗法	脑电生物反馈疗法
		心率生物反馈疗法
		血压生物反馈疗法
		皮肤电阻生物反馈疗法
	压力疗法	
	冲击波疗法	

三、物理因子疗法的临床应用范围

由于各种物理因子疗法对机体的作用是多种多样的，因此，其临床应用范围是非常广泛的，每种物理因子疗法的适应证及禁忌证将在各章节中详述，本部分内容仅对物理因子疗法的适应证及禁忌证做简要概述，以便于大家理解和掌握各章节的临床应用内容。

（一）适应证

1. 疼痛　物理因子疗法对多种原因引起的疼痛有着较好的疗效。例如，神经性疼痛（单纯性神经痛、神经受压所致疼痛及神经炎性疼痛等）；骨与关节损伤引起的疼痛（颈肩臂痛、腰背部痛、骨关节炎、骨质疏松等）；肌肉痉挛引起的疼痛、局部炎症性疼痛等。目前，有研究表明物理因子疗法在癌症疼痛治疗方面也取得了好的效果。

2. 运动系统疾病　骨关节的畸形、功能障碍、肌肉萎缩等。

3. 神经及肌肉系统疾病　用于治疗失神经支配的肌无力、肌萎缩；由于能够提高平滑肌的张力，可用于治疗胃下垂、膀胱和肛门括约肌松弛等。

4. 炎症　包括感染性炎症和非感染性炎症，物理因子疗法可促进炎症的吸收和消散，适用于各组织器官的急性、亚急性和慢性炎症。

5. 组织粘连与瘢痕　物理因子疗法能够松解粘连和软化瘢痕组织。

6. 老年病及慢性病　物理治疗对很多老年病和慢性病有较好的疗效。例如，低频脉冲电磁场对骨质疏松的治疗，水疗法对老年人运动功能降低的改善，紫外线、红光、微波等物理因子疗法对老年卧床患者压疮的治疗等。

7. 功能障碍者　对由于各种原因引起的功能障碍，例如运动系统、神经系统、循环系统疾病和损伤引起的功能障碍。骨关节损伤及脑瘫、偏瘫、截瘫等引起的关节功能障碍是物理因子疗法的最重要的适应证。

8. 其他　近年来，在心肺康复、神经康复、癌症和慢性疼痛的治疗中物理因子疗法也逐渐在临床得到应用。

（二）禁忌证

1. 恶性肿瘤患者、出血倾向性疾病患者、活动性肺结核患者、肝肾功能严重障碍者、全身衰弱者禁用物理因子治疗。

2. 孕妇、婴儿、年老体弱及感觉功能障碍者应慎用物理因子治疗。

3. 心、脑、眼睛、睾丸等部位，应慎用或禁用某些物理因子治疗。

四、物理因子疗法的发展简史

（一）物理因子疗法的形成和发展

1. 物理因子疗法在古代中国的发展　物理因子疗法在我国有着悠久历史。早在公元前7000年的石器时代，当时原始人利用阳光、砭石、石针、水和按摩等治疗疾病，维护健康。在4000多年前，物理因子疗法的雏形在我国已经形成。在2000多年前的《黄帝内经》中就有针灸、按摩、拔罐及用水治疗的记载。春秋战国和秦汉时期，按摩已经成为一种重要的医疗手段。东汉时期的《神农本草经》中有磁治“周痹风湿，肢节肿痛”，“除大热烦满耳聋”。唐代医家孙思邈著《千金方》中有记载用磁治疗眼疾。清代吴尚先所著《理瀹骈文》一书中详细记载利用日晒、火烤、蒸熏、热熨等治病方法，是一部外治疗法罕见的专著。我国也是世界上最早用矿泉水、磁场治疗疾病的国家。

2. 物理因子疗法在古代西方国家的发展　在古埃及、希腊、罗马的早期文献中记载了阳光、热水浴、冷水浴、体操、按摩等防治疾病的作用。古希腊名医希波克拉底（公元前460—377年）积极提倡利用阳光、空气和水等自然疗法增强体质、防治疾病，这在全世界都产生了一定影响。公元129—200年，希腊医生用磁石治疗腹泻；公元502—550年，罗马医生用磁石治疗手足疼痛。

（二）现代物理因子治疗技术的发展

第一次世界大战后现代物理因子治疗技术得到了发展。由于战争后伤者的数量众多，医生们采用了电诊断和电疗等技术对患者进行诊治，由此促进了物理因子治疗技术的迅速发展。

第二次世界大战又一次推进了物理因子治疗技术的发展。战争期间，为了使患者能够迅速康复回归前线，Howard A.Rusk（1901—1989年）等在物理医学的基础上采用多学科综合康复治疗，如物理治疗、作业治疗、言语治疗、心理治疗、假肢等，有效地提高了康复疗效。1938年美国成立了物理治疗师学会，1943年英国成立了物理医学会，1947年美国成立了美国物理医学与康复医学委员会，1951年国际物理医学与康复学会成立，1969年国际康复医学会成立，这些组织机构的成立都为物理因子治疗技术的发展起到了重要的推动作用。

知识链接

冲击波对膝骨关节炎的治疗研究

许多学者在寻找一种更佳的膝关节骨性关节炎的治疗方案，研究者发现体外冲击波治疗可以作为对膝关节骨性关节炎一种新的治疗方法，并且已经逐渐应用于临床治疗。虽然体外冲击波治疗对于膝关节骨性关节炎的治疗机制尚不完全清楚，但一些研究表明体外冲击波治疗可以影响骨关节病的发病机制，膝关节骨性关节炎以关节软骨和软骨下骨的病理变化为特征，体外冲击波治疗从多方面保护软骨、抑制炎症发生，从而延缓膝关节骨性关节炎的病程进展。

20世纪50年代以来，低、中频电疗法有了新的发展，水疗、磁疗等进而受到重视，并在应用技术方面有了发展提高；20世纪60年代激光疗法及生物反馈疗法得到了发展；此外，在 20 世纪 70 年代获得显著发展的射频治癌和光敏诊治癌症技术受到了世界上许多国家的重视。20 世纪 90 年代兴起、21 世纪初从临床到基础得到了广泛深入的研究，如功能性电刺激技术、冲击波技术、经颅磁刺激技术、吞咽障碍电刺激技术以及近几年兴起的聚焦超声技术等都将物理因子治疗技术推入了快速发展的轨道。

第二节　治疗作用与作用机制

物理因子作用于人体后，物理能即被人体吸收并发生能量形式的变换，引起一系列的物理和化学变化，引发局部或全身性的生理反应，从而产生治疗作用（图 1－1）。由于物理因子的种类繁多，又有各自的特点，加之人体固有的复杂的动力学特性，所引起的反应也各不相同，要提出一个全面的、统一的关于物理因子治疗基础理论的学说是十分困难的，本节内容仅将其共性或有代表性的部分加以介绍。

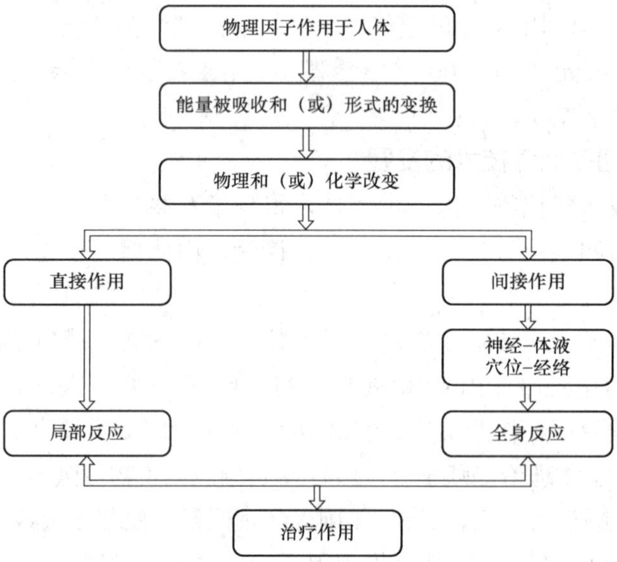

图 1－1　物理因子疗法对人体的作用方式

一、物理因子作用的反应过程

物理因子直接作用于机体会引发一系列的反应，大致可分为三个阶段。

（一）物理反应阶段

物理因子与局部细胞及周围基质相互作用，发生能量转移，机体吸收能量。物理能只有被吸收后才能对人体发生作用，能量被吸收后常发生能量形式的变换：如直流电的电能被吸收后，常引起电解等改变而变换为化学能；紫外线等被吸收后，亦引起光分解作用、光加成作用，而由光能变换为化学能；红外线可使组织温度升高；超声的机械振动能被人体吸收后，转变为热能；高频电流的电能被吸收后，亦常变为热能；运动疗法的机械能亦常变为肌肉运动能量释放而产生的化学和热能等。

（二）理化效应阶段

各种能量被吸收和经过转换后，常引起温度变化、机械震动、膜电位改变、偶极子震动或旋转、离子迁移、电子自旋方向的变化、共振和能级的跃迁等物理变化；亦常引起 pH

改变，自由基生成，光分解作用、光加成作用等多种的化学变化。

（三）生物效应阶段

1. 局部反应　上述理化效应可直接作用于局部而产生局部效应，引起细胞功能状态、体液循环、微循环、物质代谢的改变，使组织建立起新的营养代谢水平。

2. 全身反应　在物理因子的作用下，神经兴奋性信息通过内、外感受器和传入神经通路；内分泌信息则通过体液途径，传导到控制机体产生适应性的中枢神经结构；各系统相互作用，引起机体产生复杂综合反应。在神经和内分泌信息输入综合反应的基础上，形成具有全身性的适应反应。

3. 机体内环境恒定反应　物理因子刺激能激活机体产生特异性内环境恒定反应。生理调节机制极力恢复被物理因子破坏的内环境。

局部和全身性的反应就构成物理因子的治疗作用。当然，对上述作用与反应的模式是比较典型的，不能包罗万象，只可阐明基本的规律。

二、物理因子治疗的作用方式

物理因子对人体的直接作用，因作用因子的不同差别很大。此部分仅将不同物理因素的作用深度，以光电疗为例，进行比较分析。

（一）物理因子治疗的直接作用

直接作用是指物理因子直接引起局部组织的生物物理和生物化学的变化。不同物理因子对人体的直接作用深度（表 1–2）不同，因此，我们可以得到一个关于物理因子直接作用的定量概念。

表 1–2　不同物理因子对人体直接作用的深度

	相当于组织层的位置									
	表皮			真皮	皮下			肌肉		
累计进入深度（mm）	<0.3	0.3～0.5	0.6～1.5	1.6～4	10	15	25～30	31～44	45～50	51～110
短波红外线（760nm～1.5μm）	────	────	────	────	────	──▶	- - ▶			
长波红外线（1.6～15μm）	────	──▶	- - ▶							
可见光（400～760nm）	────	────	──▶	- - ▶						
短波紫外线（180～280nm）	──▶	- - ▶								
中波紫外线（280～320nm）	────	──▶	- - ▶							
长波紫外线（320～400nm）	────	────	──▶ - - ▶							
微波（2450MHz）	────	────	────	────	────	────	──▶	- - ▶		
超声波（800kHz）	────	────	────	────	────	────	────	──▶ - - ▶		
电离子导入（30 分钟）	────	────	────	──▶	- - ▶					
一般温热媒质的热	────	──▶	- - ▶							

注：──▶ 为主要作用深度；- - -▶ 为可能达到的深度。

（二）物理因子治疗的间接作用

所谓间接作用是指物理因子作用于人体后，通过神经–体液内分泌调节的共同参与，包括穴位–经络，以及一系列的理化变化而发挥作用。物理因子治疗时，如声、光、磁、热等物理能量，可刺激内、外感受器，冲动经传入神经纤维、中枢不同部位和传出神经纤维，发生全身性反射、节段反射及轴突反射而产生效应。各类低、中频脉冲电流引起肌肉收缩反应时，可产生三磷酸腺苷和乳酸，致使血管扩张，局部血液循环加强，营养代谢改善，水肿渗出消退，肌肉营养改善，促进肌肉功能恢复；紫外线照射时，刺激组织细胞而释放组胺，使组胺酶增多，细胞和体液免疫功能受到刺激，前列腺素释放，形成非特异性炎症等一系列反应。综上所述，物理因子的治疗作用是靠神经–体液共同参与实现的。

三、影响物理因子应答反应的因素

物理因子是作用于人体的外界因素，机体产生的应答反应是内因。因此，当物理因子作用机体某一部位或其一定组织后，机体产生的应答反应是由内因和外因共同作用的结果。

（一）外因

1. 刺激的种类和性质 不同的物理因子刺激产生的应答反应不同。每一种物理因子作用机体后，其应答反应各有特征。

2. 刺激的剂量 物理因子刺激的强度、频率等不同，其产生的应答反应也不一样。一般规律是小或中等剂量有兴奋、促进作用，大剂量起抑制作用，超大剂量则产生破坏、致死作用。并伴有量变到质变转化、发展过程。

3. 刺激的环境、时间和条件 机体对物理因子的刺激引起的应答反应，也受条件反射和生物钟节律的影响；所以，如能在最佳的时间和环境下做治疗，其所产生的应答反应效果一般是最佳的治疗效果。

（二）内因

1. 机体的状态 研究证明心理精神因素和中枢神经系统的功能状态，疾病的性质，程度和病程以及个体体质的差异、反应的敏感性、用药情况等都对物理因子作用后的应答反应有重要的影响。

2. 刺激的部位 同一种类、剂量的物理因子，如作用于机体的部位不同，其所产生的应答反应不同。

四、物理因子对人体作用的特点

物理因子对人体的作用有共同性和特异性的特点。

（一）共同性效应

共同性效应主要是指各种物理因子作用于人体后所产生的生理作用和治疗作用。

1. 生理作用 ①改变组织细胞和体液内离子的比例和微量元素的含量；②引起体内某些物质分子（如蛋白分子、水分子等）结构的改变；③影响各种酶的生物活性；④调节物质代谢；⑤使体内产生生物学高活性物质；⑥增强血液和淋巴液循环；⑦改变生物膜、血管、皮肤、黏膜以及其他组织的通透性；⑧引起组织温度改变；⑨调节神经–内分泌功能；⑩增强单核–吞噬细胞系统的功能等。

2. 治疗作用 ①改善神经–内分泌功能障碍；②提高机体或某些系统、器官的功能水平；③改善组织营养，促进组织修复和再生；④提高局部或全身的抵抗力；⑤镇痛作用；⑥消炎、消肿作用；⑦缓解痉挛；⑧脱敏或致敏作用；⑨加强机体的适应功能；⑩加强药物向组织器官内渗透等。

（二）特异性效应

由于不同的物理因子对人体不同的细胞、组织和器官有相对的选择作用，各种组织细胞对不同的物理因子的感受性有差异。因此，物理因子作用于机体后，引起共同性的效应的同时，还能引起特异性的效应。物理因子的特异性作用效应只有在使用小剂量治疗的条件下方可最明显的呈现，随着治疗剂量的增大，由于分子的布朗运动（热运动）可掩盖其特异性作用效应（例如小剂量超短波作用有明显增强机体防卫功能的作用，而大剂量超短波则有抑制作用）。有研究表明，不同的物理因子引起的组织形态学变化、体液因子的变化，超微结构功能形态直至组织器官功能的变化以及物质代谢的变化等均可具有一定的特异性。

五、物理因子的治疗作用

在临床的康复治疗中，不同的物理因子具有不同治疗作用；因此，根据治疗目的选用不同的物理因子。其治疗作用概括如下。

（一）消炎作用

经研究表明，多种物理因子都具有消炎作用。当皮肤、黏膜、肌肉、关节乃至整个内脏器官等，由于各种原因导致的急慢性炎症都是物理因子治疗的适应证，可采用不同的物理因子进行治疗。例如，对于急性化脓性炎症，表浅的可以选用紫外线疗法或者抗生素离子导入疗法；对于慢性炎症，多采用温热疗法、磁场疗法，或低中频电疗法。关于物理因子抗炎的机制目前尚未完全阐明。临床认为，除了某些物理因子直接杀菌作用外，还与物理因子作用后改善微循环、加速致炎物质排除、增强免疫调节机制等有关。

（二）镇痛作用

疼痛是一个极其复杂的问题，损伤、炎症、缺血、痉挛、精神因素等均可以引起疼痛；临床中应有选择性的使用物理因子进行镇痛治疗。例如，炎性疼痛以抗炎治疗为主，痉挛性疼痛可用温热疗法，神经、神经根痛可直流电药物离子导入，或者低、中频电疗关闭闸门，要结合患者的具体情况，有的放矢的选择物理因子，达到理想的治疗效果。

（三）抗菌作用

紫外线有较强杀菌作用。254～257nm 光谱杀菌效果最好，对金黄色葡萄球菌、枯草杆菌、铜绿假单胞菌、炭疽杆菌、溶血性链球菌等均有杀灭作用。其杀菌机制主要是光聚作用使 DNA 聚会成二聚体，故使细菌失去正常的代谢、生长、繁殖能力，甚至死亡，进而起到抗菌的作用。

（四）镇静与催眠的作用

物理因子中具有镇静、催眠作用的理疗方法有电睡眠疗法、镇静性离子导入疗法、磁场疗法、温水浴等，这些疗法均能增强大脑皮质扩散性抑制，解除全身紧张状态，从而产生镇静催眠的效果。

（五）缓解痉挛的作用

各种具有热作用的物理因子能够起到缓解痉挛的作用。例如，作用较深的短波、超短波和微波疗法；有作用表浅的蜡疗、红外线疗法；还有作用于全身的热水浴法等。其作用机制主要是热降低了肌梭中传出神经纤维的兴奋性，使牵张反射减弱肌张力降低，进而起到缓解痉挛的作用。

（六）兴奋神经－肌肉的作用

兴奋神经肌肉的机制是细胞膜受到电刺激后，产生离子通透性和膜电位变化，形成动作电位，引起肌肉收缩反应。各种技术参数的低、中频电疗能引起神经及肌肉兴奋，用于治疗周围性神经麻痹和肌肉萎缩，也可用于锻炼肌肉。

（七）松解粘连，软化瘢痕的作用

物理因子治疗技术中石蜡疗法、超声疗法、碘离子导入疗法以及音频电疗法都能改变结缔组织弹性，增加延展性。具有明显的软化瘢痕、松解粘连的作用。多用于治疗术后瘢痕和组织粘连。

（八）加速伤口愈合的作用

紫外线疗法中小剂量紫外线照射伤口，在防止和控制感染的同时还能刺激肉芽组织生长，加速上皮搭桥和创口愈合过程。

（九）加速骨痂形成的作用

电疗法中经皮神经电刺激、干扰电疗法，低频脉冲电磁场均能促进骨痂生长，加速骨折愈合。

（十）增强机体免疫的作用

紫外线、红外线、磁场等物理因子具有增强和调节机体免疫的作用，部分物理因子或影响细胞免疫，或促进体液免疫，或者同时影响两者。

考点提示 物理因子的治疗作用。

第三节　物理因子治疗处方

一、概述

（一）目的

1. 为治疗师提供物理治疗的基本目的、具体治疗要求，保证康复医师的医嘱能很好地执行。

2. 为临床治疗和管理提供永久性的资料。

3. 为医师和治疗师在医疗法律纠纷时提供病历资料保证。

（二）基本原则

1. 明确诊断　诊断是治疗的首要前提，康复治疗师在制定物理因子治疗处方前，必须根据患者的病史、体格检查、辅助检查等做出明确的诊断。明确诊断后，才能进行有计划、有目标的治疗，取得好的临床效果。

2. 综合治疗　由于疾病的发生和发展是复杂的，因此治疗手段与方法也应是多样的。采取物理因子治疗的同时，应充分考虑局部与整体、药物与营养及心理与社会等综合因素。综合治疗是指物理因子与以上因素之间以及两种以上物理因子之间综合应用的治疗方案。根据综合治疗的特点，应注意以下几方面内容。

（1）物理因子间的综合应用　两种或两种以上物理因子综合应用，治疗作用相互叠加，有利于缩短治疗时间，减少治疗剂量，避免单一因子过强刺激或长期刺激机体产生适应现象等。应当特别指出的是，并非所有的物理因子间的综合应用都能产生叠加的效果，不同性质的物理因子间，有些可产生叠加作用加强疗效，有些会产生相互抑制而减弱疗效。两种物理因子综合应用方式有多种，有同时应用，也有同日先后应用，还有逐日交替应用。在综合应用中应该注意如下几点。

1）治疗作用基本相同的物理因子不宜同日综合应用　如超短波与微波，调制中频电与间动电，全身水浴与大面积泥疗等，若同日综合应用会因为过强的刺激引起机体产生超限抑制作用，或者增加机体负担及造成机体功能紊乱。

2）产生相互拮抗作用的物理因子不能同时综合应用　如不可在紫外线后进行红外线或可见光疗法的治疗。

3）反射疗法　应用反射疗法时不宜在同一反射区同日使用两种以上的物理因子治疗，以免造成不良反应。

（2）物理因子与药物的综合应用　物理因子与药物对人体的作用可以是相互协同的，也可以是拮抗的，合理利用两者的协调作用能够缩短病程，提高疗效，具有特殊的临床意义。若给药的同时使用适当的物理因子治疗，能够加速药物进入体内的速度，能促进药物吸收；例如某些药物（水杨酸、磺胺、汞及砷制剂）能提高机体对紫外线的敏感性，而胰岛素和钙剂则减少紫外线生物学效应；因此，在治疗过程中要考虑这些因素对治疗效果的影响。

3. 方法选择

（1）物理因子的选择　物理因子选择应根据病情、性别、年龄、生活习惯、患者的身体状态以及物理因子作用的反应能力多方面考虑。一般应注意以下几个方面。

1）明确诊断　在明确诊断的前提下，分析疾病的发病机制及所处的病理阶段、主要病理表现。特别是在患者存在多种疾病时，更应分清主次，找出主要矛盾，予以相应的治疗。

2）全面考虑　治疗时需要全面考虑患者全身状态和机体的反应能力，同时要考虑局部与整体之间的关系。

3）对症治疗　根据上述两点，选择合理的物理因子，以及其作用方式、作用部位、作用强度、作用时间、作用频次与疗程，同时注意与其他疗法间是否存在协同或拮抗作用。

（2）参数的选择　相同的物理因子在选择不同的参数治疗时，其治疗效果是不同的。同时，同一个患者在不同病变阶段对相同的物理因子相同参数的反应也是变化的。因此，应根据病情，适时选择和调整治疗参数。如在神经肌肉电刺激疗法时，针对失神经支配的肌肉多选择三角波，而刺激正常神经支配肌肉则选择方波。

（3）部位的选择　治疗部位的正确选择是保证物理因子治疗效果的关键。在选择治疗部位时，要考虑整体与局部之间的关系，在局部治疗时，应注意将病变部位置于物理能作用的场内；对于疼痛综合征、某些内脏或功能性疾病，则不仅限局部进行治疗，还应用上病下治、下病上治、左病右治、右病左治的原则；对内脏疾病应注意应用体表投影反射区进行治疗。

（4）剂量的选择　物理因子治疗的剂量包括物理因子刺激强度和作用时间。不同的剂量，治疗产生的效果大不一样。一般地说，大剂量产生抑制作用，小剂量产生兴奋作用。例如，用超短波治疗急性炎症，小剂量可使网状内皮系统细胞吞噬能力增强，提高免疫能力，制止炎症发展。而应用大剂量则出现相反的抑制现象。又如小剂量紫外线照射，能刺激肉芽生长，加速创口愈合，而大剂量紫外线照射，则会破坏新生肉芽，延缓创口愈合。

（5）疗程的确定　在物理因子治疗中需要量的积累才能达到预期的治疗效果。主要是由于物理因子作用于人体产生应答反应并留有痕迹后作用，由于这种后作用反应较弱，需要经过反复多次的积累，才可达到一定的强度，产生持续疗效。此时可结束疗程，休息一段时间，如有必要再进行第二疗程。如果连续治疗，可能会造成积累后作用过强，或使机体反应系统产生超限抑制或局部间生态，不仅不能提高疗效，还有可能对机体带来不利影响，产生适应性反应。

因此，疗程的长短根据病情和物理因子的性质和治疗的目的决定。对于需要多个疗程治疗的慢性病，应在两个疗程之间设一个间歇期，以保证机体恢复调整，消除适应性反应而产生的影响。一般间歇期为 2～4 周，甚至 1～2 个月，并且同一种物理因子一年内使用次数不应超过 3～4 个疗程。

二、物理治疗处方的内容

（一）物理治疗处方单书写要求

物理治疗处方单书写要求主要包括以下几个方面：

1. 一般项目　患者初诊时，接诊医生负责书写物理治疗单，内容包括日期、姓名、性别、年龄、职业、病例号、科别等。简要记录病史，主要体征和目前诊断，同时记录患者有无其他合并症及过敏史。

2. 治疗医嘱　治疗医嘱的内容包括治疗种类、治疗部位、治疗时间、治疗频次、疗程及复诊日期等。同时以示意图的形式标示出治疗部位及方法。若两种以上物理因子同时治疗，应注明应用先后顺序、间隔时间。

3. 复诊记录　患者复诊时，接诊医生负责记录复诊日期，病情转归和治疗反应。如需要更改治疗内容时，应注明更改日期、更改项目、必要时注明更改示意图，再次治疗的次数或复诊日期。

4. 治疗记录　治疗师在对患者进行治疗操作后，负责记载治疗日期、剂量、时间、有无不良反应，并签名。

5. 疗效判定　治疗疗程结束后，经治医生根据对患者的诊察结果，及时在治疗单上做出疗效判定，必要时做出治疗小结。

（二）物理治疗处方的内容和要求

物理治疗处方内容应包括：物理因子治疗的种类、规格、部位、方法、频次及示意图等。

1. 选择物理因子的种类　根据患者的病情选择物理因子治疗的种类，对复杂的病情，应全面考虑。先解决首要症状，同时又要考虑原发病的影响、合并症的影响。一个治疗因子选择后应包括该因子的治疗部位、范围、波形、频率、剂量、强度、时间、频次等。

2. 选择物理因子的规格　由于同一种类的物理治疗因子有不同的规格，因此，治疗时要根据治疗需要选择不同的规格。如超短波治疗有大小功率之分；紫外线有不同光源之分；当使用药物离子导入时，应写明药物的浓度及导入极的极性等。

3. 选择治疗的部位　应按照解剖学名称书写治疗部位，尽量具体明确，详细记载肢体左、右侧，远、近端，必要时注明与解剖部位的距离、治疗面积的大小，可用图示标明。

4. 治疗方法　临床治疗中同一种治疗因子可采用不同的治疗方法和方式。如电疗时，电极摆放有对置法和并置法之分；紫外线治疗时有中心重叠照射法、多孔照射法、节段照射法等。同时，治疗时应标明使用的电极规格，摆放的特殊要求等。为了简便起见，临床常采用统一的代号简写（详见表 1－3）。

表 1－3　常用项目简写代号

简写代号	名称	简写代号	名称
Bd	生物剂量	P	功率
D	剂量	Pf	脉冲频率
D	距离	pw	脉冲、脉冲宽度
E	电极	R	辐射器
F	频率	T	温度
Fd	频（率）差	t	时间
G	重力	tr	脉冲上升时间
H	磁场强度	tf	脉冲下降时间
I	强度	V	电压
M	方法	Wl	波长
MED	最小红斑量	WS	波形
Mh	磁头		

5. 治疗频次　一般治疗是每日 1 次，反应强的治疗可以隔日 1 次，特殊治疗时可以每日 2 次，或者每周 5 次；同时进行两种或两种治疗时，一定要标明治疗的先后顺序；最后，应标明总的治疗次数和疗程，复诊的时间。

6. 处方图示　处方除了以文字的形式记录外，常同时用图示的方式标记。用图示形式便于操作者理解处方并遵照执行。 图示应尽可能做到既能准确的标明治疗部位，又能大体标明治疗种类和方法，图样简洁、清楚，不宜过于复杂，文字处方必须与图示一致。

（三）处方举例

1. 神经肌肉电刺激病例　患者，女，25 岁，因车祸致右侧桡神经损伤，右手腕不能背伸。处方如下：

治疗方法：神经肌肉电刺激疗法。

治疗部位：右前臂伸腕肌群。

治疗方式：并置法。

治疗强度：10～200Hz，波宽 10ms，运动阈。

治疗时间：10～15 分钟，每日 1 次，连续 10 天。

2. 超短波疗法病例　患者，女，50 岁，左肩关节疼痛、活动受限 5 天。查：肩关节活动受限，以肩前屈、外展、内外旋活动受限明显。处方如下：

治疗方法：超短波疗法。

治疗部位：左肩部。

治疗方式：对置法。

治疗强度：无热量。

治疗时间：15 分钟，每日 1 次，连续 10 天。

本章小结

本章系统地介绍了物理因子治疗技术的概论内容，包括物理因子治疗技术的基本概念、分类、发展简史、临床应用范围、治疗作用和作用机制及物理因子治疗处方的相关内容。通过本章的学习，同学们需要掌握物理因子治疗技术的基本概念、分类、临床应用范围及其主要治疗作用，进而对各种物理因子治疗技术有一个比较全面的认识，为学习后面各章内容奠定理论基础。

扫码"练一练"

习　题

选择题

（一）A_1 型题

1. 物理因子治疗作用中不包括（　　）。
   A. 消炎作用　B. 镇痛作用　C. 抗病毒作用　D. 缓解痉挛　E. 抗菌作用
2. 以下哪项不属于人工物理因子（　　）。
   A. 光疗法　B. 日光浴　C. 超声波疗法　D. 紫外线疗法　E. 水疗法
3. 以下哪种物理因子的直接作用的深度最深（　　）。
   A. 可见光　B. 长波紫外线
   C. 超短波　D. 超声波
   E. 电离子导入
4. 现代物理因子治疗技术得到兴起的时间节点是（　　）。
   A. 第一次世界大战前　B. 第一次世界大战后
   C. 第二次世界大战前　D. 第二次世界大战后
   E. 工业革命后
5. 紫外线杀菌中（　　）光谱的杀菌效果最好。
   A. 254～257nm　B. 258～259nm
   C. 260～265nm　D. 266～275nm
   E. 276～285nm
6. 以下哪种物理因子的直接作用的深度最浅（　　）。
   A. 长波紫外线　B. 长波红外线
   C. 短波紫外线　D. 短波红外线
   E. 中波紫外线
7. 能够起到镇静催眠作用的物理因子疗法是（　　）。
   A. 电睡眠疗法　B. 高频电疗法
   C. 超声波疗法　D. 干扰电疗法
   E. 磁疗法
8. 能够起到缓解痉挛作用的物理因子疗法是（　　）。
   A. 电睡眠疗法　B. 高频电疗法
   C. 超声波疗法　D. 干扰电疗法

E. 磁疗法

9. 以下哪项不属于低频电疗法的分类（　　）。

A. 电兴奋疗法　　B. 感应电疗法

C. 间动电疗法　　D. 干扰电疗法

E. 电睡眠疗法

10. 下列属于中频电疗法分类的是（　　）。

A. 感应电疗法　　B. 电兴奋疗法

C. 干扰电疗法　　D. 电睡眠疗法

E. 间动电疗法

11. 以下哪项不属于高频电疗法的分类（　　）。

A. 共鸣火花电疗法　　B. 高频电热疗法

C. 短波疗法　　D. 超短波疗法

E. 微电流疗法

12. 以下哪项不属于传导热疗法的分类（　　）。

A. 蜡疗法　　B. 泥疗法

C. 湿热袋敷疗法　　D. 蒸汽疗法

E. 高频电热疗法

13. 世界上最早应用矿泉水治疗疾病的国家是（　　）。

A. 中国　　B. 古埃及　　C. 古希腊　　D. 英国　　E. 美国

（二）B 型题

（14～15 共用选项）

A. 中频电疗法　　B. 高频电疗法　　C. 超声波疗法　　D. 干扰电疗法

E. 磁疗法

14. 能够起到兴奋神经 – 肌肉作用的物理因子疗法是（　　）。

15. 能够增强机体免疫作用的物理因子疗法是（　　）。

（16～17 共用选项）

A. 红外线疗法　　B. 远红外线疗法

C. 可见光疗法　　D. 紫外线疗法

E. 激光疗法

16. 能够加快伤口愈合的物理因子疗法是（　　）。

17. 哪项不属于光疗法的分类（　　）。

（18～20 共用选项）

A. 红外线疗法　B. 紫外线疗法　C. 超声波疗法　D. 干扰电疗法　E. 磁疗法

18. 哪种疗法可以促进骨痂的生长（　　）。

19. 能够松解粘连、软化瘢痕的物理因子疗法是（　　）。

20. 对于急性化脓性炎症应选用的物理因子疗法是（　　）。

（陈　轶）

第二章

直流电疗法与直流电药物离子导入疗法

扫码“学一学”

扫码“看一看”

学习目标

1. **掌握** 直流电疗法、直流电药物离子导入疗法的操作方法、临床应用。
2. **熟悉** 直流电疗法、直流电药物离子导入疗法的治疗作用。
3. **了解** 直流电疗法、直流电药物离子导入疗法的治疗原理。
4. 学会使用和管理仪器设备，并能根据临床需求选择适宜的参数和操作方法。
5. 具有良好的职业态度，人际沟通能力和爱岗敬业、乐于奉献的精神。

第一节 概　　述

案例讨论

【案例】

患者，男性，23 岁。发热，体温 39℃，小腿红、肿、痛 2 天。检查：小腿内侧可见鲜红、边界清楚略隆起的硬肿性红斑，手指压之褪色，触痛明显、皮温明显增高。诊断为“丹毒”。

【讨论】

1. 为了加强药物疗效，尽快缓解症状，可采取哪种电疗法？
2. 该方法应如何操作？
3. 治疗时应注意哪些问题？

一、概念

直流电是指方向（正负极）固定、不随时间变化的电流，包括恒定直流电和脉冲直流电。恒定直流电的电流方向和大小（电压）都不随时间变化，脉冲直流电的电流方向不变，但大小随时间改变。

直流电疗法（galvanization）是应用低电压（30～80V）、小强度（小于 50mA）的恒定直流电作用于人体，引起一系列的物理化学反应，产生相应的生理及治疗作用，从而达到治疗疾病目的的一种治疗方法。直流电疗法是最早应用的电疗法之一，也是直流电药物离子导入疗法（iontophoresis）的基础。

直流电药物离子导入疗法是使用直流电将药物离子经皮肤、黏膜或伤口导入体内以治疗疾病的方法，具有直流电和药物的综合性作用。

两种疗法在治疗疼痛、炎症、溃疡、血栓、骨折及神经损伤等方面有较好的疗效。目前临床上单独应用直流电疗法进行治疗的较少。

二、物理特性

（一）生物理化效应基础

人体的体液是组织细胞进行代谢和功能活动的内在环境，体液中含有各种电解质，对维持细胞内、外液的容量、渗透压、酸碱平衡和神经–肌肉兴奋性等具有重要作用。体液中含有 K^+、Na^+、Ca^{2+}、Mg^{2+}等阳离子，Cl^-、HCO_3^-、HPO_4^{3-}、SO_4^{2-}等阴离子，以及有机酸离子和蛋白质等；因此，体液是电解质溶液，人体组织属于电解质导体，能够导电。由于各组织含离子量、含水量及结构特征各不相同，故导电性差异较大：血液、脑脊液、淋巴液、胆汁等属优导体；神经、肌肉、肝、肾等属良导体；皮肤、脂肪、结缔组织、骨等属不良导体；而干头发、指甲等几乎不导电，属绝缘体。皮肤的导电性主要依赖汗腺管及其分泌物，所以直流电或直流电药物离子导入经皮肤作用于人体也是借助汗腺管口而产生功效。

当直流电作用于人体组织时，组织内各种离子、水分子、胶体微粒（蛋白质）等向特定方向移动，进而产生了电解、电泳、电渗等一系列生物理化效应。

（二）电解及电解产物

直流电通过电解质溶液时，溶液中的离子发生迁移并在电极表面发生化学反应的过程，称为电解。其中，阳离子移向阴极并在阴极上获得电子而还原成为原子或原子团，阴离子移向阳极并在阳极上放出电子而氧化成为原子或原子团。这些在电极上产生的原子或原子团，或它们同溶剂进一步发生化学反应而产生的新物质，叫作电解产物。下面以氯化钠（NaCl）溶液为例说明电解过程（图 2–1）。

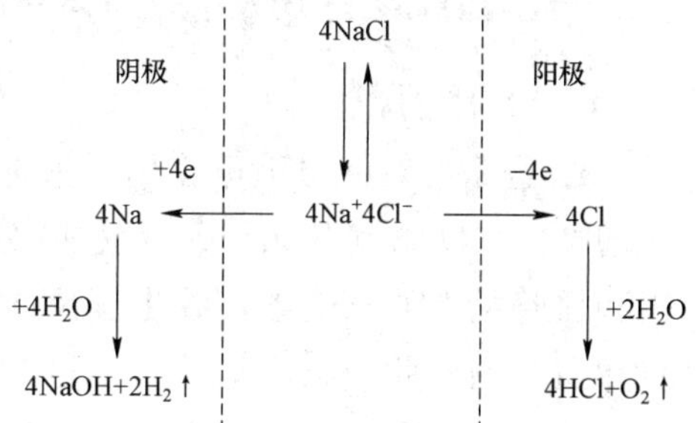

图 2–1　电解过程

氯化钠溶于水后，解离成钠离子和氯离子。通以直流电，钠离子向阴极移动，从阴极上得到电子成为钠原子，钠原子与水发生化学反应生成氢氧化钠并释放出氢气；氯离子向阳极移动，在阳极上放出电子变成氯原子，氯原子与水发生化学反应生成盐酸并释放出氧气。

（三）酸碱度改变

当直流电作用于电解质溶液后，金属阳离子向阴极移动，产生碱性电解产物，阴极呈碱性；而酸根和有机酸阴离子移向阳极，产生酸性电解产物，阳极呈酸性。两极下的酸碱电解产物浓度较高时，能破坏人体组织引起化学性烧伤，临床操作时应采取措施注意避免。可利用直流电的电解原理来进行拔除倒睫毛以及祛除皮肤疣、痣等临床治疗。

（四）离子的水化

水分子的正、负电荷中心并不重合，故称偶极子。在电解质溶液中，阳离子易吸引水偶极子的负端，阴离子易吸引水偶极子的正端，以致离子周围被水偶极子所包围，该现象为离子的水化，而排列在离子周围的水分子为该离子的水化膜。水化膜的厚度与该离子的原子量、化合价等成正比，且水化膜越厚，离子的有效半径越大。相反，在同一直流电场中，离子的移动速度与其有效半径成反比，即水化膜越厚，有效半径就越大，该离子的移动速度越慢。如 K^+、Na^+、Ca^{2+}、Mg^{2+}四种阳离子，K^+、Na^+的水化膜比 Ca^{2+}、Mg^{2+}的薄，因此 K^+、Na^+的移动速度较 Ca^{2+}、Mg^{2+}快，所以当通以直流电后，阴极下 K^+、Na^+量相对阳极较多，而阳极下 Ca^{2+}、Mg^{2+}量相对阴极较多。

（五）电泳及电渗

蛋白质为两性电解质，既可解离成阳离子，也可解离称阴离子。在碱性溶液中，蛋白质的羧基解离出 H^+而带负电荷；在酸性溶液中，蛋白质的氨基结合 H^+而带正电荷。正常人体的血液、脑脊液和淋巴液等体液呈弱碱性，因此蛋白质表面带负电荷。带正电荷的离子被蛋白质表面的负电荷吸引，分布在蛋白质周围，蛋白质表面的负电荷和其所吸引的少量正电荷离子构成吸附层，而吸附层四周的正电荷离子构成扩散层，扩散层外包绕水化膜。

蛋白质溶于水形成胶体溶液，在直流电的作用下会同时出现电泳和电渗两种现象。带负电荷的蛋白质粒子及其吸附层向阳极移动，称为电泳；带正电荷的扩散层离子连同其水化膜向阴极移动，称为电渗。由于电泳，蛋白质向阳极集中，密度增高，组织致密；由于电渗，阴极下水分相对增多，组织膨胀松软，而阳极较干燥。这些均可对人体生理功能产生影响，起到治疗疾病的作用。

第二节　治疗作用

一、直流电疗法的治疗作用

（一）治疗原理

1. 舒张血管　直流电作用于人体后，产生普遍的血管舒张反应。放置电极局部的血流量增加，皮肤温度升高，可持续 30 分钟以上，以阴极下更为明显。直流电刺激感觉神经末梢和血管壁上的感受器，经生理反射作用使末梢血管舒张；同时，蛋白质电解作用引起组胺和血管活性肽等物质释放，通过轴突反射扩张小动脉，并增宽毛细血管内皮细胞使血管通透性提高。离子向两极移动时对血管壁的机械冲击也对血管的舒张产生了一定影响。

2. 改变组织兴奋性　神经纤维在静息电位存在时细胞膜两侧电位“内负外正”的状态称为极化。当静息电位向膜内负值减小的方向变化时称为去极化，可引起细胞兴奋；当静息电位向膜内负值加大的方向变化时称为超极化，细胞兴奋性降低。在直流电阴极下积聚的负电荷使细胞膜两侧处于“内正外负”的电位状态，膜内负值减小产生去极化，易被兴奋；而阳极下较多的正电荷加强了膜两侧原有的“内负外正”的电位状态，引发超极化，兴奋性降低。

神经纤维的膜电位变化也与 K^+、Na^+、Ca^{2+}、Mg^{2+}、H^+等电解质离子的分布与浓度有关，当各种电解质比例发生改变时，可影响组织兴奋性（兴奋性= $[K^+] + [Na^+] / [Ca^{2+}] + [Mg^{2+}] + [H^+]$）。另外，$K^+$可增加神经轴突的通透性，提高细胞膜去极化及离子转运能力。通以直流电时，体液中的 K^+、Na^+、Ca^{2+}、Mg^{2+}向阴极移动，由于 K^+、Na^+的水化膜较 Ca^{2+}、

Mg^{2+}的薄，因此 K^+、Na^+的移动速度较快，在阴极下浓度相对升高，加上电解作用使阴极产生碱性电解产物，H^+浓度降低，组织兴奋性提高。相反，阳极下 Ca^{2+}、Mg^{2+}浓度相对增加，产生酸性电解产物且 H^+浓度较高，对组织兴奋性有明显的抑制作用。

当通以较长时间直流电或电流强度较大时，阴极下 K^+进一步增多致神经轴突通透性过强而不能维持正常的膜电位变化，兴奋性转向降低甚至消失，在治疗时应注意时间和强度的选择。

3. 影响细胞膜通透性和组织含水量 膜蛋白是细胞与周围信息、能量等物质交换的桥梁，影响着细胞膜的通透性。在直流电阳极下，电泳和电渗作用诱发蛋白聚集凝结和一定程度脱水，且 Ca^{2+}浓度相对增高，细胞膜通透性降低，物质交换困难，组织干燥致密，利于渗出性炎症和水肿等疾病的治疗。阴极水分子增多，蛋白质密度低较分散，且 K^+浓度相对升高，细胞膜疏松，通透性增高，物质交换加速，组织松软膨胀，可松解粘连、软化瘢痕、促进肉芽组织生长，对慢性炎症、皮肤缺血性溃疡等也有较好疗效。

（二）治疗作用

1. 对神经系统的影响

（1）中枢神经 直流电对中枢神经的作用因电极极性、电流刺激强度不同，表现为不同的效果。将脊髓通以下行直流电（阳极置于颈部，阴极置于骶尾部），具有抑制作用，可缓解或消除舞蹈病患者的无意识动作；对换电极方向后，兴奋性增高，可再现或加重无意识动作。因此下行直流电有镇静作用，而上行直流电有兴奋作用，如将阳极置于前额、阴极置于颈后，可治疗失眠或神经衰弱等。

（2）感觉神经 人体不同部位皮肤感觉神经末梢的感觉反应受直流电的电流刺激强度、神经末梢分布密度影响。当电流强度较弱时，有蚁走样感觉，随着电流强度的增加，疼痛越剧烈，可出现针刺、刺痛甚至灼痛等感觉。电流强度增加或减小过快时，也可引起明显的灼痛，治疗时应缓慢地增减电流强度。随着通电时间的逐渐延长，直流电引起的刺激感慢慢减弱，代之轻微的温热感。

（3）运动神经 运动神经及其所支配的肌肉组织的反应强度受直流电极性、电流强弱及通断变化等情况影响。当直流电断续刺激运动神经时，受刺激部位离子浓度的变化可引起其支配的肌肉出现收缩反应，且直流电断续频率越快，神经越兴奋，反应越强烈。相反，若缓慢改变电流强度或恒稳直流电，由于离子的扩散不能积聚至引起兴奋的浓度，则不出现肌肉收缩反应。根据这一特性，临床可用来对神经、肌肉相关疾病进行诊治，如肌肉萎缩或神经传导失常等。

（4）自主神经 当直流电刺激皮肤或黏膜感觉神经末梢时，通过自主神经的反射活动，继而影响内脏器官的血液循环，加速代谢产物的清除，调整器官功能。如额区治疗可调节头颈部、上肢的血液循环；作用于短裤区能改善盆腔的血液供应，可治疗盆腔炎、月经不调等疾病。

2. 对循环系统的影响

（1）心脏 低强度直流电（0.001mA/cm^2）接近生物电的电流强度大小，将阳极置于心前区，阴极置于背部，通过刺激皮肤感受器，可反射性调节异常的冠状动脉舒缩功能，改善心肌缺血缺氧状态，对冠心病起到良好的治疗效果。另外，直流电通过调节心肌的兴奋性和传导性，起到消除心律不齐、恢复心室收缩功能等作用。

（2）血管 动物实验表明，高强度直流电作用于血栓部位，阳极处血栓首先松脱，并逐渐向阴极退缩至一定程度，血管重新开放。相关组织学观察，直流电作用 2 天后，可使成纤维细胞增殖，内膜下进而形成肉芽组织，新生的毛细血管和成纤维细胞自内膜长入血栓中，血栓机化，体积皱缩，血管再通。临床上用大剂量（0.2～0.3mA/cm²）直流电治疗静脉血栓或血栓性静脉炎。

3. 对运动系统的影响 临床实践证明，低强度直流电（0.01～0.02mA）的阴极有促进骨折愈合的作用。骨折后，骨折修复区域活跃，呈负电位，低强度直流电可以改变骨细胞的微环境。阴极下氧的消耗增加致氧分压降低，刺激多能干细胞向成骨细胞分化，局部增加的 OH^- 使 pH 升高，促进了钙盐的释放和钙化。同时，在直流电的作用下，HPO_4^-、$H_2PO_4^-$ 在碱性环境下易在阴极附近沉积，利于骨痂的形成，加速了骨折愈合的进程。治疗时需要将阴极电极（不锈钢丝或克氏针，外套硅胶管，露出金属顶端 0.5～1cm）插入骨折处，阳极电极置于附近的皮肤上，连续通电 1～4 个月。

4. 对消化系统的影响 当直流电通过唾液腺时，唾液的分泌量增加，且在阳极下增加更为明显。另外，直流电也可以刺激胃腺，增强分泌功能，阳极的刺激作用也较阴极明显。若是胃酸分泌过多的患者，直流电作用后的胃腺分泌功能将受到抑制，且阳极的抑制作用更为突出。

5. 其他作用 直流电作用后，电极下产生的强酸或强碱电解产物使肿瘤细胞的蛋白质变性沉淀、酶失活，肿瘤细胞发生坏死。同时，由于电渗作用，阳极脱水，而阴极水肿，不断充盈的水压压迫静脉，微小血栓逐渐形成，肿瘤细胞缺血、缺氧，加重影响肿瘤血运情况。因此，直流电具有治疗肿瘤的作用。

知识链接

直流电疗法用于恶性肿瘤

直流电作用于恶性肿瘤后，利用阴、阳极下发生的电化学反应，改变肿瘤的内环境，产生多种病理变化，丧失生存条件，从而达到治疗目的。国产治疗仪的电极针多用难以电解的材料如铂金硬电极，软组织肿瘤的通用电压为 6～8V，电流 40～80mA。患者麻醉后，通过 B 超或 CT 定位，将电极针通过穿刺精确放置肿瘤内，阴极接 2～4 根软电极置于肿瘤边缘，体表肿瘤可在直视下穿刺。电量视肿瘤的性质和大小而定，直径 1cm 的肿瘤所需电量约 100 库仑，骨肿瘤每 1cm 需电量 150 库仑以上，直径 1cm 的肿瘤治疗时间大约需 20 分钟。

考点提示 直流电疗法的治疗作用。

二、直流电药物离子导入疗法的治疗作用

（一）治疗原理

1. 导入原理 在药物溶液中，一部分药物解离成离子或带电的胶体微粒，通以直流电后，这些离子或胶体微粒会向阴极或阳极产生定向移动。在两电极与皮肤之间放置被药物溶液浸湿的衬垫（纱布或滤纸），如果阴极衬垫中含有带负电荷的药物离子或阳极衬垫中含

有带正电荷的药物离子，根据同性电荷相斥、异性电荷相吸的原理，药物离子就会向人体方向移动而进入体内。其特点有：①利用直流电能将药物离子经完整皮肤导入体内。②由直流电导入体内的药物能保持原有的药理性质。③阴离子只能从阴极导入，阳离子只能从阳极导入。

2. 导入途径　虽然皮肤的最外层为角质层，结构致密，但其导电性主要依赖表面大量的汗腺管口、毛孔等。汗腺管内径为 15～80μm，因此蛋白质（1～100μm）等大分子物质的离子也能经过汗腺管导入人体，或经过黏膜上皮细胞间隙进入黏膜组织。

3. 导入深度　药物离子被直流电导入深度只达皮内，大多不超过 1cm，在表皮堆积后形成“离子堆”，局部神经、血管的功能状况不同，存留时间可从几小时到几天不等。通过渗透作用进入到淋巴液或血液循环的药物离子，可对远处的器官或全身发挥治疗作用。部分药物离子对某些器官有一定的趋向性，能选择性地停留聚集在器官组织内，如碘主要停留在甲状腺，磷则蓄积在中枢神经系统和骨骼中等。

4. 导入数量　药物离子的导入数量与直流电的电流强度及作用时间、药物浓度和纯度、治疗部位等因素有关。通电时间越长、电流强度越大，导入的药物离子数量越多，但电流强度增大到一定强度，通电时间达到在 30 分钟后，药量便不再随之增加。溶剂寄生离子的存在，会影响药物离子的导入量，因此多选用蒸馏水作为溶剂。在一定范围内，药物的浓度越高，导入的药量越多，临床应用的药物浓度一般为 1%～10%，具体选用时不宜盲目追求高浓度，如剧毒、酸碱性过强、价格贵重等药物的浓度不宜偏高。人体不同部位对同一种药物离子的导入数量也有差别，躯干最多，上肢次之，下肢特别是小腿最少。另外，药物离子的直径越小，通过皮肤孔道进入人体的数量就越多，而在导入前进行红外线、超短波等温热疗法治疗，也可增加药物离子的导入数量。由于影响因素较多，导入体内的药量是很少的，为衬垫中药物总量的 2%～10%。

5. 导入极性　根据化学结构式可以判定有效药物离子导入的极性。通常，金属离子、生物碱带正电荷从阳极导入，非金属离子、酸根带负电荷从阴极导入。氨基酸、肽及酶类蛋白质等两性电解质，其极性与溶剂的 pH 有关。当溶剂的 pH 接近或相当于等电点时，蛋白质呈电中性，直流电不发挥作用；当溶剂的 pH 远离等电点时，药物带正电荷或负电荷。

（二）治疗作用

1. 综合性作用　直流电不破坏导入药物的药理作用，且只导入其有效成分，能避免口服、注射用药刺激胃肠道、血管产生的不良反应及消化液对药物的破坏；在皮肤内形成的“离子堆”，贮存时间更长，作用更持久。因此，直流电药物离子导入是直流电和药物的综合性作用，两者互相加强，疗效优于单纯用直流电或药物疗法。

2. 神经反射作用　直流电引起的组织内理化性质改变和药物离子在表层组织中的存留，构成了对内外感受器的特殊刺激因子，通过神经反射作用引起机体反应。当作用于某些神经末梢丰富的部位时，感觉－自主神经节段反射机制启动而影响相应节段的内脏器官和血管功能。如鼻黏膜直流电导入 0.5%的普鲁卡因可通过自主神经反射治疗血管性头痛。

考点提示　直流电药物离子导入疗法的治疗作用。

第三节　治疗技术

一、治疗设备

（一）直流电疗机

利用电子管或晶体管对 220V 交流电进行波整流，经滤波电路输出 100V 以下的平稳直流电。电流输出 0～50～100mA 连续可调。输出插口标明正（+）、负（–）极性，有的仪器有极性转换开关和电流量程分流器（图 2–2）。

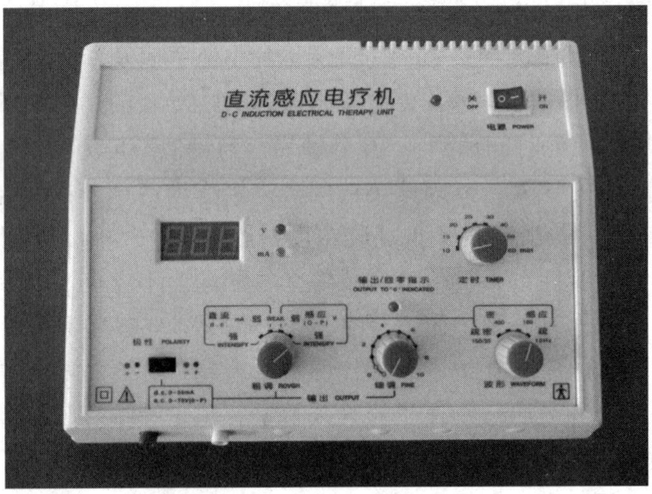

图 2–2　直流电疗机

（二）辅助配件

1. 输出导线　至少 2 条单芯绝缘导线或可分为两支的绝缘导线，以不同颜色区分正（+）、负（–）极，一般红色为正极导线，负极为其他颜色（黑或白等）。导线一端接输出插口，另一端接电极板的圆形插孔或连导电夹接电极板。

2. 电极板　多为 0.3cm 厚的导电橡胶板或 0.10～0.15cm 厚的铅板，导电性能好、化学惰性大。根据治疗部位制成不同大小的方形、圆形等形状，也有用于眼部、领区、乳房等区域的特殊形状电极板。

3. 衬垫　用无染色、吸水性能好的绵绒布缝制成一面厚一面薄的口袋状，导电橡胶电极板使用 0.3～0.4cm 厚衬垫，而铅板电极的衬垫厚度应达 1cm。衬垫需超出电极板边缘 1～2cm，形状要与电极板相应。治疗时用温水浸湿衬垫后，将电极板放在衬垫内，厚的一面与皮肤接触，可吸附和稀释电极下的酸碱电解产物，避免发生电化学灼伤。

4. 其他用品　覆盖衬垫、垫导电夹的绝缘布；捆绑肢体电极的固定带；压迫躯干部位电极的沙袋等。直流电药物离子导入时，需遵医嘱配制不同浓度的导入药液及浸药所用的滤纸、纱布等，药物必须新鲜、无污染，滤纸、纱布上应标明极性。

部分辅助配件见图 2–3。

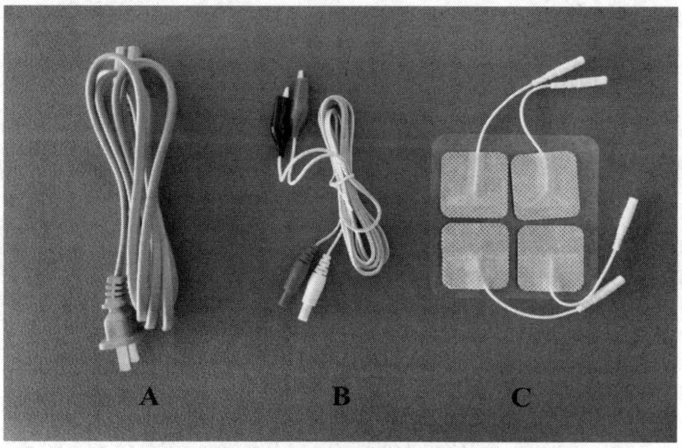

图 2-3 辅助配件

A. 电源线；B. 电极线；C. 电极片

二、治疗方法

（一）直流电疗法

1. 主电极和副电极的确定 直流电治疗时，电极面积不同可产生不同的效用。电极面积小，电流密度大，引起反应强，治疗作用明显，称为主电极；电极面积大，电流密度小，引起反应弱，称为副电极，只作为电流的通路。主电极常放置在治疗部位，而副电极可酌情放置在颈部、背部、腰骶部、胸骨等平坦且电阻较小的皮肤上。

2. 电极放置方法 不同的放置方法，能让电力线更好地通过病变部位或需要作用的部位。

（1）对置法 两个电极分别放置在身体某部位的内、外侧或前、后面；如肘关节内外侧对置，上腹部与腰部前后对置等。适用于治疗局部（头部、关节等）或较深部位（内脏器官等）的疾病。

（2）并置法 两个电极同时放置在身体某部位的同一侧，上下或左右并置，如右下肢前面的上下并置。适用于治疗身体浅表如周围神经、血管、较长肌肉的病变。

（3）斜对置法 两个电极分别放置在身体某部位的内、外侧的上、下部。

3. 治疗剂量和疗程 电流密度常作为电流强度的指标，以电极衬垫单位面积（每平方厘米）的电流强度计算。一般成人为 $0.05\sim0.1mA/cm^2$，最大不超过 $0.5mA/cm^2$，儿童为 $0.02\sim0.08mA/cm^2$，头面部、颈部的电流密度应小于躯干部位，特殊疾病电流密度应适当减小，如治疗冠心病时用 $0.001mA/cm^2$。治疗时间为 15～20 分钟/次，每日或隔日 1 次，10～20 次为 1 个疗程。

4. 基本操作程序

（1）治疗前准备 选择治疗所需的直流电疗机及电极板、衬垫，准备固定带、沙袋等其他辅助用品。

（2）体位选择及治疗区域检查 嘱患者选取舒适并适宜操作的体位，充分暴露治疗部位。检查治疗区域有无皮肤破损、炎症，有无感觉障碍等，根据情况酌情调整电流强度或终止治疗。如果毛发过多，可剃去或温水浸湿后治疗。

（3）设备检查 检查直流电疗机开关是否关闭，输出调节旋钮是否在零位，极性转换开关是否指向正确位置，电流分流器所指强度是否适合治疗要求，导线连接的极性是否正确。设备及配件有无松动及破损。

（4）电极放置　区分主、副电极板，将电极板放入大小、温度和湿度适宜的衬垫布套内。选择适宜的放置方法和部位放置电极，使衬垫紧贴皮肤，覆盖绝缘布后用固定带或沙袋固定电极。开机前向患者解释治疗时产生的各种感觉，如轻微的蚁走感、柔和的针刺感、微量的紧束感等。

（5）设备启动　插上电源，启动电源开关，顺时针缓慢旋转电位开关，平稳增加电流输出，随时询问患者，根据患者感觉逐渐增大电流强度至目标值，但不能超过患者的耐受度。

（6）治疗结束　治疗结束后，逆时针缓慢旋转电位开关至零位，关闭电源开关，拔下电源。取下电极，检查治疗部位皮肤有无异常，询问患者治疗反应，记录治疗情况。

（7）设备整理　清洗、消毒、晾晒衬垫，整理相关治疗设备。

5. 常用治疗方法

（1）头面部

1）眼部　一侧电极用分叉导线连接两个直径 3～4cm 的圆形电极片作为主电极，并置于滴入药液的闭合双眼上，另一侧电极连接 6cm×10cm 的方形电极片作为副电极，放置于枕部（图 2－4）。电流强度为 8～15mA。适用于结膜炎、青光眼、白内障、视神经炎等疾病。

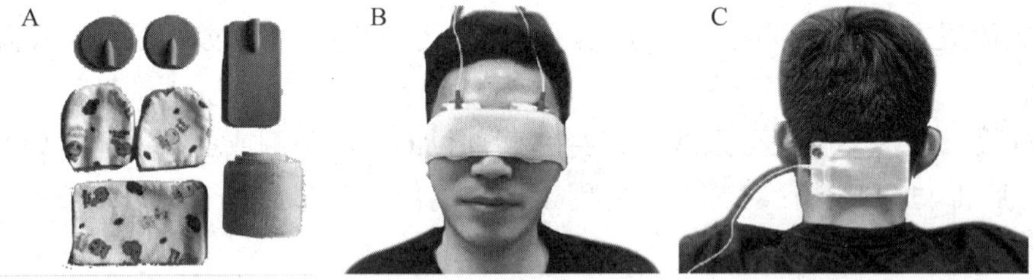

图 2－4　眼部治疗法

A. 辅助配件；B. 主电极；C. 副电极

2）额部　一侧电极连接 5cm×10cm 的方形电极片作为主电极，放置于额部，另一侧电极连接 7cm×10cm 的方形电极片作为副电极，放置于枕部。电流强度为 3～6mA。适用于脑血管硬化、脑血管意外恢复期、神经衰弱等疾病。

3）面部　一侧电极连接 E 形电极片作为主电极，放置于患侧面部，另一侧电极连接 10cm×15cm 方形电极片作为副电极，放置于肩胛间区。电流强度为 8～15mA。适用于三叉神经痛和面神经麻痹等疾病。

3）上颌窦　一侧电极连接 3cm×15cm 的条形电极片作为主电极，放置于上颌窦体表投影区，另一侧电极连接 6cm×10cm 的方形电极片作为副电极，放置于枕部。电流强度为 2～6mA。适用于急、慢性鼻炎和鼻窦炎等疾病。

4）下颌关节　两极均连接 5cm×10cm 的方形电极片，分别放置于两侧下颌关节处。电流强度为 3～5mA。适用于急、慢性颞颌关节炎等疾病。

知识拓展

经颅直流电刺激技术

经颅直流电刺激是一种无创性、高效的神经功能调节技术，近年来在神经系统疾病、慢性疼痛等治疗中展现出较好的临床疗效。将2个产生微弱直流电（0.50～2.00mA）的头皮电极（阳极和阴极）覆盖至靶向皮质区域，通过改变脑表面神经细胞膜电位去极化或超极化方向，从而发挥增强或抑制局部脑区功能的作用。阳极经颅直流电刺激可以使皮质神经细胞去极化，皮质兴奋性升高；阴极经颅直流电刺激可以使皮质神经细胞超极化，皮质兴奋性降低。因其安全、便携、经济、易操控，具有良好的发展前景。

（2）颈部

1）咽部　一侧电极用分叉导线连接两个 5cm×6cm 的方形电极片作为主电极，斜对置于颈前部，另一侧电极连接 8cm×10cm 的方形电极片作为副电极，放置于颈后部（图 2－5）。电流强度为 3～6mA。适用于急、慢性咽喉炎等疾病。

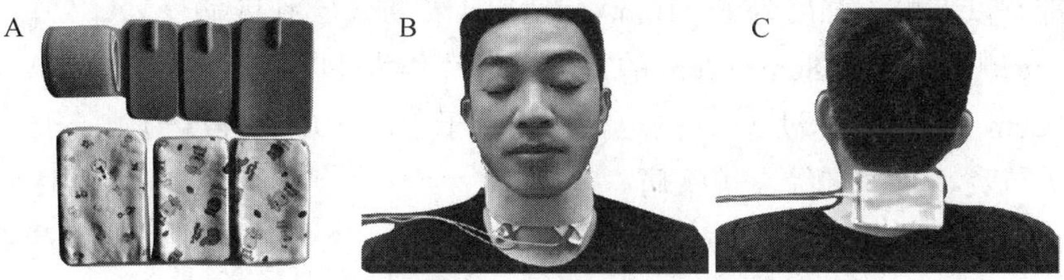

图 2－5　咽部治疗法

A. 辅助配件；B. 主电极；C. 副电极

2）颈交感神经　一侧电极用分叉导线连接两个 3cm×5cm 的方形电极片作为主电极，并置于两侧胸锁乳突肌前沿，另一侧电极连接 6cm×8cm 的方形电极作为副电极，放置于颈后部。电流强度为 1～3mA。适用于失眠、偏头痛、更年期综合征等疾病。

（3）躯干部

1）领区　一侧电极连接披肩式电极作为主电极，放置于领区（锁骨上区、肩及 C_6-T_4 之间的背部），另一侧电极连接 16cm×25cm 的方形电极片作为副电极，放置于腰骶部。电流强度为 6mA，治疗时间 6 分钟，每两次增加 2mA，2 分钟，至 16mA，16 分钟为止。适用于神经衰弱、血管性头痛、哮喘等疾病。

2）心前区　两极均连接 10cm×15cm 的方形电极片，分别放置于心前区和左背部。电流强度为 0.2mA。适用于冠心病等疾病。

3）乳腺区　一侧电极用分叉导线连接两个直径 12cm 的圆形电极片作为主电极，并置于两侧乳房，另一侧电极连接面积 250～300cm^2 的电极片作为副电极，放置于肩胛间区或耻骨联合上。电流强度为 8～12mA。适用于乳腺炎等疾病。

（4）四肢部

1）肩关节　两极均连接 6cm×8cm 的方形电极片，分别放置于肩关节的前面和后面。电流强度为 5～8mA。适用于肩周炎、肩部陈旧性损伤、肌筋膜炎等疾病。

2）肘关节　包括对置法和并置法。①对置法：两极均连接 6cm×10cm 的方形电极片，分别放置于肘关节的内侧和外侧（图 2－6）。②并置法：一侧电极连接 6cm×10cm 的方形电极片作为主电极，放置于肩上部，另一侧电极连接 8cm×10cm 的方形电极片作为副电极，放置于前臂掌侧下 1/3 处。以上电流强度为 8～12mA。适用于肘部损伤等疾病。

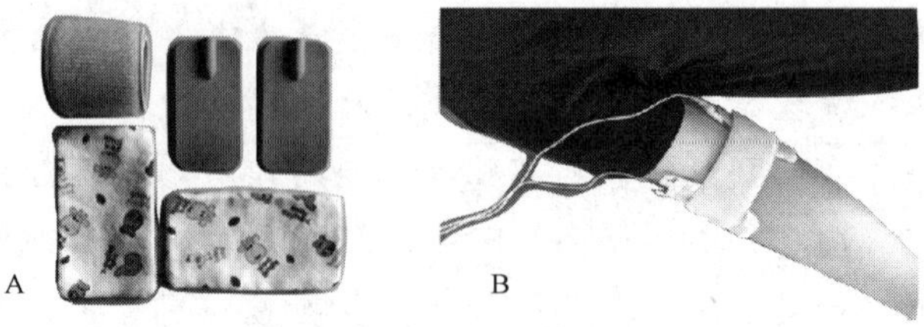

图 2－6　肘关节治疗法

A. 辅助配件；B. 电极放置

3）桡神经　包括对置法和并置法。①对置法：两极均连接 8cm×12cm 的方形电极片，分别放置于桡神经损伤处两侧。②并置法：一侧电极连接 8cm×12cm 的方形电极片作为主电极，放置于前臂背侧中上 1/3 处，另一侧电极连接 10cm×15cm 的方形电极片作为副电极，放置于项背部。以上电流强度为 6～10mA。适用于桡神经损伤或病变。

4）手　一侧电极连接 8cm×12cm 的方形电极片作为主电极，放置于手背，另一侧电极连接 10cm×15cm 的方形电极片作为副电极，放置于手掌。电流强度为 12～15mA。适用于手部类风湿关节炎、末梢神经炎等疾病。

5）坐骨神经　包括对置法和并置法。①对置法：一侧电极用分叉导线连接数片 12cm×80cm 的方形电极片，并置于腰臀部及下肢后侧，另一侧电极分叉导线连接数片 10cm×60cm 的方形电极片，并置于下肢前侧。电流强度为 30～35mA。②并置法：两极均连接 10cm×15cm 的方形电极片，分别放置于腰骶部和足底。电流强度为 10～18mA。适用于坐骨神经损伤或病变。

6）膝关节　包括对置法和并置法。①对置法：两极均连接 5cm×10cm 的方形电极片，分别放置于膝关节的内侧和外侧。电流强度为 6～10mA。②并置法：两极均连接宽度 6～8cm 的袖口电极，分别放置于大腿中上 1/3 和小腿中上 1/3 处。电流强度为 5～8mA。适用于膝关节炎、侧副韧带损伤等疾病。

7）足　两极均连接 8cm×10cm 的方形电极片，分别放置于足底和腓肠肌处。电流强度为 5～8mA。适用于足部类风湿关节炎、足癣等疾病。

（5）全身　一侧电极连接 14cm×22cm 的方形电极片，放置于肩胛间区，另一侧电极用分叉导线连接两个 10cm×15cm 的方形电极片，分别放置于两侧腓肠肌处。电流强度为 15～25mA。适用于神经衰弱、动脉粥样硬化、自主神经功能紊乱等疾病。

考点提示　直流电疗法的操作方法。

（二）直流电药物离子导入疗法

1. 设备和用具　直流电疗机的主电极和副电极的确定、电极的放置方法及辅助配件的使用与直流电疗法基本相同，但衬垫及浸药所用的滤纸、纱布上应标明“+”“－”极性，滤纸、纱布的尺寸尽量与电极板一致。治疗前需遵医嘱选择不同药物配制成不同浓度的导入药液备用，药物必须新鲜、无污染。

2. 导入药物的选择及配制

（1）易溶于水，易于电解，或经配制后易于导入。

（2）不易被两极下产生的酸、碱电解产物破坏。

（3）除特殊需要外，一般采用蒸馏水、乙醇、葡萄糖溶液等作为溶剂配制溶液。

（4）避免同时使用多种药物，减少寄生离子对药物离子导入量的影响。

（5）一般不选用贵重药物。

3. 基本操作程序

（1）治疗前准备　选择治疗所需的直流电疗机及电极板、衬垫，配制好专用药液，准备纱布、固定带、沙袋等其他辅助用品。衬垫及纱布需干净、干燥，药液无变质。

（2）体位选择及治疗区域检查　嘱患者选取舒适并适宜操作的体位，充分暴露治疗部位。检查治疗区域有无皮肤破损、炎症，有无感觉障碍等，根据情况酌情调整电流强度或终止治疗。

（3）设备检查　检查直流电疗机开关是否关闭，输出调节旋钮是否在零位，极性转换开关是否指向正确位置，电流分流器所指强度是否适合治疗要求，导线连接的极性是否正确。设备及配件有无松动及破损。

（4）电极放置　区分主、副电极板，将电极板放入大小适宜的衬垫布套内。将纱布浸入药液，取出后轻拧（以不滴药液为准），放置于治疗部位，紧贴皮肤。与药液极性一致的主电极放置于纱布上，极性相反的副电极放置于适宜部位（电极下纱布用温水浸湿），覆盖绝缘布后用固定带或沙袋固定电极。开机前向患者解释治疗时产生的各种感觉，如轻微的蚁走感、柔和的针刺感、微弱的紧束感等。

（5）设备启动　插上电源，启动电源开关，顺时针缓慢旋转电位开关，平稳增加电流输出，随时询问患者的主观感受，根据患者感觉逐渐增大电流强度至目标值，但不能超过患者的耐受度。

（6）治疗结束　治疗结束后，逆时针缓慢旋转电位开关至零位，关闭电源开关，拔下电源。取下电极、纱布，擦干治疗部位并检查皮肤有无异常，询问患者治疗反应，记录治疗情况。

（7）设备整理　清洗、消毒、晾晒衬垫和纱布，整理相关治疗设备。

4. 常用治疗方法

（1）衬垫法　治疗方法与直流电疗法基本相同，但要区分以下几个方面。

1）滤纸或纱布用药液浸湿后，放置于治疗部位的皮肤上，再覆盖作用电极；而非作用电极下的滤纸或纱布用温水浸湿即可。

2）配制药液的溶剂一般用蒸馏水、乙醇或葡萄糖溶液等，减少寄生离子对药物离子导入量的影响。

3）部分药物为防止被电解产物破坏，采取在用药液浸湿的滤纸或纱布上依次放置衬垫、缓冲液浸湿的滤纸、衬垫、电极片的非极化电极处理。

4）导入的极性要正确；每个衬垫和纱布尽量供一种药物使用；过敏药物导入前需做皮肤过敏试验。

（2）电水浴法　将药液放入水槽内，治疗部位浸入槽内，主电极为炭质电极（连水槽），副电极放置于身体相应部位。适用于手、足等凹凸不平部位的疾病。

1）眼　一侧电极连接盛有药液的眼杯电极，放置于患侧眼部，另一侧电极连接面积

$60cm^2$的电极片，放置于颈后部。电流强度为1～2mA。

2）手　手浸入盛有药液的水槽内，一侧电极连接水槽，另一侧电极连接宽度4～6cm的袖口电极，放置于前臂中上1/3处。电流强度为8～12mA。

3）足　足浸入盛有药液的水槽内，一侧电极连接水槽，另一侧电极连接10cm×15cm的方形电极片，放置于腰骶部。电流强度为10～18mA。

（3）体腔法　将药液浸湿的棉条置入鼻腔、耳道等，再放置主电极，或将特制的体腔电极置入直肠、阴道等治疗部位，灌注药液，副电极放置于身体相应部位。适用于身体与外界连通的腔隙部位。

1）鼻腔　将药液浸湿的棉条置入鼻腔，紧贴鼻黏膜，露出鼻腔外的棉条下垫置绝缘布，上面放置主电极（电极片1cm×3cm），副电极放置于枕部（电极片6cm×10cm）。电流强度为0.5～3mA。适用于过敏性鼻炎、哮喘等疾病。

2）耳道　将药液浸湿的棉条置入外耳道，露出耳道外的棉条下垫置绝缘布，上面放置主电极（电极片5cm×6cm），副电极放置于对侧耳前区（电极片8cm×10cm）。电流强度为1～2mA。适用于亚急性、慢性中耳炎等疾病。

3）直肠　排便或灌肠清洁后，将有机玻璃或硬橡胶制成的前列腺体腔电极缓慢置入直肠内约10cm，灌注4～5ml温热药液，副电极放置于下腹部（电极片$150cm^2$）。电流强度为6～10mA。适用于直肠溃疡、前列腺增生症、前列腺炎等疾病。

4）阴道　将有机玻璃或硬橡胶制成的阴道体腔电极缓慢置入阴道内，灌注温热药液，副电极放置于下腹部或腰骶部（电极片$200cm^2$）。电流强度为8～20mA。适用于宫颈炎、盆腔炎等疾病。

（4）创面离子导入法　清除创面分泌物，将药液浸湿的无菌纱布置于创面上，再放置主电极，副电极放置于创面对侧。电流强度为0.05～0.1mA。该治疗方法可使药物在创面内的浓度增高，易达到深层组织，疗效较好。如导入庆大霉素治疗铜绿假单胞菌感染的创面，锌离子导入治疗营养不良性溃疡等。

考点提示　流电药物离子导入疗法的操作方法。

知识拓展

直流电穴位中药离子导入法

直流电穴位中药离子导入是一种外治法，将中药、中医经络腧穴理论与直流电药物离子导入疗法相结合，实现中药成分的靶向给药。经穴位和经络发挥功效，增加了中药的渗透作用，使中药有效成分在特定部位的吸收增强，起到更加明显的药理作用。该方法的药物作用持续时间较其他给药途径（口服或注射）长，可通过神经反射对内脏及病灶组织器官产生调节效应，具有药物和穴位刺激的双重治疗效应，疗效确切，易于患者接受。

5. 直流电药物离子导入疗法常用药物　常用药物见表2－1。

表 2-1 直流电药物离子导入疗法常用药物

导入药物	极性	药物名称	浓度	治疗作用	适应证
锂	+	氯化锂	2%～5%	加强尿酸盐溶解	神经炎，痛风性关节炎，肌炎
镁	+	硫酸镁	3%～5%	缓解平滑肌痉挛，舒张血管，降低血压	冠心病，高血压，肝炎，胆囊炎
钾	+	氯化钾	3%～5%	提高神经、肌肉组织兴奋性	周围神经炎，周围神经麻痹
钙	+	氯化钙	3%～5%	维持神经、机头的正常反应性，降低细胞膜通透性，消炎	神经根炎，神经炎，局限性神经水肿，神经官能症，过敏性结肠炎，功能性子宫出血
锌	+	硫酸锌	0.25%～2%	降低交感神经兴奋性，杀菌，改善组织营养状况，促进肉芽组织生长	创面，溃疡病，慢性胃炎，过敏性鼻炎
铜	+	硫酸铜	0.5%～2%	抑制霉菌，抑制病毒	浅层结膜炎，疱疹性结膜炎，手足癣
银	+	硝酸银	1%～3%	消炎，杀菌	创面，子宫颈糜烂，霉菌性炎症
庆大霉素	+	硫酸庆大霉素	2000～4000U/ml	对大肠杆菌、金黄色葡萄球菌、铜绿假单胞菌有抗菌作用	浅层组织感染
黄连素	+	硫酸黄连素	0.5%～1%	对革兰阳性菌、部分革兰阴性杆菌有抑菌作用	浅层组织感染
四环素	+	四环素	0.5%	对多数革兰阳性、阴性菌有抑菌作用	浅层组织感染
金霉素	+	盐酸金霉素	0.5%～1%	对多数革兰阳性、阴性菌有抑菌作用	浅层组织感染
土霉素	+	盐酸土霉素	0.5%～1%	对多数革兰阳性、阴性菌有抑菌作用	浅层组织感染
新霉素	+	硫酸新霉素	0.5%～1%	对大部分革兰阳性、阴性菌有杀菌作用	浅层组织感染
氯霉素	+	氯霉素	0.5%～1%	对革兰阳性、阴性菌有抑菌作用，且阴性菌作用较强	眼、耳、浅层组织感染
红霉素	+	红霉素	2%	对革兰阳性、阴性菌有抗菌作用	对青霉素、四环素有抗药性的感染
链霉素	+	硫酸链霉素	0.02～0.05g/ml	对革兰阴性球菌、结核杆菌有抑菌作用	结核杆菌感染
异烟肼	+	异烟肼	1%～2%	对结核杆菌有抗菌作用	结核杆菌感染
阿托品	+	硫酸阿托品	0.02%～0.1%	散瞳，缓解平滑肌及微血管痉挛，抑制汗腺及唾液腺分泌	虹膜炎，虹膜睫状体炎，胃肠道痉挛，多汗症
毛果芸香碱	+	硝酸毛果芸香碱	0.02%～0.1%	缩瞳，加强胃肠道、膀胱平滑肌张力和蠕动	青光眼，肠麻痹，尿潴留
新斯的明	+	甲硫酸新斯的明	0.02%～0.1%	缩瞳，加强胃肠道、膀胱平滑肌张力和蠕动，兴奋横纹肌	青光眼，肠麻痹，尿潴留，面神经麻痹，重症肌无力
普鲁卡因	+	盐酸普鲁卡因	1%～5%	局部麻醉，降低组织兴奋性	疼痛（加入适量肾上腺素），溃疡病，高血压，脑血管疾病
狄奥宁	+	盐酸狄奥宁	0.1%～0.5%	镇痛，促进渗出物吸收	肌痛，冠心病，毛囊炎，角膜白斑，玻璃体浑浊
安替比林	+	安替比林	2%～10%	镇痛，解热	神经痛，肌痛，关节痛
奎宁	+	盐酸奎宁	0.25%～2%	镇痛，减轻横纹肌强直收缩	神经痛，红斑狼疮，先天性肌强直
士的宁	+	硝酸士的宁	0.01%	加强横纹肌收缩	神经麻痹，肌肉瘫痪
加兰他敏	+	氢溴酸加兰他敏	0.05%～0.2%	加强平滑肌、横纹肌收缩	面神经麻痹，脊髓灰质炎后遗症
氯丙嗪	+	盐酸氯丙嗪	1%～2%	镇静，降血压	神经官能症，高血压
维生素 B_1	+	盐酸硫胺	1%～2%	参与糖代谢，维持神经、消化系统正常功能	周围神经损伤，多发性神经炎，溃疡病

续表

导入药物	极性	药物名称	浓度	治疗作用	适应证
维生素 B_{12}	+	维生素 B_{12}	50～100μg/ml	抗恶性贫血，营养神经	神经炎，神经痛
肾上腺素	+	盐酸肾上腺素	0.01%～0.02%	收缩皮肤、内脏血管，舒张骨骼肌、心肌血管，扩张支气管平滑肌，抗过敏	支气管哮喘，过敏性鼻炎
组胺	+	盐酸组胺	0.01%～0.02%	舒张微循环、提高通透性	静脉炎、血栓闭塞性脉管炎，扭伤
苯海拉明	+	盐酸苯海拉明	1%～2%	抗过敏，抗组胺	过敏性鼻炎，局限性神经性水肿，皮肤瘙痒症
氢化可的松	+	氢化可的松	10～20mg/次	抗炎，脱敏	类风湿关节炎，变态反应性疾病
促皮质素	+	水溶性促皮质素	10～15U/次	刺激肾上腺皮质合成及释放皮质激素	类风湿关节炎，变态反应性疾病
透明质酸酶	+	透明质酸酶	5～10U/ml	提高组织通透性，促进渗出液吸收	外伤后肿胀、血肿，瘢痕，硬皮症
麻黄碱	+	盐酸麻黄碱	1%～2%	收缩皮肤、内脏血管，松弛支气管平滑肌	支气管哮喘，过敏性鼻炎
叶秋碱	+	硝酸叶秋碱	0.1%	兴奋神经	面神经麻痹
罂粟碱	+	盐酸罂粟碱	0.1%～0.5%	降低平滑肌紧张度	冠心病，脑动脉供血不足
氨茶碱	+/–	氨茶碱	1%～2%	扩张支气管平滑肌，扩张冠状动脉	支气管哮喘，冠心病
大蒜	+	大蒜原液	1%～5%	对革兰阳性菌、革兰阴性菌有抑菌作用	痢疾，前列腺炎
草乌	+	草乌总生物碱	0.1%～0.3%	消炎，镇痛	神经痛，关节痛
杜仲	+	杜仲煎剂	50%	降血压	高血压
洋金花	+	洋金花总生物碱	0.5%	扩张支气管平滑肌	支气管炎，支气管哮喘
延胡索	+	延胡索乙素硫酸盐	30～40mg/次	镇痛，镇静	胃肠道及肝胆疾病的疼痛，脑外伤后遗症
双钩藤	+	双钩藤煎剂	10%～20%	镇静，降压	神经衰弱，高血压
罗芙木	+	罗芙木液	10%	降血压	高血压
磷	–	磷酸痛	3%～5%	促进神经调节、磷代谢	神经炎，周围神经损伤，神经官能症，骨折
硫	–	亚硫酸钠	3%～5%	促进慢性炎症吸收	关节炎，盆腔炎，肝炎，胆囊炎
氯	–	氯化钠	3%～5%	促进慢性炎症吸收，软化瘢痕	慢性炎症，退行性骨关节病，瘢痕增生
碘	–	碘化钾	1%～5%	促进慢性炎症吸收，软化瘢痕，松解粘连，	神经根炎，蛛网膜炎，视网膜炎，瘢痕增生，术后粘连
氟	–	氟化钠	1%～3%	减弱牙齿对冷热的传导	牙齿过敏
青霉素	–	青霉素钠盐	1 万～2 万 U/ml	对革兰阳性菌、革兰阴性球菌有抗菌作用	浅层组织感染
磺胺嘧啶	–	磺胺嘧啶钠	2%～5%	对大部分革兰阳性球菌、某些革兰阴性菌有抑菌作用	皮肤、黏膜及浅层组织感染
结核菌素	–	旧结核菌素	0.1%～0.25%	对结合感觉感染有脱敏作用	结合性角膜炎，结核性虹膜睫状体炎
对氨基水杨酸	–	对氨基水杨酸钠	3%～5%	对结核杆菌有抑菌作用	结核杆菌感染
阿司匹林	–	阿司匹林	2%～10%	镇痛，解热，抗风湿	风湿性关节炎，神经炎，神经痛，肌炎，肌痛
水杨酸	–	水杨酸钠	3%～5%	镇痛，抗风湿	风湿性关节炎，神经痛，巩膜炎，虹膜炎
安乃近	–	安乃近	0.5%	镇痛，解热，抗风湿	风湿性关节炎，神经痛，肌痛

续表

导入药物	极性	药物名称	浓度	治疗作用	适应证
肝素	–	肝素	5000U/ml	抗凝	冠心病，血栓性静脉炎
枸橼酸	–	枸橼酸钠	1%～5%	抗凝	类风湿关节炎的关节肿胀
谷氨酸	–	谷氨酸钠	3%～5%	参与脑糖和蛋白质代谢过程，改善细胞营养	神经衰弱
胰蛋白酶	–	胰蛋白酶	0.05%～0.1%	加速伤口净化，促进肉芽组织生长	创口感染，肉芽组织生长不良，血栓性静脉炎
维生素 C	–	抗坏血酸	2%～5%	促进结缔组织形成，促进伤口愈合，增强抵抗力	创口，角膜炎，冠心病
五味子	–	五味子煎剂	50%	兴奋中枢神经，调节血管功能	神经衰弱，盗汗
川芎	–	川芎煎剂	30%	扩张血管	冠心病，脑动脉供血不足，高血压
毛冬青	–	毛冬青煎剂	50%～100%	扩张血管，消炎	冠心病，脑血管痉挛

第四节　临床应用

一、适应证

1. 神经科疾病　神经衰弱、偏头痛、三叉神经痛、坐骨神经痛、面神经麻痹、自主神经功能紊乱、周围神经损伤、神经官能症、末梢神经炎等。

2. 心血管病科疾病　冠心病、高血压、静脉血栓、血栓性静脉炎、淋巴管炎等。

3. 消化科疾病　慢性胃炎、胃溃疡、十二指肠溃疡等。

4. 皮肤科疾病　皮肤瘢痕、皮肤溃疡、硬皮病、丹毒等。

5. 五官科疾病　结膜炎、角膜炎、虹膜睫状体炎、玻璃体混浊、白内障、过敏性鼻炎、牙周炎、慢性扁桃体炎、慢性咽炎、中耳炎等。

6. 妇科疾病　宫颈炎、盆腔炎、附件炎、闭经、功能性子宫出血等。

7. 骨科疾病　骨折、类风湿关节炎、颈椎病、肩周炎等。

8. 其他疾病　乳腺炎、前列腺炎等。

二、禁忌证

1. 严重心脏疾病或安装心脏起搏器患者。

2. 神志不清、高热、恶性肿瘤、恶性血液系统疾病、急性化脓性炎症、湿疹、传染性疾病患者，以及孕妇腰腹骶部。

3. 金属异物，皮肤破损者。

4. 对电流不能耐受，以及对导入药物过敏患者。

5. 皮肤感觉障碍者慎用。

三、注意事项

（一）治疗前

1. 嘱患者去除治疗部位及附近的金属物，以防烧伤。

2. 检查直流电疗机开关是否关闭，输出调节旋钮是否在零位，极性转换开关是否指向正确位置，电流分流器所指强度是否适合治疗要求，导线连接的极性是否正确，设备及配件有无松动及破损。

3. 新启用或检修后的直流电疗机在使用前，必须进行输出极性的鉴定。

4. 电极插头必须紧紧插入导线插口，导线夹下必须垫置绝缘布，避免金属裸露部分直接接触皮肤。

5. 电极片及衬垫需平整，保证紧密接触皮肤，使电流作用均匀。

6. 衬垫、纱布上必须标明“+”、“－”极性，以免放反向；不同药物的衬垫及纱布不得混用；衬垫的温度和湿度应适宜。

7. 检查药物失效时间，观察有无变色及浑浊。

8. 抗生素、酶类等药物易被电解产物所破坏，治疗时应采用非极化电极。

9. 过敏药物导入前需做皮肤过敏试验。

（二）治疗中

1. 两电极之间宜保持一定距离，以防短路。

2. 旋转电位开关应缓慢，平稳增加电流输出，随时检查电流表指针是否平稳、是否在所调节的电流强度上。

3. 嘱患者不得随意变换体位，不得触摸治疗仪或其他金属物。

4. 随时观察、询问患者，如患者感觉电极下有局限性疼痛或烧灼感，应立即调节电流至零位，中断治疗进行检查（电极板是否滑脱、电流强度是否过大等），查看局部皮肤情况。

5. 电水浴时，患者肢体不得擅自离开水面，不得向槽内增加或减少液体。

（三）治疗后

1. 缓慢旋转电位开关至零位，关闭电源开关后，再从患者身上取下电极和纱布；电水浴治疗结束时，必须在患者出水槽前关闭电源。

2. 嘱患者勿搔抓治疗部位皮肤，必要时可使用护肤剂或止痒液。

3. 电极板使用后须用肥皂水刷洗；衬垫、纱布清洗、煮沸消毒后应按极性分开晾干备用，专药专用；滤纸使用后可丢弃；水槽使用后应立即清洗消毒。

4. 配制的药液应保存于阴凉处，保存时间一般不超过1周。

考点提示 直流电疗法及直流电药物离子导入疗法的临床应用。

本章小结

直流电疗法是临床上较常用的一种物理因子治疗技术，临床适应证较广泛，也是直流电药物离子导入疗法的基础。本章主要从物理特性、治疗原理、治疗作用、操作技术及临床应用等方面对两种技术进行了介绍。由于临床治疗时的个体化特征较明显，通过对本章的系统学习，同学们需要掌握治疗设备的性能、具体操作流程及注意事项，如正确选择电极、正确配制药液并根据药物极性放置电极等，还要根据组织特性、疾病性质等情况选择适宜的治疗方法和操作参数。规范直流电疗法及直流电药物离子导入疗法的操作方法，可有效避免医疗伤害，提高临床疗效。

习　题

扫码“练一练”

一、选择题

（一）A_1 型题

1. 直流电治疗时，成人的电流密度一般为（　　）。

A. 0.02～0.03mA/cm²　　B. 0.05～0.1mA/cm²
C. 0.5～0.8mA/cm²　　D. 0.2～0.3mA/cm²
E. 0.1～1.0mA/cm²

2. 直流电颈交感神经疗法时，主电极分别放置于两侧胸锁乳突肌前缘，副电极放置于（　　）。

A. 颈后部　　B. 臀部
C. 腹部　　D. 大腿中上 1/3
E. 小腿中上 1/3

3. 下列对骨折愈合有促进作用的是（　　）。

A. 1～2μm 直流电阴极　　B. 1～2μm 直流电阳极
C. 10～20μm 直流电阴极　　D. 10～20μm 直流电阳极
E. 10～20μm 直流电阳极、阴极效果一样

4. 适宜强度的直流电疗法对神经系统的影响是（　　）。

A. 阴极下神经兴奋性升高　　B. 阳极下神经兴奋性升高
C. 阴极下神经兴奋性由升高转向降低　　D. 阴极下神经兴奋性消失
E. 两电极下神经兴奋性均升高

5. 下列不能从阳极导入的药物是（　　）。

A. 红霉素　　B. 庆大霉素　　C. 维生素 B_{12}　　D. 青霉素　　E. 阿托品

6. 关于直流电疗法的治疗作用，以下说法正确的是（　　）。

A. 全身治疗时，下行电流起兴奋作用，上行电流起镇静作用
B. 在较大电流强度下，静脉血栓从阳极一侧松脱，向阴极一侧退缩
C. 阴极有脱水作用，可减轻组织水肿和渗出
D. 对局部治疗而言，阴极周围组织兴奋性降低，阳极下兴奋性增高
E. 断续刺激运动神经时，可出现肌肉收缩反应

7. 下列关于直流电疗法安全注意事项错误的是（　　）。

A. 高热、神志不清患者禁做治疗　　B. 设备使用前检查各部件是否正常
C. 患者体表和体内不得有金属物品　　D. 治疗前先区分电极的极性
E. 治疗过程中患者可随意变换体位

8. 下列对直流电药物离子导入疗法优越性叙述不正确的是（　　）。

A. 作用时间长　　B. 局部病灶处药物浓度相对高
C. 贮存时间短　　D. 有神经反射的治疗作用
E. 不破坏皮肤的完整性

9. 直流电疗法的特点是（　　）。

A. 低电压、小强度　　B. 低电压、大强度

C. 高电压、小强度　　D. 高电压、大强度
E. 中电压、中强度

10. 直流电疗法阳极下变化不正确的是（　　）。
A. 组织兴奋性降低　　B. 血管舒张作用更明显
C. 产生酸性电解产物　　D. 水分减少
E. Ca^{2+}、Mg^{2+}量较多

11. 下列人体组织不属于优导体的是（　　）。
A. 血液　B. 脑脊液　C. 淋巴液　D. 胆汁　E. 肌肉

12. 带正电荷的扩散层离子连同其水化膜向阴极移动，称为（　　）。
A. 电泳　B. 电离　C. 电渗　D. 电流　E. 电解

13. 将两个电极分别放置在身体某部位的内、外侧或前、后面的电极放置方法为（　　）。
A. 对置法　B. 并置法　C. 反置法　D. 直接放置法　E. 斜对置法

14. 直流电疗法的适应证不包括（　　）。
A. 神经衰弱　B. 偏头痛　C. 三叉神经痛　D. 坐骨神经痛　E. 高热

（二）A_2 型题

15. 李某，女性，16 岁，外伤后，有一瘢痕贯穿膝关节，使膝关节活动受限，应用直流药物离子导入疗法的具体方法为（　　）。
A. 1%～3%硝酸银，从阳极导入　　B. 0.25%～3%硫酸锌，从阴极导入
C. 0.2%～3%硫酸锌，从阴极导入　　D. 1%～5%碘化钾，从阴极导入
E. 1%～5%碘化钾，从阳极导入

16.王某，男性，46 岁，入院时诊断为面神经炎，应用直流药物离子导入电疗法的具体方法为（　　）。
A. 2%～10%阿司匹林，从阳极导入　　B. 3%～5%氯化钾，从阴极导入
C. 3%～5%氯化钙，从阳极导入　　D. 3%～5%硫酸镁，从阳极导入
E. 2%～5%硫酸锌，从阴极导入

（三）A_3 型/A_4 型题

张某，男性，33 岁，某小学教师，因失眠，精神差，易疲劳五年就诊。患者自诉工作压力大，入睡困难，白天精神差，易疲劳，并有头昏头痛，情绪烦躁等表现。结合临床检查诊断为神经衰弱，现选用氯丙嗪进行直流电药物离子导入治疗。

17. 导入的药物浓度范围是（　　）。
A. 1%～2%　B. 2%～3%　C. 3%～4%　D. 4%～5%　E. 5%～6%

18. 药物导入的极性和主电极放置部位是（　　）。
A. 从阳极导入，放置于枕部　　B. 从阳极导入，放置于额部
C. 从阴极导入，放置于枕部　　D. 从阴极导入，放置于额部
E. 从阳极导入，放置于额部和枕部都行

19. 主电极的电流强度范围是（　　）。
A. 0.5～1mA　B. 1～2mA　C. 2～3mA　D. 3～6mA　E. 5～10mA

20. 副电极的放置位置是（　　）。
A. 耳部　B. 下颌部　C. 枕部　D. 肩关节　E. 腰骶部

二、案例分析

宋某，男性，32 岁，醉酒后右上肢软弱无力就诊。患者自述与朋友饮白酒，约半斤，次日午睡醒后感右上肢无力，手腕下垂不能持物。检查：腕背屈不能，握力消失，手背、拇指和第一、二掌骨间隙区感觉减退。结合相关检查诊断为桡神经麻痹，拟用直流电治疗。

问题：1. 主、副电极应分别放置于什么部位？

2. 电流强度及治疗时间应如何选择？

（张　瑶）

第三章

低频电疗法

扫码“学一学”

学习目标

1. **掌握** 低频电疗法的基本概念、治疗作用、治疗方法和临床应用。
2. **熟悉** 低频电疗法的分类、物理特性和设备。
3. **了解** 低频电疗法的参数及其意义。
4. 根据患者的具体情况能规范地使用和管理常规仪器，正确开展治疗活动。
5. 具有良好的人文关怀精神和良好的沟通能力。

第一节 概 述

案例讨论

【案例】

患者，男，57 岁，脑卒中 2 周，患侧上肢 Brunnstrom 分期评定为Ⅱ级，肩关节半脱位，肩关节主动活动出现明显疼痛，医生建议采用低频电疗法配合治疗。

【讨论】

1. 该患者应选择何种治疗模式？
2. 该患者选择的治疗模式应如何操作？
3. 治疗时应注意哪些问题？

100 多年前，低频电疗法已应用于治疗疾病。随着电子和计算机技术的发展，低频电疗法，尤其神经肌肉电刺激、功能性电刺激等方面的研究和应用得到了很大的发展，广泛用于临床的康复治疗中。

一、概念

医学上把频率在 0～1000Hz 的脉冲电流称为低频电流或低频脉冲电流。低频电疗法（low frequency electrotherapy）是指应用低频脉冲电流治疗疾病的方法。

二、物理特性

（一）参数及其意义

1. 周期（*T*） 是一个脉冲波的起点到下一个脉冲波的起点相距的时间，单位为毫秒（ms）或秒（s）。

2. 频率（*f*） 是每秒钟内脉冲出现的次数，单位为赫兹（Hz）。因为哺乳类动物神经的绝对不应期在 1ms 左右，相隔 1ms 以上的电刺激就能引起一次兴奋，所以低频脉冲电流的每一次刺激都能引起运动神经的一次兴奋。因此，100Hz 以下频率的低频脉冲电流多用于镇痛和兴奋神经–肌肉组织。

3. 波宽（*t*） 是每一个脉冲出现的时间，包括上升时间、下降时间等，单位为毫秒或秒。要引起各种组织兴奋，脉冲电流必须达到一定的宽度。宽度为 0.03ms（有人认为 0.01ms）的电流刺激神经组织能产生反应，而更长的脉冲宽度和更大的电流强度才能引起肌肉组织的兴奋（图 3–1）。

4. 波幅（wave amplitude） 是由一种状态到另一种状态的变化量，最大波幅（峰值）是从基线起到波的最高点之间的变化量（图 3–1）。

5. 脉冲间歇时间（pulse-interval time） 是脉冲停止的时间，等于脉冲周期减去脉冲宽度的时间，单位为毫秒或秒（图 3–1）。

6. 通断比（ratio） 是脉冲电流的持续时间与脉冲间歇时间的比。

7. 占空因数（duty cycle） 是脉冲电流的持续时间与脉冲周期的比值，通常用百分比表示。

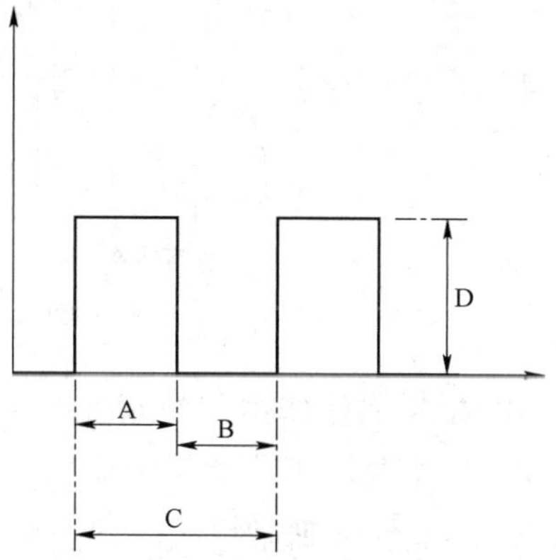

图 3–1 脉冲电流的周期与波宽示意图

A. 波宽；B. 间歇时间；C. 周期；D. 波幅

（二）低频电流的特点

1. 低频率，小电流，电解作用较直流电弱，有些电流无明显的电解作用。
2. 电流强度或电压可有增减、升降的变化。
3. 对感觉神经和运动神经有较强的刺激作用。
4. 无明显热作用。

三、分类

1. 根据波形分类 分为三角波、方波、梯形波、阶梯波、指数曲线波和正弦波等（图 3–2）。

2. 根据电流方向分类 分为单向波和双向波。双向波根据其两侧波形、大小分为对称双向波和不平衡不对称双向波（图 3–3）。

3. 根据有无调制分类 分为调制型低频电流和非调制型低频电流。应用一种低频电流（调制电流）去调制另一种频率较高的电流（载波电流），使后者的频率或波幅随着前者的频率或波幅发生的变化而变化，称为调制型低频电流。调制方式包括波幅调制、相位调制、波宽调制、频率调制以及涌浪调制（或称为斜面调制），也可以用几种方式同时调制一个脉冲电流。

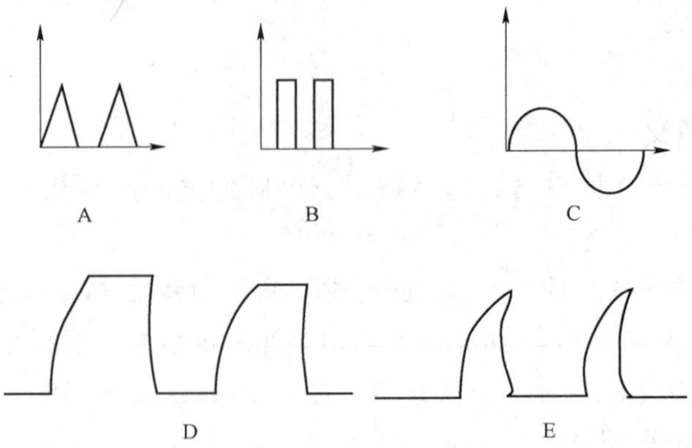

图 3-2　低频电流常见波形

A. 三角波；B. 方波；C. 调制波；D. 梯形波；E. 指数曲线波

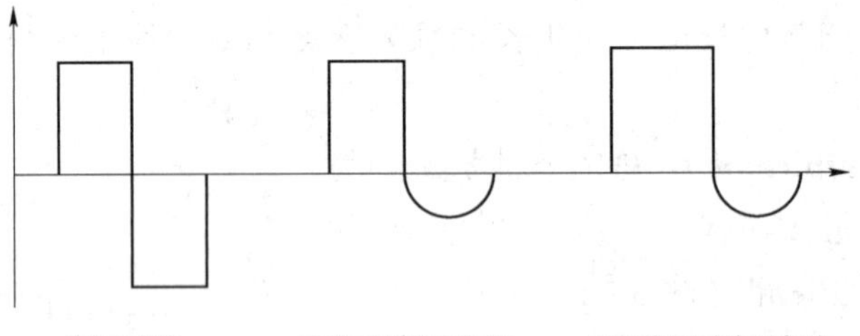

图 3-3　双向脉冲电流的三种形式

4. 根据治疗作用和临床应用分类

（1）主要用于刺激神经肌肉，使肌肉收缩的低频电疗法　包括：①神经肌肉电刺激疗法。②功能性电刺激疗法。③感应电疗法。

（2）主要用于镇痛或促进局部血液循环的低频电疗法　包括：①间动电疗法。②超刺激电疗法。③经皮神经电刺激疗法。④高压低频脉冲电疗法。⑤脊髓电刺激疗法。

（3）主要用于促进骨折和伤口愈合的低频电疗法　包括：①电极置入式微电流刺激疗法。②经皮神经电刺激疗法。③高压低频脉冲电疗法。

（4）以其专项治疗作用命名的低频电疗法　包括：①电兴奋疗法。②电睡眠疗法。③直角脉冲脊髓通电疗法。

四、治疗作用

1. 兴奋神经肌肉组织　刺激神经肌肉兴奋是低频脉冲电流的主要治疗作用之一。引起组织兴奋所需的最小刺激强度（阈值）与刺激的持续时间成反比关系。兴奋神经肌肉电刺激引起组织兴奋，必须有一定的刺激强度、刺激持续时间和刺激强度的变化率。低频脉冲电流刺激细胞膜，改变细胞膜的通透性，进而改变膜内外的离子浓度和电位，引起细胞膜的除极化，形成动作电位，产生兴奋，引起肌肉收期。

神经肌肉刺激的反应随着不同类型的低频电流的波形、强度、持续时间的变化而变化。引起肌肉单收缩的较适宜的电流频率是1～10Hz，引起肌肉完全性收缩的较适宜的电流频率是50Hz。

2. 镇痛　镇痛作用较好的低频电流频率是100Hz。

（1）即时镇痛作用　是指电疗中和电疗后数分钟至数小时内所发生的镇痛作用。其作用机制包括：①闸门控制学说，即低频脉冲电流为非痛性刺激，经感觉神经粗纤维传至脊髓。因粗纤维的兴奋阈低、传导速度快、易于兴奋，兴奋传导至脊髓后使脊髓后角胶质细胞兴奋，关闭疼痛的闸门。细纤维兴奋阈高、传导速度慢，它所传导的痛觉冲动传入受阻，因而达到镇痛。②体液机制，即低频脉冲电流刺激使中枢神经系统神经介质释放，神经系统释放出内源性吗啡样物质（脑啡肽、内啡肽），引起镇痛作用。③皮层干扰假说，即低频脉冲电流刺激与痛觉冲动同时上传到皮层，在皮层互相干扰而引起镇痛效应。

（2）累积性镇痛作用　多次治疗后的镇痛作用，与产生即时镇痛作用的各种因素和局部血流循环改善密切相关。其作用机制包括：①单次治疗的即时镇痛作用叠加。②血管扩张减轻局部组织的缺血、酸中毒，降低组织间水肿的张力，加速致痛物质与代谢产物、病理产物的排出，改善营养。

3. 促进局部组织血液循环　低频电流，尤其频率是 50Hz 的电流作用于人体时，可促进局部组织血液循环。

（1）轴突反射引起动脉扩张　皮肤感受器受低频电流刺激后产生冲动，经传入神经，冲动沿着与动脉相连的神经轴突传导至小动脉壁，使血管壁松弛，引起动脉扩张。

（2）P 物质和乙酰胆碱的释放引起血管扩张　（感觉）神经受低频电流刺激后释放少量 P 物质和乙酰胆碱等物质，引起血管扩张。

（3）组胺的释放引起皮肤充血　皮肤受电刺激后分解释放组胺，使毛细血管扩张，引起较长时间的充血反应。

（4）肌肉收缩的代谢产物引起血管扩张　肌肉经电刺激引起收缩，产生乳酸、ADP、ATP 等代谢产物，该产物有强烈的扩血管作用，可改善肌肉组织的血液供应。

（5）抑制交感神经，扩张血管　交感神经节受低频电流刺激后，引起抑制作用，使血管扩张。频率为 1～10Hz 的低频电流能兴奋交感神经，频率为 100Hz 的低频电流可降低交感神经的兴奋性。

4. 其他　还具有促进睡眠；通过改善局部血液循环，增加局部营养，促进消炎、骨折及伤口愈合等作用。

考点提示　低频电疗法生物学效应（治疗作用）。

知识链接

低频电的生理作用

对于运动神经，1～10Hz 的频率可以引起肌肉的单个收缩，20～30Hz 可以引起肌肉不完全强直性收缩，50Hz 可以引起肌肉完全的强直收缩。对于感觉神经，50Hz 可以引起明显的震颤感，10～200Hz 特别是 100Hz 左右的频率可以产生镇痛和中枢神经的镇静作用。对于自主神经，1～10Hz 的频率可以兴奋交感神经，10～50Hz 可以兴奋迷走神经。

第二节 感应电疗法

感应电流是1831年由法拉第发现，故又称法拉第电流，是最古老的的低频电疗法。应用感应电流治疗疾病的方法，称为感应电疗法（faradization）。

一、物理特性

感应电流是利用电磁感应原理产生的一种双相、不对称的低频脉冲电流。双相，是指它在一个周期内有两个方向（一个负波、一个正波）。不对称，是指其负波是低平的，正波是高尖的。感应电流的频率一般在60～80Hz之间，属于低频范围。英美国家，将频率50～100Hz，脉冲持续时间0.1～1毫秒的三角波或锯齿波电流均称为感应电流。

感应电流周期在12.5～15.7毫秒之间，尖峰部分类似一狭窄的三角形电流，正向脉冲持续时间为1～2毫秒。峰值电压40～60V。感应电流中的低平部分由于电压过低而无明显的生理与治疗作用。应用电子管或晶体管仪器产生的类似感应电流中的高尖部分而无低平部分的尖波电流，称为新感应电流。

二、治疗作用

1. 防治肌萎缩 当神经损伤或受压迫时，神经冲动的传导减弱或受阻，导致随意运动减弱或消失，或因为较长时间制动（如石膏绷带、夹板等）后出现的失用性肌萎缩或无力等；此时，神经和肌肉本身均无明显病变，可应用感应电流刺激这种暂时丧失运动的肌肉，使之发生被动收缩，从而防治肌萎缩。

2. 促进神经肌肉功能恢复 神经吻合修复或肌肉组织术后，锻炼肌肉结合感应电刺激，可促进神经肌肉功能恢复，有助于建立新运动。

3. 防治粘连和促进静脉和淋巴的回流 感应电刺激可加强肌肉纤维收缩活动，增加组织间的相对运动，可使轻度的粘连松解。同时，当肌肉强烈收缩时，其中的静脉和淋巴管即被挤压排空，肌肉松弛时，静脉和淋巴管随之扩张和充盈，因此用电刺激肌肉产生有节律的收缩，可改善血液和淋巴循环，促进静脉和淋巴的回流。

4. 镇静止痛 感应电刺激穴位或病变部位，可降低神经兴奋性，产生镇痛效果。

5. 改善睡眠 感应电流和直流电流交替综合强刺激，引起高度兴奋后发生继发性抑制，能治疗兴奋型神经衰弱，改善睡眠。

6. 解痉镇痛 腰肌扭伤后产生的反射肌紧张，感应电流强烈刺激后使紧张的肌肉变为松弛，达到解痉镇痛的作用。

三、治疗技术

1. 治疗设备 与直流电疗法的设备相同，另配有感应电疗专用的手柄电极和滚动电极（图3-4）。

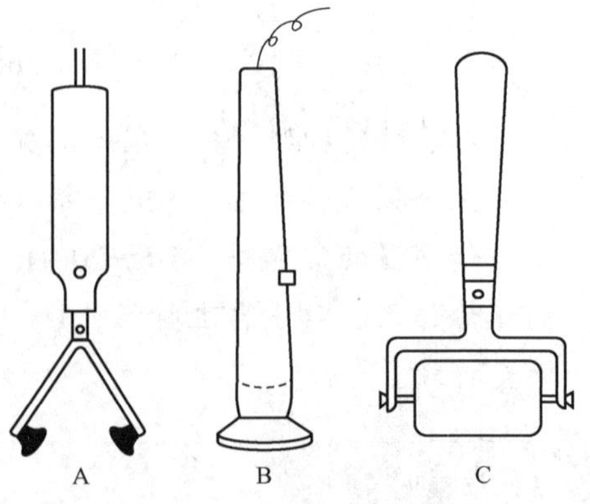

图3-4 感应电疗法的电极

A. 双极手柄电极；B. 单极手柄电极；C. 滚式电极

2. 治疗方法 除电极衬垫厚度可以在1cm以

下，感应电疗法的操作与直流电疗法基本相同。感应电流的治疗剂量一般分强量、中等量、弱量三种。感应电流的强量刺激，可见肌肉出现强直收缩；中等量刺激，可见肌肉轻微收缩；弱量刺激，无肌肉收缩，但有轻微刺激感。

（1）固定法　两个等大的（点状、小片状或大片状）电极并置于病变的一侧或两端（并置法）或在治疗部位对置（对置法）或主电极置于神经肌肉运动点，副电极置于有关肌肉节段区。

（2）移动法　手柄电极或滚动电极在运动点、穴位或病变区移动刺激（也可固定作断续刺激）；另一片状电极（约 $100cm^2$）置相应部位固定。

（3）电兴奋法　两个（直径 3cm）圆形电极在穴位、运动点或病变区来回移动或暂时固定某点作断续的直流感应中等量到强量的刺激。

四、临床应用

（一）适应证

失用性肌萎缩（如神经失用、术后制动、疼痛而引起的反射抑制肌肉收缩运动导致的）、肌张力低下、软组织粘连、四肢血液循环障碍、声嘶、便秘、尿潴留、癔症等。

（二）禁忌证

孕妇的腰骶部、置入心脏起搏器者、有严重心功能衰竭、出血倾向、急性化脓性炎症、痉挛性麻痹、皮肤破损、感觉过敏等。

（三）注意事项

1. 治疗前应了解治疗部位有无皮肤感觉异常，对于感觉减退的患者应避免电流强度过大以免灼伤。

2. 治疗中电极应避免放置于伤口及瘢痕上，以免电流集中引起烧伤；患者不可移动体位及接触金属物品。

3. 电极放置在颈部时，密切观察有无咽喉肌、膈肌痉挛导致的呼吸、血压、心率的改变。

4. 治疗癔症时采用肌肉明显收缩的电流强度为宜，并配合暗示治疗。

考点提示　感应电疗法。

知识拓展

感应电疗法与压力性尿失禁

压力性尿失禁是指在喷嚏、咳嗽或运动等腹压增高时出现的不自主的尿溢出，是最常见的女性盆底功能障碍性疾病，严重影响患者生活质量，还可以使患者出现自卑、焦虑、抑郁等心理问题。全球统计患病率达 29%～64%，有研究显示，轻、中度压力性尿失禁患者经过 16 周感应电疗法联合盆底肌肉功能训练可以取得较好效果。

第三节　经皮电神经刺激疗法

经皮电神经刺激疗法（transcutaneous electrical nerve stimulation，TENS）也称为经皮神经电刺激疗法、经皮电刺激疗法、电刺激疗法、周围神经粗纤维电刺激疗法，应用一定频率、一定波宽的低频脉冲电流作用于体表刺激神经达到镇痛为主的无损伤性治疗方法。“经皮”强调电极不是植入电极相。TENS 于 20 世纪 70 年代开始发展，现在欧美国家非常普及，其临床应用已超出了疼痛范围。

一、物理特性

传统神经电刺激疗法主要刺激运动纤维，TENS 主要刺激感觉纤维，因此，TENS 的波宽和电流强度主要兴奋 A 纤维，而不兴奋 C 纤维，有助于激活粗纤维，关闭疼痛闸门和释放内源性镇痛物质（表 3－1）。

1. 波形　大部分 TENS 仪器输出双相不对称的方波或三角波，没有直流成分，没有极性。因波型为不对称双向波，一个时相的作用可能比另一个时相强一些。此外，少数 TENS 仪器输出单相方波、调制波型等。

2. 频率　一般为 1～150Hz。最常用的是用 70～110Hz（常规 TENS），其次是 1～5Hz（针刺样 TENS），20～60Hz（中频率）和 120Hz 以上的频率较少选用。

3. 脉冲宽度　一般为 0.01～0.5ms。有脉冲群输出方式的仪器，脉冲群的宽度一般为 100ms 左右，每一秒 1～5 个脉冲群，群内载波为 100Hz 的常规 TENS 波。

表 3－1　神经纤维的种类及其特征

纤维种类	来源	纤维类别	直径（μm）	传导速度（m/s）	髓鞘	刺激阈（V）
Aα	肌梭及肌腱的传入纤维	Ⅰ	15～20	80～120	厚	0.05 以下
Aβ	皮肤的机械感受器的传入纤维	Ⅱ	12～14	80～85	薄	0.05～0.3
Aδ	皮肤痛温觉传入纤维，肌肉的深感觉传入纤维	Ⅲ	1～9	20～30	薄	0.25～0.7
C	无髓的痛觉纤维，温度、机械感受器的传入纤维	Ⅳ	0.5～2	1～1.5	无	9～35

二、治疗作用

1. 镇痛　缓解各种急慢性疼痛。不同参数的电流的镇痛作用略有不同。兴奋神经粗纤维最适宜的电流一般是频率 100Hz、波宽 0.1 毫秒的方波。不同类型仪器输出电流的参数不同，镇痛的速度、时间和强度不同，包括：①通用型治疗仪。输出频率 75～10Hz、波宽 0.01～0.15 毫秒的电流，镇痛作用较快但较短暂，用于短期止痛，急、慢性疼痛。②针刺型治疗仪。输出频率 1～10Hz、波宽 0.15～0.5 毫秒的电流，镇痛作用较慢，但持续时间较长，用于长期止痛，急、慢性疼痛，周围循环障碍。③短暂强刺激型治疗仪。输出频率 150Hz、波宽＞0.3 毫秒的电流，镇痛作用较深，但较短暂，用于小手术、致痛性操作过程中加强镇痛效果（表 3－2）。

表 3-2　TENS 的参数

方式	强度	脉冲频率	脉冲宽度	适应证
常规 TENS	舒适的麻颤感	75～100Hz	＜0.2ms	急慢性疼痛；短期止痛
针刺样 TENS	运动阈上，一般为感觉阈的 2～4 倍	1～4Hz	0.2～0.3ms	急、慢性疼痛；周围循环障碍；长期止痛
短暂强刺激 TENS	肌肉强直或痉挛样收缩	150Hz	＞0.3ms	用于小手术、致痛性操作过程中加强镇痛效果

2. 改善局部血液循环　TENS 可能作用于交感神经系统，使周围血管扩张（包括颅内血管）。

3. 促进骨折、伤口愈合　频率较低，脉冲宽度较大，电流强度为保持患者稍有电感的最低水平，可取得近似直流电的成骨效应，加速骨折和伤口愈合，也可加速慢性溃疡的愈合。

4. 治疗心绞痛　TENS 能促进作用部位的血液循环，增加组织血液供应，也可改善心肌的供血，缓解心绞痛，减少心绞痛的发作次数、降低对硝酸甘油的依赖。

三、治疗技术

（一）治疗设备

1. 仪器　一般为袖珍型电池供电的仪器。有单通道和双通道输出两种，每通道电流强度、脉冲宽度、频率都可调，此仪器可随身携带。还有一种大型 TENS 仪器，有 4～8 个以上通道输出，供医院内使用。

2. 电极　一般使用碳－硅材料电极，也可选择自粘型电极、一次性电极和棉电极等。

（二）治疗方法

1. 电极的放置　一般置于痛区、神经点或运动点、穴位、病灶同节段脊柱旁，沿着周围神经走向、病灶上方节段、病灶对侧同节段上。2 个电极或 2 组电极的放置方向有并置、对置、近端–远端并置、交叉、“V”字型等。

2. 参数的选择　目前将 TENS 分为常规型 TENS、针刺样 TENS、短暂强刺激 TENS 三种治疗方式。最常用的是常规型 TENS，治疗时间每日 30～60 分钟至 36～48 小时不等。针刺样 TENS 能同时兴奋感觉神经和运动神经。治疗时间一般为每日 45 分钟，根据受刺激的肌肉的疲劳情况决定。短暂强刺激方式的电流很大，肌肉易疲劳，一般每刺激 15 分钟左右后休息几分钟。

3. 操作方法　主要为：①患者取舒适的体位。②治疗前，向患者解释治疗中出现的麻颤感、震颤感或肌肉抽动感等应有的感觉，取得患者配合。③将电极固定于相应的部位上。④打开电源，选择治疗频率、脉宽、治疗时间，再调节输出的电流强度。⑤治疗结束，将输出旋钮复位，关闭电源，取下电极。

四、临床应用

（一）适应证

各种急慢性疼痛，如神经痛、头痛、关节痛、肌痛、术后伤口痛、分娩宫缩痛、牙痛、癌痛、肢端疼痛、幻肢痛，以及骨折后骨愈合不良等。

（二）禁忌证

置有心脏起搏器者禁用；不能将电极置于脑血管意外患者的头部；严禁刺激颈动脉窦部位；不能让有认知障碍的患者自己做治疗。慎用于孕妇的腹部和腰骶部、眼部、电极置入体腔内的治疗。

（三）注意事项

1. 电极要求　电极部位保持清洁，便于通电。

2. 放置要求　电极与皮肤应充分接触，使电流均匀作用于皮肤，以免电流密度集中引起烧伤；且电极放置应避开有瘢痕、溃疡或皮疹的皮肤部位。

3. 儿童治疗时　先施以弱电流消除恐惧，再将电流调至治疗量。

4. 综合治疗时　先采用温热治疗法，再行 TENS 进行镇痛，可增加局部血流量，减少皮肤电阻，提高疗效。

考点提示　经皮神经电刺激疗法。

第四节　神经肌肉电刺激疗法

神经肌肉电刺激（nerve muscle electrical stimulation，NMES）疗法是应用低频脉冲电流刺激神经肌肉引起肌肉收缩的治疗方法。其中，刺激失神经肌肉的疗法，也称为失神经肌肉电刺激疗法，或称电体操疗法。刺激痉挛肌及其拮抗肌的疗法，也称为痉挛肌电刺激疗法。

一、物理特性

1. 波形　主要为不对称双相方波和对称双相方波。不对称双相方波有阴阳极之分，一般阴极作为主极，用于小肌肉、肌束的刺激。对称双相方波没有极性，用于大肌肉和肌群的刺激。

2. 脉冲宽度　袖珍 NMES 仪的波宽固定于 0.2～0.4ms 之间，大型 NMES 仪的波宽在 0.05～100ms 之间。正常神经支配的肌肉（包括上运动神经损伤无肌肉麻痹的），波宽 0.3ms 的电流比 0.05ms 或 1ms 的电流更舒适，不易引起疼痛。

3. 频率　在 100Hz 以下。正常肌肉，引起肌肉强直收缩的频率需＞30Hz；失神经支配的肌肉，所需的频率应降低。频率越高，神经越易疲劳。

4. 占空系数和通断比　通断比在 1 秒:1～1.5 秒之间。通常病情越严重，所需的占空系数和频率越低。

5. 上升时间　失神经支配肌肉的 NMES 采用指数波或三角波，其上升时间在 10～500 毫秒之间。

二、治疗作用

1. 加速神经的再生和传导功能的恢复，促进失神经支配肌肉恢复运动功能。

2. 肌肉收缩的泵效应，可改善肌肉本身的血液循环，减轻失水和代谢紊乱，减轻肢体肿胀。

3. 肌肉收缩的泵效应，可预防、延缓或减轻失用性肌肉萎缩和挛缩，抑制肌肉纤维化、硬化。

4. 刺激痉挛肌的拮抗肌，能引起拮抗肌强直收缩，使痉挛肌的肌张力下降，减轻肌肉痉挛。

5. 痉挛肌电刺激疗法可使伸肌、屈肌的张力达到平衡。

6. 其他　肌肉运动再学习和易化作用，增加和维持关节活动度，强壮健康肌肉，提高平滑肌的张力（刺激平滑肌），替代矫形器或肢体和器官已丧失的功能。

三、治疗技术

（一）正常神经肌肉电刺激疗法

扫码“看一看”

正常神经支配肌肉包括完全正常的肌肉、神经失用的肌肉和失用性肌萎缩。应用在这些方面的电流有感应电流、新感应电流、直角脉冲电流及低频脉冲调制中频电流。

1. 治疗设备　可以输出上述电流方式的均可选用，如国产直流感应电流仪、国产或者进口的低频脉冲电流仪等。

2. 治疗方法

（1）电极放置　①板状电极固定法：用两个片状电极固定于肌肉的两端进行治疗。②滚动电极法：阴极放置在肩胛间或腰骶部；用一个滚筒式电极作为刺激电极，垂直于肌肉走行方向滚动。③运动点刺激法：一种是单点刺激法，即阴极置于肩胛间或腰骶部，用一个点状电极置于某一神经或肌肉的运动点加以刺激；另一种是双点刺激法，用两个点状电板分别固定于肌腹两端进行刺激。

（2）治疗时间　6～15 分钟/次，1～2 次/日，20～30 次/疗程。

（二）失神经支配肌肉电刺激疗法

失神经支配的肌肉包括部分失神经支配肌肉及完全失神经支配肌肉。为使失神经支配肌肉能充分的收缩，且尽可能地不引起皮肤疼痛及肌肉疲劳，同时避免非病变的拮抗肌肉产生收缩，应根据电诊断的结果选择适当的脉冲电流。

1. 治疗设备　采用能输出三角波、指数波、方波的可调制的低频脉冲电疗仪，电极和衬垫的要求与直流电疗法相同。

2. 治疗方法

（1）治疗参数　应根据电诊断的结果进行选择。

1）波形　因失神经肌肉的适应能力低于正常肌肉，进行电刺激时需要采用强度变化率低的三角波或指数波，选择性地刺激患肌的收缩，避免刺激正常肌肉和感觉神经。方波只能兴奋正常神经支配的肌肉。

2）波宽　能引起肌肉收缩的最短波宽（须等于或大于失神经肌肉的时值）。

3）频率　部分失神经肌肉，选择 10～25Hz；完全失神经支配的肌肉，可选择 10Hz 以下的频率。病情越严重，频率越低。

4）电流强度　根据肌肉失神经的程度，选择可引起肌肉最大收缩，且患者能够耐受的强度为宜。

5）强度–时间曲线　曲线最低点所对的强度为基础电流强度，2 倍基础电流强度所对应曲线上的时限为时值。

6）坡度　神经损伤程度愈大，坡度愈低；神经恢复越好，坡度愈陡。坡度以能引起适度的收缩为原则，尽量的陡峭。

7）持续时间　尽可能的短，以引起肌肉适度的收缩为度。

8）间歇时间　以不引起肌肉过早的疲乏或收缩停止为度。最低限度持续时间与间隔时间之比为 1:5，一般为 1:10。

9）占空系数和通断比　为防止失神经肌肉疲劳，病情越重者，所需占空系数和通断比越小。

（2）操作方法

1）选择体位　患者取舒适体位，肌肉放松，暴露治疗部位，确定需刺激肌肉的运动点。

2）放置电极　①单极法：常用于刺激小肌肉或单块肌肉，取一个直径 3cm 左右或更小的电极与衬垫为主极，接阴极，置于患肌的运动点上；另一个 150～200cm^2 的电极与衬垫为辅极，接阳极，置于颈背部（上肢治疗时）或腰骶部（下肢治疗时）。只有在阳极通电收缩大于阴极通电收缩时才用阳极作为主极。②双极法：常用于刺激大肌肉或肌群，取两个电极置于患肌肌腹运动点的两端，近端电极为阳极，远端电极为阴极。

3）刺激时间　包括：①完全失神经支配时，治疗所用的持续时间为 150～600 毫秒，间歇时间为 3000～6000 毫秒。②部分失神经支配时，治疗持续时间为 50～150 毫秒，间歇时间为 1000～2000 毫秒。

4）治疗次数　门诊一般 1～2 次/日，如条件允许，可 2～3 次/日。随着病情好转，治疗次数可适当减少至隔日 1 次。

考点提示　失神经肌肉电刺激疗法。

（三）痉挛肌电刺激疗法

扫码“看一看”

痉挛肌电刺激先后作用于一对痉挛肌和拮抗肌，一方面抑制痉挛肌，使其松弛；另一方面兴奋拮抗肌，使其肌张力增加，通过交互抑制，从而使四肢伸肌与屈肌肌张力平衡，运动功能协调。

1. 治疗设备　痉挛肌电刺激仪，电极和衬垫与感应电疗法相同。

2. 治疗方法

（1）电极放置　一路的两个电极分别置于痉挛肌两端肌腱处，另一路两个电极分别置于其拮抗肌肌腹的两端。

（2）电流输出　先后调节两路的电流强度，以出现明显肌收缩为宜。

（3）治疗时间　10～20 分钟/次，因痉挛肌最初能松弛 24～48 小时，可以每日治疗 1 次；随着痉挛肌松弛时间的延长，可以每 2～3 日治疗 1 次。

考点提示　痉挛肌电刺激疗法。

四、临床应用

（一）适应证

1. 正常神经支配肌肉电刺激疗法　神经失用症，各种原因所致的失用性肌肉挛缩，习惯性便秘，宫缩无力，肌腱移植等手术后姿势性肌肉软弱，因长期卧床、活动减少等所致的轻度静脉回流不畅等。

2. 失神经支配肌肉电刺激疗法　下运动神经元损伤或疾病所致的失神经支配肌肉者。

3. 痉挛肌电刺激疗法　下运动神经元损伤或疾病所致的痉挛性瘫痪，如脑卒中、脑性瘫痪、多发性硬化、脑外伤、脊髓外伤引起的痉挛性瘫痪（除外完全性脊髓损伤）、帕金森病等。

（二）禁忌证

失神经支配肌肉电刺激禁用于置有心脏起搏器者、痉挛性瘫痪者；痉挛肌电刺激禁用于肌萎缩侧索硬化症、多发性硬化进展期；其他禁忌证与直流电疗法相同。

（三）注意事项

1. 正常神经支配肌肉电刺激疗法　一旦发生电刺激反射性抑制引起的肌肉挛缩时，必须注意：①不能在疼痛区进行电刺激治疗。②肌收缩的强度应控制在不增加病灶区疼痛的范围内。③电刺激治疗中必须配合患者的主观意志，直至出现自主收缩而无需帮助为止。

2. 失神经支配肌肉电刺激疗法　病程 3 个月以内者，可延缓肌肉萎缩；病程 3 个月至 1 年者，可防止肌肉纤维化；病程 3 年以内者，虽然预后不良，但仍有可能恢复。

3. 痉挛肌电刺激疗法　肌萎缩侧索硬化症、多发性硬化进展期或治疗后出现痉挛持续加重的情况，均不适合进行电刺激治疗。

知识拓展

神经肌肉电刺激在吞咽功能障碍的应用

近年来，神经肌肉电刺激应用于吞咽障碍治疗受到国内外广泛关注。它是一种通过电流刺激咽部肌肉来达到治疗效果的方法，一方面其可通过电传导使神经和肌肉去极化，促使肌肉收缩或扩张，恢复大脑皮质曾对吞咽反射的控制功能，并防止咽部肌肉萎缩；另一方面还可以通过电流传导使舌咽、三叉和迷走等神经反射作用于大脑，从而能够促进中枢神经结构和功能的重塑。

第五节　功能性电刺激疗法

功能性电刺激（functional electrical stimulation，FES）疗法是利用一定强度的低频脉冲电流刺激已丧失功能或功能障碍的器官和肢体，通过产生的即时效应以替代或矫正器官或肢体所丧失的功能的治疗方法。FES 的研究应用涉及临床各个领域，如心脏起搏器用于心律失常、植入电极控制膀胱排尿等。

一、物理特性

1. 频率　应根据肌肉类型及功能选择频率，多在 15～50Hz 之间。较低频率（＜20Hz）刺激所产生的效应较小，肌肉不易疲劳；较高频率（＞50Hz）刺激易产生肌肉强直收缩，肌肉易疲劳。

2. 脉冲波宽　一般为 100～1000ms，常使用 200～300ms。

3. 通电/断电比　一般为 1:（1～1.3）。肌肉在通电时收缩，断电时放松；因此，通电时间愈长，断电时间愈短，肌肉愈疲劳。

4. 波升/波降 波升时指达到最大电流所需的时间，波降是指从最大电流回落到断电时所需的时间，波升、波降通常取1～2秒。

5. 电流强度 治疗时根据刺激目的及患者的耐受程度来调节。一般使用表面电极时，其电流强度为0～100mA；使用肌肉内电极时，其电流强度为0～20mA。

二、治疗作用

1. 代替或矫正肢体和器官已丧失的功能 如辅助呼吸运动、改善排尿功能；矫正偏瘫患者的足下垂、脊柱侧弯等。

2. 促进肢体运动功能的重建 FES在刺激神经肌肉的同时，也刺激传入神经，加上不断重复的运动模式信息传入中枢神经系统，在大脑皮层形成兴奋痕迹，逐渐恢复原有运动功能。

三、治疗技术

（一）治疗设备

1. 仪器 医疗机构使用的一般是多通道仪器；家庭使用的一般为便携式单通道或双通道仪器。

2. 电极 包括表面电极、经皮电极和植入电极。

（二）操作方法

1. 足下垂 将刺激器系在腰骶部，刺激电极置于腓神经处，触发开关位于鞋底足跟部。患者步行期间，足跟离地时，接通开关，刺激器发出低频脉冲电流，通过电极刺激腓神经或胫前肌，使踝关节背伸；足跟着地时，断开开关，刺激停止，踝关节背伸停止。

2. 脊柱侧弯 采用双通道仪器，（表面）电极置于两个侧弯程度最重的脊椎旁，刺激髂肋肌、最长肌、棘肌。

3. 呼吸功能障碍 采用膈肌起搏器，将一对植入电极埋入双侧个神经上，或将表面电极放在颈部膈神经的运动点上，与固定于胸壁上的信号接收器相连。

四、临床应用

（一）适应证

1. 上运动神经元瘫痪 包括脑卒中、脑外伤、脊髓损伤、脑性瘫痪、多发性硬化等。

2. 呼吸功能障碍 包括脑血管意外、脑外伤、高位脊髓损伤所致的呼吸肌麻痹。

3. 排尿功能障碍 包括脊髓排尿中枢或S_2～S_4神经根损伤导致的膀胱逼尿肌麻痹，引起的尿潴留；下运动神经元损伤导致的尿道括约肌和盆底肌瘫痪，引起的尿失禁。

4. 特发性脊柱侧弯 本病常见于青少年，病因不明。这种能替代矫形器的FES称为“电子矫形器”。

5. 肩关节半脱位 常见于脑血管意外、四肢瘫、吉兰－巴雷综合征等，是由于冈上肌、三角肌无力所致。

（二）禁忌证

置入心脏起搏器者禁用其他部位的FES；意识不清、肢体骨关节挛缩畸形、下运动神经元受损、局部对FES无反应者（神经反应异常）也禁用。

（三）注意事项

为保证疗效，操作者须准确掌握刺激点的解剖和生理等；FES必须与其他疗法，如运动训练、心理治疗相结合，才能取得好的疗效。

考点提示　功能性电刺激疗法。

第六节　其他低频电疗法

一、超刺激电疗法

超刺激电疗法（ultrastimulating electrotherapy）是指应用超出一般治疗剂量的低频方波脉冲电流治疗疾病的方法，也称刺激电流按摩疗法，或称 Traber 电疗法。

（一）物理特性

超刺激电流是方波电流，其波宽为 2 毫秒，间歇时间为 5 毫秒，频率为 5～143Hz（常用 143Hz），电流密度高达 0.3mA/cm^2。电极面积 100cm^2 左右，电流峰值可达 80mA，平均值为 20～30mA，该电流强度远高于一般低频脉冲电流的治疗剂量。

（二）治疗作用

1. 止痛　单次止痛作用持续时间较长，一般为 3 小时左右，治疗 3 次后起效。

2. 促进局部血液循环　由于电流大，治疗后局部皮肤可出现明显的充血，皮肤充血反应可持续 5 小时左右，能促进局部血液循环，有利于疼痛的缓解。

（三）治疗技术

1. 治疗设备　采用恒流输出型的多形波治疗仪、低频治疗仪。电极和衬垫与直流电疗法相同。

2. 治疗方法

（1）电极准备　治疗中电极下产生的电解产物对皮肤有刺激作用，所以应分别用保护液浸透阴、阳极衬垫。

（2）电极放置　一般将阴极置于痛区上，阳极置于临近区域皮肤表面。

（3）电流强度　电流密度一般为 0.2～0.3mA/cm^2。要求以较快的速度增加电量，一般要求在开始 1 分钟内将电流增至 8～12mA，在以后的 2～7 分钟内增至患者能耐受的电量。刚通电时患者有触电感，然后有肌肉颤动感。

（4）通电时间　不宜超过 15 分钟。

（5）治疗时间　每日或隔日治疗 1 次，有效者可治疗 6～12 次；一般 3～4 次治疗无效时，应放弃此种治疗。

（四）临床应用

1. 适应证　颈椎病、软组织劳损、肋间神经痛、腰椎间盘突出症、烧灼样神经痛。

2. 禁忌证　急性化脓性炎症、出血倾向、心脏病、植入心脏起搏器者、对直流电过敏等。

3. 注意事项　去除治疗部位及附近的金属物；两电极不能接触，以免短路；其他同直流电疗法。

二、间动电疗法

间动电流（diadynamic current）是在直流电的基础上叠加 50Hz 正弦交流电，经过半波或全波整流后输出的一种脉冲电流。应用这种电流来治疗疾病的方法称为间动电疗法，也称为 Bernard 电疗法。

（一）物理特性

1. 种类

（1）密波　由 50Hz 的正弦交流电经全波整流后附加在直流电上面而成，频率为 100Hz，无间断，幅度恒定。

（2）疏波　是经半波整流而成，频率为 50Hz，间歇 10 毫秒。

（3）疏密波　由疏波和密波交替出现而成，各持续 1 秒。

（4）间升波　由疏波和密波交替出现而成，但密波持续 8 秒，疏波持续 4～6 秒；密波部分是由两组疏波组成，一组幅度不变，而间插在其中的另一组是缓升缓降的。

（5）断续波　是间断出现的疏波。通断电时间均为 1 秒。

（6）起伏波　是断续波的一种变形，通断电时间各为 4 秒，通断时幅度是缓升缓降的。

2. 电流特点

（1）间动电流每组电流的波形、频率、脉冲持续时间和间歇时间是固定的，治疗时只能调节强度。

（2）间动电流属子半波正弦电流。在电流峰值和波宽相同的情况下，正弦电流的作用比感应电流和指数曲线电流大。所以，要引起相同的治疗作用，间动电流所需的强度比感应电流和指数曲线电流小，患者较易耐受。

（3）间动电流具有直流电性质，有电解作用，治疗时需要明确阴阳极，并要用与直流电相同厚度的衬垫。

（4）间动电流的载波率较低，作用不大。

（二）治疗作用

1. 止痛　间动电流的止痛作用比直流电和感应电流显著，且作用最强的为间升波，其次为疏密波，再次为密波和疏波。

2. 促进外周血液循环　治疗后，可见局部皮肤充曲发红和温度升高。间动电流治疗动脉内膜炎后，供血量增加 50%；治疗动脉硬化时，血流量增加 80%；刺激星状神经时，上肢血流量增加 40%。

3. 引起肌肉强直性收缩　刺激外周神经和肌肉均可引起肌肉强直性收缩。但间动电流不能使失神经支配的肌肉收缩。

（三）治疗技术

1. 治疗设备　采用间动电疗机。铅片电极、导电橡胶电极和衬垫与直流电疗法相同。

2. 治疗方法

（1）电极放置　主极接阴极置于痛点或患病部位，辅极接阳极，置于相应部位。

（2）电流强度　原则上是根据患者的感觉来调节，开始有蚁走或轻微针刺感，而后有震颤压迫感，不应有刺痛感。一般常用量，直流电为 1～2mA，脉冲电流以能耐受为度。

（3）治疗时间　一般时间短。每次治疗可选用 1～3 种波形，每种波形 3～5 分钟。一般 2 次/日，5～10 次/疗程。

（四）临床应用

1. 适应证　枕大神经痛、三叉神经痛、肋间神经痛、神经根炎、坐骨神经痛、交感神经综合征、扭挫伤、肌肉劳损、失用性肌萎缩、颈椎病、网球肘、肩周炎、退行性骨关节病、颞颌关节功能紊乱、早期闭塞性脉管炎、雷诺病、高血压等。

2. 禁忌证 急性化脓性炎症、急性湿疹、出血倾向、严重心脏病，置入心脏起搏器者，对直流电过敏者等。

3. 注意事项

（1）治疗的电流形式、电极种类、电极放置方法、极性及治疗时间要根据疾病的性质、疾病的不同阶段及治疗效果，恰当选择。

（2）因为间动电流有直流电的成分，为避免电灼伤，衬垫应采用 1cm 以上厚度的棉布或海绵垫。

（3）治疗期间的衬垫要湿透，与皮肤紧密接触，以免作用于治疗区的电流强度减弱而影响疗效。

（4）治疗时应先开直流电，再逐渐通入脉冲电流。

考点提示 间动电疗法。

三、高压低频电疗法

应用高电压的低频脉冲电流来治疗疾病的一种方法，称为高压低频电疗法（high voltage pulsed current stimulation，HVPC），也称冲电疗法。我国的经络导平仪属于高压低频治疗仪。

（一）物理特性

高压低频治疗仪输出电压较高，脉冲峰值电压可达 2000V，波形为单相的尖波，频率为 5～12Hz，波宽为 0.6～10 毫秒，单路或双路输出。由于 HVPC 电平均值一般不超过 1.5 毫秒，对人体的充电量非常小，刺激性比较弱，正常人体可以耐受。

（二）治疗作用

1. 止痛作用 对神经肌肉的刺激具有良好效果，适用于治疗急性浅表性疼痛。

2. 扩张血管和促进血液循环 阴极电流治疗后常见局部皮肤发红，皮温较前升高，具有扩张血管、促进血液循环、改善局部组织营养代谢、消炎镇痛的作用。

3. 促进平滑肌蠕动 促进蠕动率和幅度的增高，并能使不规律的蠕动变为有规律的蠕动。临床上应用该疗法治疗尿路结石，排石效果较好。

4. 刺激经络穴位 通经活络，调理气血平衡。

（三）治疗技术

1. 治疗设备 高压低频电疗仪与经络导平仪。电极和衬垫与直流电疗法相同。

2. 电极放置 类似直流电疗法，阴极放置于主要的治疗部位。

3. 电流强度 以治疗局部有节律性颤动和麻感，患者有较舒适的感觉为宜。

4. 治疗时间 20～30 分钟/次，1～2 次/日，10～15 次/疗程。

（四）临床应用

1. 适应证 各种急慢性疼痛、神经痛、面神经麻痹、颈椎病、腰腿痛、冻疮、慢性荨麻疹、扭挫伤、带状疱疹、失用性肌萎缩等。

2. 禁忌证 急性化脓性炎症、出血倾向、心脏病、置入心脏起搏器、对直流电过敏的患者。高压电刺激虽可诱发肌肉收缩，但不能用于大肌群，也不能用于失去神经支配的肌肉。

3. 注意事项

（1）应去除治疗部位及附近的金属物。

（2）电极衬垫应紧贴皮肤。

（3）治疗过程中，患者不能自行调节电流，也不能触摸治疗仪及其他金属。

（4）需要长时间治疗的痛点和伤口，应经常更换极性，以减轻对皮肤的刺激。

四、电睡眠疗法

以小剂量的脉冲电流通过颅部引起睡眠或产生治疗作用的方法，称为电睡眠疗法（electrosleep therapy），亦称脑部通电疗法。

（一）物理特性

电睡眠疗法采用低频脉冲电流，波形包括方波、梯形波、叠加在直流电上的方波或正弦波，波宽为 0.2～0.5 毫秒，频率为 10～200Hz。波形像脑电图的 δ 波，但脉冲前沿陡、低强度时，效应最佳。

（二）治疗作用

1. 导致或深化生理睡眠。加强中枢的抑制作用，有利于疾病恢复。

2. 促进中枢神经系统的调节。恢复紊乱的神经血管、神经–体液，神经–内分泌及其他自主神经，保证机体内环境的稳定，促进机体的自我调节。

3. 减轻情绪紧张，缓解疲劳，提高工作效率。

（三）治疗技术

1. 治疗设备 国产 HWY－ZZ 型综合治疗机和 C64－2 型多波治疗机均可。铅板和衬垫与直流电疗法相同。

2. 治疗方法

（1）治疗环境 光线柔和或黑暗、安静、空气新鲜、室温恒定；治疗床与寝具舒适。

（2）电极放置 眼部通电适应的患者，采用双眼－乳突法或双眼－枕部法；眼部通电不适应的患者，采用前额－枕区法。阴极连接双眼（或前额）电极、阳极连接双乳突（或枕部）电极。

（3）参数选择 一般为方波，波宽 0.2～0.3 毫秒，根据病情选择适宜频率，当患者兴奋过程占优势时，频率不超过 5～10Hz（频率 40～60Hz 会使症状加重）。一般从频率 12～16Hz 开始，逐渐降至 1～2Hz。

（4）电流强度 一般为 6～8mA，以患者有轻度舒适的震动感、蚁走感为宜。

（5）通电时间 从 15～20 分钟/次开始，然后渐增至半小时；1 次/日，12～30 次/疗程。

（四）临床应用

1. 适应证 神经衰弱、抑郁或焦虑症、自主神经功能紊乱、脑震荡后遗症、溃疡病、妊娠中毒症、高血压早期、神经性皮炎、湿疹、支气管哮喘、偏头痛等。

2. 禁忌证 原发性或外伤性癫痫、血液病、恶性肿瘤、脑血管病、心力衰竭、置入心脏起搏器者、全身衰竭者等。高度近视患者禁用眼－枕法。

3. 注意事项 同直流电疗法。

本章小结

应用频率范围在 0～1000Hz 的低频脉冲电流治疗疾病的方法，称为低频电疗法，包括感应电疗法、经皮电神经刺激疗法、神经肌肉电刺激疗法、功能性电刺激疗法、超刺激电疗法、间动电疗法、高压低频电疗法和电睡眠疗法等，具有兴奋神经肌肉组织、镇痛、促进局部组织血液循环、促进睡眠、促进消炎、骨折及伤口愈合等作用，在临床各领域应用广泛，在多种疾病和症状的治疗上取得较好疗效。通过本章的学习，应掌握临床治疗中常用的低频电疗法的基本概念、治疗作用、治疗方法和临床应用等。

习 题

扫码“练一练”

一、选择题

（一）A_1 型题

1. 低频电引起肌肉完全性强直性收缩的适宜电流频率是（　　）。

A. 1～10Hz　B. 20～30Hz　C. 10～50Hz　D. 50Hz　E. 100Hz

2. 功能性电刺激疗法中用脚踏开关控制电流刺激肌肉，产生踝关节背伸，以帮助患者行走，支配相应肌肉的神经是（　　）。

A. 胫神经　B. 腓神经
C. 股外侧皮神经　D. 坐骨神经
E. 股神经

3. 低频脉冲电疗法中不分极性的疗法是（　　）。

A. TENS　B. 失神经肌肉刺激
C. 间动电疗法　D. 感应电疗法
E. 痉挛肌电刺激

4. 经皮电神经刺激最主要的治疗作用是（　　）。

A. 消炎　B. 消肿　C. 镇静　D. 镇痛　E. 软化瘢痕

5. 常用功能性电刺激疗法的电流频率范围是（　　）。

A. 10～20Hz　B. 15～50Hz
C. 105～150Hz　D. 120～150Hz
E. 110～200Hz

6. 对于运动神经可引起肌肉强直性收缩频率是（　　）。

A. 20～30Hz　B. 1～10Hz
C. 10～20Hz　D. 40～50Hz
E. 60～100Hz

7. 应用感应电疗法刺激下肢肌肉时，辅电极应置于（　　）。

A. 肱二头肌　B. 肩胛处　C. 胸大肌　D. 腰骶部　E. 肱三头肌

8. 临床上常规经皮电神经刺激所采用的频率范围（　　）。

A. 1～20Hz　B. 50～80Hz
C. 5～15Hz　D. 70～110Hz
E. 大于 200Hz

9. 主要用于促进骨折和伤口愈合的低频电疗法是（　　）。

A. 经皮电神经刺激疗法　B. 间动电疗法

C. 电睡眠疗法　　D. 感应电疗法
E. 神经肌肉电刺激疗法

10. 用法拉第电流来治病的方法称为（　　）。
A. 高频电疗法　　B. 中频电疗法
C. 感应电疗法　　D. 电睡眠疗法
E. 功能性电刺激法

11. 法拉第发现感应电流的时间是（　　）。
A. 1819 年　　B. 1831 年　　C. 1840 年　　D. 1915 年　　E. 1981 年

12. 常规 TENS 的脉冲频率是（　　）。
A. 150Hz　　B. 124Hz
C. 75～100Hz　　D. 20～25Hz
E. 大于 200Hz

13. TENS 在用于短期止痛时其频率是（　　）。
A. 10Hz　　B. 20～40Hz
C. 75～100Hz　　D. 110Hz
E. 大于 200Hz

14. TENS 的脉冲频率在 150Hz 时，肌肉处于（　　）。
A. 有麻颤感觉　　B. 肌肉轻微收缩
C. 肌肉强直或痉挛样收缩　　D. 肌肉无收缩
E. 肌肉疼痛

15. 常见 NMES 对于正常肌肉刺激的频率是（　　）。
A. 10Hz　　B. 30Hz　　C. 50Hz　　D. 7Hz　　E. 100Hz

（二）A_2 型题

16. 王某，女性，67 岁，主诉晚间休息差，入睡困难，睡眠时间短，除服用药物外，可以采用的理疗办法是（　　）。
A. 感应电疗法　　B. 电睡眠疗法
C. 间动电疗法　　D. 神经肌肉电刺激法
E. 蜡疗

（三）A_3/A_4 型题

患者，女，75 岁，因右侧肢体功能障碍 1 个月就诊。患者 1 个月前无明诱因出现右侧肢体活动不灵且逐渐加重，伴口眼歪斜、流涎。家属急忙将其送至当地医院就诊，经药物治疗后病情好转出院，为进一步改善功能故来我院。入院查体：面瘫面容，右侧上肢近端肌力 2 级，远端 0 级，肱二头肌肌张力较高，伴疼痛，肱二头肌长头肌腱附着处压痛，喙突下压痛，斜方肌有压痛。下肢肌力近端 3 级，远端 1 级，辅助下可以行走，但支撑期患侧膝过伸明显，摆动期患侧踝关节下垂伴有内翻。

17. 针对该患者肱二头肌肌张力高可以采用（　　）降低肌张力。
A. 经皮电神经刺激法　　B. 感应电疗法
C. 神经肌肉电刺激法　　D. 间动电疗法
E. 电睡眠疗法

18. 针对该患者踝关节下垂问题，应选用（　　）进行治疗。

A. 经皮电神经刺激疗法　　B. 功能性电刺激疗法

C. 间动电疗法　　D. 高压低频电疗法

E. 电睡眠疗法

19. 针对该患者肌肉力量低下，为防止肌肉萎缩应选择（　　）进行治疗。

A. 感应电疗法　　B. 微波

C. 高压低频电疗法　　D. 间动电疗法

E. 超声透入法

20. 患者在康复期间由于身体免疫力较弱出现患侧上肢皮肤针刺样疼痛，口服止痛药稍有缓解，两天后出现密集水疱，经诊断为带状疱疹，这时可以让患者采用（　　）进行治疗。

A. 经皮电神经刺激法　　B. 功能性电刺激疗法

C. 神经肌肉电刺激疗法　　D. 间动电疗法

E. 感应电疗法

二、案例分析

患者李某，男性，38 岁，因车祸致颅脑外伤伴左侧肢体功能障碍半月余就诊。查体见：患者神情，语言流利，主动体位，可以独立完成翻身，坐起，患侧肢体活动欠灵活，上肢近端肌力 1 级、远端 0 级，下肢近端 3 级、远端 0 级。辅助下可以行走，患侧下肢呈现划圈步态，踝关节下垂内翻明显。日常生活能力大部分借助，股四头肌张力较高，病理反射阳性。

问题：1. 请根据患者情况，该患者低频治疗时应选用何种治疗方法？

2. 患者的治疗模式该如何选择？

（王智勇）

第四章

中频电疗法

扫码“学一学”

学习目标

1. **掌握** 中频电疗法的定义、分类及临床应用。
2. **熟悉** 中频电疗法的物理特性；不同中频电疗法的治疗作用及特点。
3. **了解** 中频电疗法的设备及治疗方法。
4. 学会根据患者的具体情况选择合适的参数，并正确实施中频电治疗技术。
5. 具有良好的人文关怀精神和良好的沟通能力。

第一节 概 述

案例讨论

【案例】

患者，女性，52 岁，左肩关节疼痛 1 年余，在此期间左肩关节持续疼痛，时轻时重，关节活动范围尚可，自行热敷或贴膏药，疼痛可稍缓解，加重伴活动受限 2 周，生活较难自理，遂来医院就诊。查体：左肩关节无明显畸形，左肩关节前屈、外展受限明显，有明显压痛，肌力、肌张力及感觉正常。影像资料：左肩关节 MR：①左肩关节退行性改变；②左冈上肌肌腱近关节侧信号稍增高，可能为损伤或退变；③左肩关节部分滑囊有积液。门诊以肩周炎收治入院。医生建议行中频电治疗。

【讨论】

1. 该患者应选择何种治疗方式？
2. 该患者的治疗相关参数应如何选择？
3. 治疗时应注意哪些问题？

中频电疗法在临床上的使用从 20 世纪 40 年代至今，已有 70 多年的发展历史。其发展历史经历从 20 世纪 40 年代 Gleid meister 首次提出中频电流的概念，到 50 年代初 Hans Nemec 首先创造出干扰电疗法，再到 60 年代我国医疗系统引进并开展干扰电疗法。截至目前，我国在临床上对中频电疗法治疗的应用已经相当普遍，在各级医疗机构中均可见对于中频电治疗技术的使用，它已成为临床疾病治疗的重要手段。

一、概念

1. 定义 医学上应用 1000～100000Hz 的电流治疗疾病的方法，称之为中频电疗法（medium frequency electrotherapy，MFE）。在 1000Hz 以下的电流频率范围内刺激，每个脉冲电流可使运动神经元和肌肉发生一次兴奋，此即所谓的周期同步原则。当频率大于 1000Hz 时，上述组织已不依从周期同步原则，而是依据中频电流所特有的规律发挥作用。当频率超过 100000Hz 时，脉冲周期已短于上述组织的绝对反应期，虽有一定刺激作用，但已不能引起足够的兴奋。因此，医学上把中频电流频率范围定为 1000～100000Hz。临床上中频电疗法一般采用 2000～8000Hz 的脉冲电流进行疾病的治疗。

2. 基础知识 ①载频：载波的频率称为载频。②载波：在调制波中，被低频调制的中频振荡称为载波。③调频：即频率调制的简称，为使载波瞬时频率符合所需传送信号变化规律的调制方法。④调幅：振幅调制简称为调幅，即使载波瞬时振幅符合所需传送信号变化规律的调制方法。⑤调频波：载波经调频后即称为调频波。⑥调幅波：载波经调幅后即称为调幅波。⑦微分波：是方波脉冲经微分电路而获得的脉冲电流，故名微分波。特征：前沿陡直，电流强度变率很大；后沿坡缓，电流强度变率亦缓，且按指数曲线下降，脉冲形成一个尖顶。⑧积分波：是方波脉冲经积分电路而获得的脉冲电流，故名积分波。特征：积分波脉冲前沿按指数曲线缓升，后沿亦按指数曲线而缓降。

二、物理特性

（一）人体皮肤对中频电流的电阻

人体组织具有电学上的阻抗和容抗，交流电频率越高，其组织的阻抗和容抗也就越小。因此，人体组织对不同频率电流的电阻是不同的，对低频电的电阻较高；随着电流频率增加，人体的电阻逐渐降低。在应用中频电流时，人体皮肤电阻明显降低，可应用较大的电流强度并使电流达到较深的人体组织深度。

（二）无极性区别

由于使用的是交流电，电流的正、负极性在不断的交替变化中，中频电流无正、负极性之分，在治疗中无阴极、阳极的区分。当中频电流作用于人体时，人体组织内的离子在不同的周期内向不同的方向往返运动，因而在治疗中电极下不会形成离子堆积，电极下不引起电解反应，因而不形成电解产物。在使用中频电疗法时，不会像直流电疗法时那样受到酸碱产物的化学刺激，不致损伤皮肤。

（三）中频电刺激的综合作用

中频电单个电流周期不能引起一次兴奋，必须综合多个周期的连续作用才能引起可以传播的兴奋。因此，为了使中频电刺激有效，除需到达一定的阈强度以外，还需要有足够的刺激时间（通过足够数量的中频交流周期）；随着频率的增加，需要综合的周期次数也越多。

（四）对感觉神经的影响

中频电流能进入人体较深组织而不致强烈地刺激皮神经和痛觉感受器，当给予电流刺激时有一种轻微的振动感；随着电流强度的增大，可出现针刺感和束缚感，电流强度越大，这种感觉越明显。中频电对感觉神经有抑制作用，可使皮肤痛阈升高，故有较明显的镇痛作用。

（五）对横纹肌的影响

中频电刺激在强度足够的情况下可引起强烈的肌肉收缩，但主观感觉上却比低频电流刺激引起的肌肉收缩舒适得多。这可能因为中频电流对痛纤维是一种频率过高的刺激，不易引起兴奋。有实验证明在6000～8000Hz范围内，肌肉收缩的阈值和痛阈有明显的分离现象，即肌肉收缩的阈值要比痛阈低得多，因此利用这种频率就有可能使肌肉发生强烈的收缩而不引起疼痛。

（六）对局部血液循环的影响

中频电刺激时，在刺激的局部皮肤发红、充血，血液流动速度明显加快，毛细血管开放的数量增多，局部血液循环改善。在人体下腹两侧给予2000Hz的中频电刺激时，可发现腹股沟下方的血流量增大55%，说明中频电流能改善血液循环。

（七）对生物膜通透性的影响

中频电流可使活性生物膜通透性增加，因此可用于药物透入治疗。

（八）低频调制的中频电流特点

中频电的电流频率、波形、幅度不恒定，有的疗法可以选用两种以上电流，输入方式多变，患者不容易产生适应性。低频调制的中频电流则兼有低频、中频电流的特点。目前临床中刺激病变肌肉最合适的电流基本采用由低频调制的中频电流。低频调制的中频电流兼具低频电的特点，又有中频电的优点和作用，可以很好的规避低频电对皮肤刺激大、有电解作用等缺点。

三、分类

中频电疗法根据电流的不同产生方式、波形、频率等主要分为等幅中频电疗法、调制中频电疗法和干扰电疗法等。

1. 等幅中频电疗法 等幅中频电疗法包括音频电疗法和音频电磁场疗法等。

2. 调制中频电疗法 调制中频电疗法包括正弦调制中频电疗法和脉冲调制中频电疗法等

3. 干扰电疗法 干扰电疗法包括传统干扰电疗法、动态干扰电疗法、立体动态干扰电疗法等。

知识拓展

音乐电疗法

音乐电疗法是按照音乐节奏产生电流来治疗疾病的方法。该种方法既有音乐的治疗作用，又兼具低、中频混合电流产生的综合作用。患者通过佩戴耳机，可听到音乐电流产生的音乐，作用于大脑边缘系统和中枢网状结构，促进新陈代谢，调节情绪，使注意力集中。使用该疗法时，应根据疾病的不同特点选用不同的乐曲和歌曲。如抒情、优美的乐曲可给人带来安静、平稳的精神状态；活泼、愉快的曲调，则可以使人处于兴奋、激情的精神状态。

四、治疗作用

（一）镇痛作用

中频电有比较好的镇痛作用。其机制有两种形式。

1. 即时镇痛作用 中频电疗法在单次治疗时和停止作用后都可以观察到不同程度的镇痛作用，这种即时的效果可持续数分钟到数小时。其镇痛作用的原理主要包括："闸门控制学说""疼痛掩盖效应""皮层干扰学说""内源性吗啡样物质理论"等。

2. 多次治疗后的镇痛作用 多次治疗后的镇痛作用可以通过轴突反射引起局部血液循环加强的各种效应的综合作用来解释，也可能与产生即时镇痛作用的各种因素的综合作用有关。

由于中频电刺激后改善了局部血液循环，使组织内神经纤维间水肿减轻，组织张力降低、病灶局部缺血缺氧状态减轻或消除，使体内的一些活性物质如 5–羟色胺、组胺、缓激肽等致痛物质得以消除，从而起到止痛作用。

（二）促进局部血液循环

促进血液循环作用是中频电的作用基础。

1. 即时的充血反应 中频电流在单次作用时和停止作用时局部充血反应并不明显，停止作用后 10～15 分钟毛细血管开放的数量增多，局部血液流动速度明显加快，局部充血反应比较明显，这可以用轴突反射、三联反应来解释。肌肉组织血液循环的改善与肌肉活动所产生的化学物质有关。深部组织或远隔部位组织血液循环的改善则与自主神经功能的影响有关。

2. 多次治疗后血液循环的改善 是单次作用的累积效应以及自主神经功能调整的结果。

（三）软化瘢痕、松解粘连作用

中频电有较好的软化瘢痕、松解粘连的作用，是由于中频电刺激能扩大细胞与组织的间隙，使粘连的结缔组织纤维、肌纤维、神经纤维等活动而后得到分离。

（四）消炎作用

中频电对慢性非特异性炎症有较好的治疗作用，主要由于中频电作用后局部组织的血液循环改善，组织水肿减轻，炎症产物的吸收和排出加速，局部组织的营养和代谢增强，免疫防御功能提高。

（五）对骨骼肌的作用

中频电流通过刺激运动神经和肌肉引起正常骨骼肌和失神经肌肉收缩，具有锻炼骨骼肌肉、防止肌肉萎缩、提高平滑肌的肌张力、调整自主神经功能等作用。

（六）对生物膜通透性的作用

在正弦中频电流的作用下，药物离子、分子透过活性生物膜的数量明显多于失去活性的生物膜的数量，认为中频电流可以提高活性生物膜的通透性。其机制可能是增加了细胞间隙。

考点提示 中频电疗法的治疗作用。

第二节　等幅中频电疗法

等幅中频电疗法是应用频率为 1000～20000Hz 连续可调的等幅正弦电流治疗疾病的一种方法。因其所用的频率在音频范围内，所以也称音频电疗法。该疗法对于扭伤、肠粘连、瘢痕疙瘩等疾病治疗效果显著。

一、物理特性

该疗法在我国从 1969 年开始使用，目前仪器输出电流多为 2000Hz，或 2000、4000Hz 两种频率，也有人将电流频率扩大到 4000～8000Hz，甚至 10000Hz，并将治疗适应证扩大到临床各科室的多个病种。

二、治疗作用

（一）松解粘连

可能是由于电流所到之处刺激了粘连的纤维组织（如神经纤维，肌纤维，结缔组织等），使之产生活动而逐渐分解。因此，不论是瘢痕粘连或肠粘连等均有不同的治疗作用，一般均须 2 个疗程以上。

（二）软化瘢痕和硬结

音频电流可促进大面积瘢痕组织吸收。在治疗过程中，瘢痕的颜色逐渐变淡、变软、变平，以致缩小，瘢痕痒痛逐渐减轻或消失。

（三）镇痛

据实验观察，音频电疗能提高痛阈，有较明显的镇痛作用。单次治疗后，有立即镇痛效应，但效果不如脉冲调制中频电流，而且持续作用时间不长。有些镇痛效果长的病例，可能是由于缓解了肌肉痉挛，改善了局部血液循环所致的间接作用。

（四）促进血液循环

音频电疗对血液循环系统有调节作用，即可促使异常扩张的血管收缩，对局部血液循环障碍有一定的改善作用。国内实验发现，音频电疗后局部皮肤温度、甲皱毛细血管襻数目，均有不同程度改变。如：①急性皮炎的毛细血管扩张，可在治疗 2～3 次后消退；②在治疗瘢痕过程中发生的蜘蛛痣样毛细血管扩张，可于治疗 3～5 次后消失；③在瘢痕前期扩张的毛细血管，治疗十几次以上能消失；④闭塞性脉管炎，可使血液循环改善，局部温度升高和溃疡易于愈合；⑤治疗时甲皱微循环动态改变，治疗后血管变粗变长，视野更清晰，血流明显增速，起全身性作用。

（五）消炎、消肿

音频电对慢性炎症、炎症残留的浸润，外伤后瘀血、血肿、机化硬结均有较好地促进吸收、消散、软化的作用。这个作用与其具有促进血液循环及软化瘢痕、松解粘连的作用是一致的。音频电流可改善微循环，使血管管径增大，血流明显增快。通过血液循环和局部营养改善，起到了镇痛、消炎、消肿、促进组织再生及神经功能恢复的作用。对外伤后血肿、瘢痕疙瘩引起的肢端水肿均有良好的效果。

（六）促进神经功能的恢复

音频电作用于神经节段或反射区可以促进汗腺、乳腺的分泌，增进食欲，降低血压，增强全身状况，对自主神经及高级神经活动，均具有调节作用。对神经功能的恢复起直接或间接的作用。如：对各种神经损伤或神经炎起直接治疗作用；对继发性闭汗、肌肉萎缩、感觉和功能障碍等的恢复起间接作用。

（七）药物透入作用

音频电可提高活性生物膜的通透性，使药物分子由于浓度梯度而扩散透过生物膜。人体观察中亦证明中频交流电确实可使药物分子透入体内，在 2000Hz、4000Hz 等幅正弦电流作用下药物的 pH 及性质均无变化。因此，有人主张开展中频电药物透入疗法，尤其适用于不能电离或极性不明的中草药。

知识拓展

音频－直流电药物离子导入

一般认为，音频电流与直流电叠加药物离子导入可以提高人体对直流电的耐受，加大直流电量，提高药物离子迁移速度，有利于药物离子导入人体。在治疗时，应先接通直流电，然后接通音频电；在结束时，先关闭音频电，再关直流电，以免引起患者的不适。

三、治疗技术

（一）治疗设备

1. 主机　音频电疗机输出的电流多为 2000Hz，或为 2000Hz、4000Hz 两种频率，少数为 2000～8000Hz 等其他频率。近来亦有人研究用一个联合器将音频电疗机与直流电疗机连接起来，音频交流电经整流后可进行音频电与直流电药物离子导入的联合治疗。也有人将音频电疗机与超声波治疗机相连接进行音频与超声波的联合治疗。

2. 电极　由电极片（多数为金属片或导电橡胶构成）和衬垫组成。电极大小一般分为大、中、小三种，电极大小依据病变部位大小和需求而定。衬垫一般超出电极片周边 1cm，由吸水性较好的布制材料制成套状。

（二）治疗方法

1. 连接仪器　将仪器与 220V 的电源连接上。

2. 调整输出　将输出调节旋钮归零，再打开电源。

3. 电极应用　将衬垫用温水湿透，以轻捏不出水为宜，套住电极片或垫在电极与皮肤之间。音频电疗电极放置分为对置法和并置法两种，电极大小根据病变部位选择相应电极，根据不同需求选择放置方式。最后用绑带或沙袋固定电极，使电极与皮肤接触良好。

4. 调节输出　根据医生处方，选择不同的治疗电流频率或仪器既有处方。缓慢输出电流强度，一般逐步增大电流到患者可以耐受的震动感而无不适感为宜，在浅感觉障碍或血液循环不佳的部位治疗时，电流强度的调节不应以患者的耐受为准。在治疗过程中，如患者感到强度减弱，可适当调大电流强度，但不可有疼痛感。

5. 治疗结束 每次治疗结束后，先将电流强度归零，取下电极，然后关闭电源。

6. 注意事项 ①导线与电极板连接必须可靠，暴露的金属部分不可与皮肤直接接触，否则易引起灼伤；②衬垫湿度要适中，不可太干、太湿，这均会影响电流强度；③电极不能放置在孕妇的腹部、腰部及其邻近部位，不能以心脏、脑部、眼部为中心；④治疗部位有金属不宜治疗。

四、临床应用

（一）适应证

术后软组织粘连、肠粘连、血肿机化，注射后硬结，瘢痕疙瘩、纤维结缔组织增生，声带肥厚，乳腺小叶增生，挛缩，关节纤维性强直，肌肉、韧带、关节劳损，颈肩腰腿痛，狭窄性腱鞘炎、风湿性肌炎、关节炎，神经炎、神经痛，慢性盆腔炎、附件炎，前列腺炎等。

（二）禁忌证

感染性疾病病灶区、恶性肿瘤、出血性疾病、严重心力衰竭，活动性肺结核，发热，局部有金属异物、心区、孕妇腰腹部，带有心脏起搏器者。

（三）治疗处方

每次治疗 20～30 分钟。每日 1 次（急性疼痛期可考虑每天 2 次，病情缓解后可隔日 1 次），10～15 次为 1 个疗程。治疗瘢痕及粘连时可持续数个疗程，疗程间休息 2～3 天。

（四）处方举例

1. 胸部瘢痕疙瘩 音频电疗于胸部瘢痕疙瘩。

电极：2 个电极并置于瘢痕两侧。频率：2000Hz。

电流强度：患者耐受限。

治疗时间：20 分钟。

每日 1 次，治疗 10 次。

说明：当瘢痕表面不平时，电极应置于瘢痕两侧皮肤上；当瘢痕表面平整时，电极置于瘢痕上。见图 4－1。

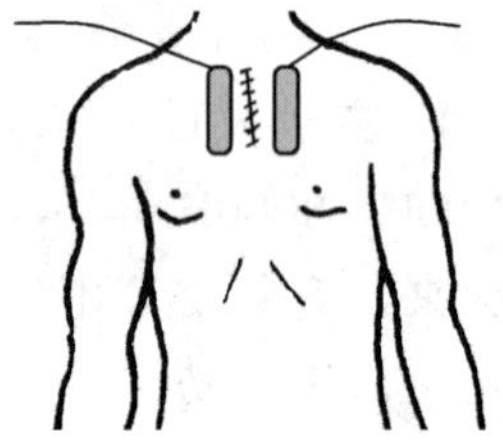

图 4－1 胸部瘢痕疙瘩

2. 术后肠粘连 音频电疗于腹部。

电极：2 个电极对置于腹部。

频率：2000Hz。

电流强度：患者耐受限。

治疗时间：20 分钟。

每日 1 次，治疗 10 次。见图 4－2。

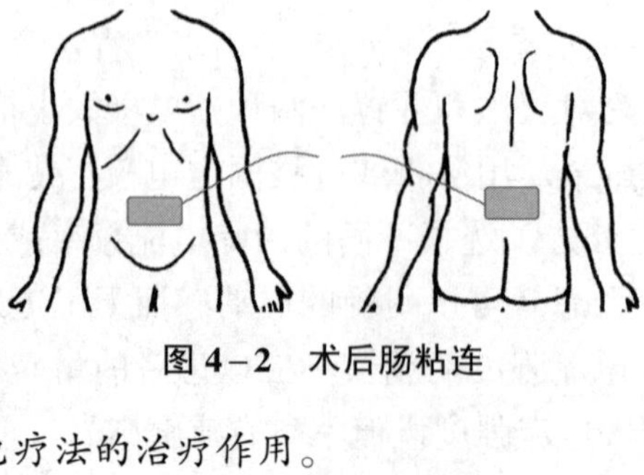

图 4－2 术后肠粘连

考点提示 等幅中频电疗法的治疗作用。

第三节　调制中频电疗法

应用 1～150Hz 低频调制 2000～5000Hz 的中频电流治疗疾病的方法，称为调制中频电疗法（modulated medium frequency current therapy，MMFCT）。它是一种低频调制的中频电流，调制中频兼具低、中频的特点和治疗作用。该疗法兴起于 20 世纪 60 年代中期，随着 20 世纪 80 年代后期电脑技术的发展，调制中频电疗法得以推广。

一、物理特性

低频调制波频率多为 1～150Hz 的低频电流，中频载波频率多为 2000～8000Hz 中频电流，波形有正弦波、方波、三角波、梯形波等，电流的波形、幅度、频率、调制方式不断变化，患者不宜产生适应性反应。调制中频电流因调制方式的不同分为四种波型：连调、断调、间调和变调。

（一）低频电特点

低频电成分在调制中频电中根据不同的电流频率、频率交替变换以及波形特异性起不同的治疗作用，具体参见低频电疗法。

（二）中频电特点

皮肤电阻低，可采用较强电流，患者舒适性较好。无电解作用，对皮肤无刺激，能充分发挥中频电流所特有的生理和治疗作用。

（三）调制方法

1. 低频调制波　低频调制波调制中频电流的振幅，又称调制信号。调制波的波形分为正弦波和脉冲波（如方波、梯形波、锯齿波、指数曲线波、微分波等）两大类。脉冲波调制中频电产生脉冲调制中频电。

2. 调制方式　不同的调制方式所产生的调幅波的形式也不同。在调制中频电疗法中通常采用连续调制波（连调波）、断续调制波（断调波）、间歇调制波（间调波）和变频调制波（变调波）四种不同调制方式的调制波。

3. 调幅度　各种调制电流可以全波、正半波或负半波的形式出现。各种调幅电流有不同的调幅度，调幅度的深浅表示低频成分的大小。调幅度为 0 时，中频电流没有调制，为等幅中频电流没有低频成分，刺激作用不明显。逐渐增加调幅度时，低频的成分逐渐增大，刺激作用逐渐增强。

断调波作用于肌肉时，调幅波的刺激可引起肌肉收缩反应，在其后的断电时间内肌肉可以得到休息，有利于再次收缩反应。调节中频电流幅度，调节低频成分的多少和振幅的大小即改变刺激的强度，可以适应不同的治疗需要，半波型的调制中频电有类似于间动电流、脉动直流电的作用。四种波型和不同的调制频率、调制幅度，其波形、幅度和频率不断变换，人体不易对其产生适应性。

二、治疗作用

（一）锻炼骨骼肌

1. 预防和减轻肌萎缩　断调波作用于肌肉可引起正常肌肉及失神经肌肉收缩，肌肉收缩的幅度比锯齿波电流刺激大。通断电时间，以防止过度刺激引起肌肉疲劳，故用电刺激锻炼正常肌肉。①对废用性萎缩：用断调波，通断比 1 秒:1 秒，频率 50～100Hz，调制幅度 100%。②对部分失神经：用断调波，通断比 1 秒:2 秒，频率 10～20Hz，调制幅度 100%。③对完全失神经：用断调波，通断比 1 秒:2 秒，频率 10～20Hz，调制幅度 100%。

2. 抗肌痉挛的作用 可用不同波型作用于肌痉挛部位以抗痉挛。如脑卒中所致的痉挛性和混合性松弛性瘫痪可用间调波，作用于痉挛肌的拮抗肌，若肌痉挛明显，调制频率用 150Hz；轻度痉挛用 20～100Hz，调制幅度 50%～75%；对儿童脑性瘫痪所致的肌无力用断调波、间调波（30～100Hz，50%～100%）；肌强直用变调波（70Hz，75%）；痉挛肌用连调波（100～120Hz，50%）。

（二）改善局部血液循环

断调波和连调波作用后可观察到局部及指尖皮肤温度升高、甲皱及球结膜微循环的毛细血管襻数增多、血流速度加快。电流刺激后可引起肌肉紧张和收缩，反射地引起血管扩张、血流加快。用通断比 1 秒:2 秒，频率 100Hz，调制幅度 100%的断调波，作用于局部和相关节段，可改善局部血液循环。也有人认为通断比 1 秒:1 秒，频率 50～100Hz，调制幅度 50%～70%的连调波及断调波，作用于颈交感神经时，可改善儿童脑血液循环。

（三）促进淋巴回流

采用不同波型、调制频率、通断电时间、调制幅度促进淋巴液回流。如：①通断比 1 秒:1 秒，30～50Hz，调制幅度 100%的间调波，作用 5 分钟；②通断比 11 秒:1 秒，150Hz 和 50Hz，调制幅度 100%的变调波，作用 5 分钟。可使淋巴管口径增大，对促进淋巴回流有较好的作用。

（四）镇痛

调制中频电有显著的止痛效果，其止痛持续时间可达数小时，但各家说法不一。一般认为 100Hz 连调波持续时间比为 2.5～3 秒的全波间调波及 90～100Hz 全波变调波有较好止痛效果。剧烈疼痛调制幅度在 25%～50%。

（五）消炎

调制中频可用于非化脓性炎症、非特异性炎症，有促进炎症消散和吸收作用。

（六）促进神经源性膀胱功能改善

通断比 5 秒:5 秒，20～30Hz，调制幅度 80%～100%的间调波对于脊髓损伤所致的神经源性膀胱的功能有一定的改善作用。

考点提示 调制中频电疗的治疗作用。

三、治疗技术

（一）治疗设备

1. 主机 早期调制中频电疗仪面板上需调节的项目、参数较多，操作复杂。随着科学技术的进步，目前多使用的调制中频电为电脑调制中频电疗仪，克服了上述缺点，可以按不同病种需要，编制多种程序处方，储存在机内。有的治疗仪还保留了自选电流种类和参数的功能，可由使用者根据需要和经验，加以变更或重新编制程序处方，按需调配。因此电脑调制中频电疗仪具有操作简便、治疗电流多样化、患者不易产生适应等优点。

2. 电极 同音频电疗法。

（二）治疗方法

1. 连接仪器 将仪器与 220V 的电源连接上。

2. 调整输出 将输出调节旋钮归零，再打开电源。

3. 电极应用 将衬垫用温水湿透，以轻捏不出水为宜，套住电极片或垫在电极与皮肤之间。电极放置分为对置法和并置法两种，电极大小根据病变部位选择相应电极，不同需求选择放置方式。最后用绑带或沙袋固定电极，使电极与皮肤接触良好。

4. 调节输出 根据疾病诊断，选择不同的电脑既有处方，或根据需要和经验，选择波形、频率、持续时间等各项参数。程序处方编制一般按照疾病或症状命名，目前尚缺规范。缓慢输出电流强度，一般逐步增大电流到患者可以耐受的震动感而无不适感为止，在浅感觉障碍或血液循环不佳的部位治疗时，电流强度的调节不应以患者的耐受为准。在治疗过程中，如患者感到强度减弱，可适当调大电流强度，并观察强度，但患者不可有疼痛感。一般电流强度为 0.1～0.3mA/cm^2。

5. 治疗结束 每次治疗结束后，先将电流强度归零，取下电极，然后关闭电源。

6. 注意事项 同音频电疗法。

四、临床应用

（一）适应证

急慢性软组织扭挫伤、肱骨外上髁炎、肋软骨炎、神经炎、神经痛、颈肩痛、腰椎间盘突出症、腱鞘炎、滑囊炎、关节纤维性缩、肌萎缩、胃肠功能紊乱、慢性盆腔炎、术后肠麻痹、尿路结石、退行性关节病和上、下运动神经元性瘫痪等。

（二）禁忌证

感染性疾病病灶区、恶性肿瘤、出血性疾病、严重心力衰竭，活动性肺结核，发热，局部有金属异物、心区、孕妇腰腹部，带有心脏起搏器者，有严重心肺、肾脏疾病者等。

（三）治疗处方

每次治疗 20～30 分钟。每日 1 次，10～15 次为 1 个疗程。患者耐受限，一般电流强度为 0.1～0.3mA/cm^2。

（四）处方举例

1. 踝关节扭伤 调制中频电疗于踝关节处。

电极：2 个电极对置内、外踝两侧。

选用电脑软组织损伤程序。

电流强度：患者耐受限（一般电流强度为 0.1～0.3mA/cm^2）。或选择：全波、变调波，频率 1（150Hz）、频率 2（50Hz），频率 1 持续时间 2 秒、频率 2 持续时间 3 秒。患者耐受限。

治疗时间：20 分钟。

每日 1 次，治疗 10 次。见图 4－3。

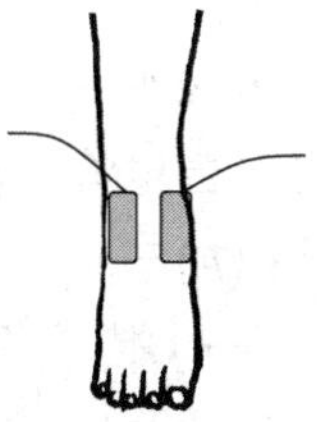

图 4－3 踝关节扭伤

2. 坐骨神经痛 调制中频电疗于局部痛点、神经根或相应节段。

电极：1 个电极置于局部痛点，1 电极置于相应神经根处。选用电脑坐骨神经痛程序。

电流强度：患者耐受限。或选择：调制幅度 50%～75%，全波、变调波，频率 1（100Hz）、频率 2（50Hz），频率 1 持续时间 3 秒、频率 2 持续时间 2 秒，患者耐受范围。

治疗时间：20 分钟。

每日 1 次，治疗 10 次。疼痛较剧烈时调制幅度用 50%，随着疼痛减轻调幅逐渐增大。见图 4－4。

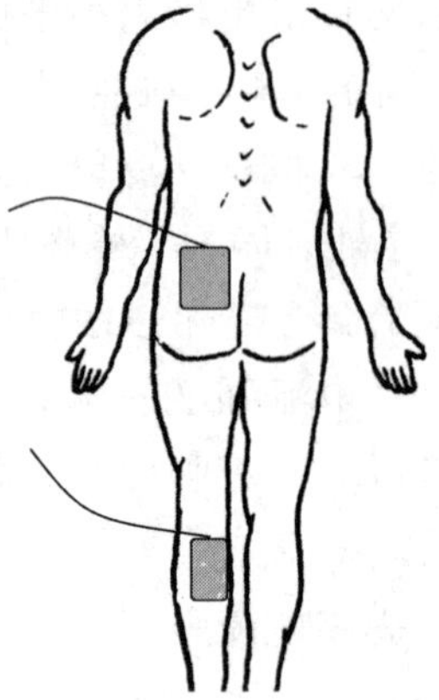

图 4－4　坐骨神经痛

知识链接

调制中频电药物离子导入疗法治疗前列腺

采用半波整流型调制中频电流，直肠电极为主极，电极外涂抹凡士林后插入直肠，使作用面朝向前列腺，副电极置于耻骨联合上方。药物通过输液装置灌入直肠电极，总量控制在 50～75ml，先灌入 1/3 药量，剩余药物在治疗过程中点滴灌入。

扫码“看一看”

第四节　干扰电疗法

同时应用两组或两组以上频率相差频率为 0～100Hz 的中频电流，交叉地输入人体，在交叉处形成干扰电场，来治疗疾病的方法称为干扰电疗法（interferential current therapy，ICT）。它分为传统干扰电疗法、动态干扰电疗法和立体动态干扰电疗法等。我国在 20 世纪 60 年代后期引进该技术，并在临床得到广泛推进应用。

一、物理特性

两种不同频率的等幅交流电同时交叉地输入人体就会发生干扰现象，产生一种不断变化的综合电流，即差拍，幅度变化的频率即为差频，两种交流电的频率不同，二者重合时，向量相加产生差拍。

（一）传统干扰电疗法

传统干扰电疗法又称静态干扰电疗法。是将两路频率分别为 4000Hz 与 4000Hz±100Hz

的正弦交流电流，通过2组（4个）电极交叉输入人体，在电力线的交叉部位形成干扰电场，产生差频为0～100Hz的低频调制中频电流。2组电流交叉所形成的干扰电流不仅是幅度的变化，还有旋转向量的改变；因此干扰电流作用的最大刺激范围（最大电场强度）形成一个四叶形区域，不是在电极下，而是在4个电极之间的中央。2组电流综合形成的干扰电流的强度比2组中的任何一组都大。

1. 采用4000Hz的正弦交流电，属于中频的范畴。由于采用了中频交流电，避免了电解，电极可以大为简化；由于频率较高，皮肤电阻明显下降，因此可以增大作用的深度，人体能耐受较大的电流强度。

2. 与过去一般电疗方法不同，治疗时不是用1种电流，而是同时用2种电流；不是用2个电极，而是用4个电极。通过4个电极将两路频率相差100Hz的中频交流电，一种为4000Hz，另一种为4000Hz±100Hz，交叉地输入人体。

3. 在4个电极下起作用的是幅度恒定的中频交流电，机体易于适应，刺激性也小；但在两路电流交叉的深处，却因电学上的差拍现象产生具有显著治疗作用的0～100Hz低频调制中频电流。这种深处“内生”的脉冲中频电刺激是干扰电疗法最突出的特点，“内生”的低频调制中频电流可以同时发挥低频电与中频电的双重治疗作用。

4. 2组电流中的一组电流频率固定，另一组电流频率在一定范围内变化：每15秒由3900Hz至4000Hz或由4000Hz至4100Hz变化一次，与第一组交叉后得出每15秒由0至100Hz的差频变动；每15秒在某一频率上作小范围的来回变动。如一组固定为4000Hz，另一组由4050Hz至4100Hz的变化，因此差频发生每15秒由50Hz至100Hz的小范围波动。频率在一定范围内变动可以避免机体产生适应性，频率固定则可以根据不同的治疗目的选用不同的低频调制频率。

（二）动态干扰电疗法

动态干扰电疗法是在传统的静态干扰电疗法的理论和实践的基础上发展起来的，是使干扰电流的幅度被波宽6秒的三角波所调制，发生一个持续6秒的缓慢低幅度变化，从而使2组电流的强度在X、Y轴方向上发生周期性变化，因此称为动态干扰电疗法。

因静态干扰电流只产生平面二维效应，它具有一定的缺陷：①在体内电流作用范围受限；②干扰电场处于恒定状态；③人体易产生适应性。

动态干扰电对人体的作用与静态干扰电相同，但因电流强度不断发生节律性动态变化，机体组织不易产生适应性，并能使深部组织获得更加均匀的作用强度，有助于获得更好的治疗效果。

（三）立体动态干扰电疗法

立体动态干扰电疗法是在传统干扰电疗法与动态干扰电疗法的基础上发展起来的，是在静态干扰电流的基础上增加一路，将三路在三维空间流动的5000Hz交流电互相叠加，交叉输入人体。使用该种电流来治疗疾病的方法称为立体动态干扰电疗法。

该电流具有的特点：①三维刺激效应。三路电流在三维空间通过，能在三个方向产生立体的空间刺激效应。②强度动态变化效应。由于补充了第三个电场，在“内生”的干扰电流基础上进一步使低频调制电流幅度发生非常缓慢的变化，产生“内生”的动态刺激效应，这样可以消除任何不变的方式由于其均一性所引起的疲劳作用。③多部位的刺激效应。在电流所通过的区域内呈现不同形式的多部位干扰最大值。④刺激部位动态变化。由于使用了很低的干扰频率，可在相当范围内产生动态变化刺激。

电流从不同的空间位置刺激可兴奋的组织，如肌肉、神经、感觉细胞，包括交感、副交感神经纤维。该刺激可激活某些酶的活性、增加细胞膜的通透性、影响细胞器的功能、影响电荷载体的移动以及组织内水的渗透、运输。

二、治疗作用

（一）传统干扰电疗法

1. 镇痛作用 干扰电流有较明显的镇痛作用。100Hz 的固定频差或 0～100Hz 的变动频差，能明显提高痛阈，故具有良好的镇痛作用。有研究发现干扰电作用于腰骶部局部，全身的痛阈都有升高，认为这可能是干扰电刺激、激活内啡系统的效应。可治疗神经丛、神经根和周围神经疾病引起的疼痛，颈椎、腰椎疾病引起的神经根性疼痛。临床上常用 90～100Hz 或 0～100Hz 的扫频来治疗疼痛。也有人使用差频 1～5Hz 的干扰电流镇痛，产生类似针刺样 TENS 的效果。

2. 促进血液循环 干扰电流具有促进局部血液循环的作用，实验证明它具有使开放的毛细血管数增多，扩张血管、改善局部血液循环，增加局部皮肤温度的作用。尤以 50Hz 固定差频较明显。50Hz 固定差频干扰电作用 20 分钟，皮温升高 20℃，且持续时间较长，从而促进局部血液循环。局部血液循环的改善有利于炎症渗出液、水肿和血肿的吸收。

3. 对运动神经及骨骼肌的作用 干扰电流相对作用于深部组织，并在体内产生低频电流。因此，干扰电对运动神经和骨骼肌有兴奋作用，引起肌肉收缩，故有治疗和预防肌肉萎缩的作用。治疗对象感觉舒适，易于接受，在神经肌肉刺激方面是一种较好的电流。

4. 调整内脏功能 干扰电作用较深，在人体内部所形成的干扰电场（0～100Hz 差频电流）能刺激自主神经，改善内脏的血液循环，提高胃肠平滑肌的张力，调整支配内脏的自主神经功能。

5. 调节自主神经 干扰电有调节自主神经功能的作用。有人将干扰电作用于高血压患者的星状神经节部位，可使患者的收缩压、舒张压下降。作用于闭塞性动脉内膜炎患者的腰交感神经节，下肢的皮肤温度上升，肢体血液循环改善，跛行症状减轻。

6. 促进骨折愈合 干扰电能促进骨痂形成，加速骨折愈合。国内有学者在动物实验中观察到干扰电能促进骨折愈合，可治疗骨折延迟愈合等。

（二）动态干扰电疗法

动态干扰电对人体的作用与静态干扰电相同。但因其不断发生节律性的动态电流强度变化，人体组织不易产生适应性，并能使更加均匀的作用强度作用于深部组织。

（三）立体动态干扰电疗法

立体动态干扰电对人体的作用与静态干扰电相仿。但其刺激的形式不同于传统干扰电，其强度和刺激部位大于传统干扰电，并且有较大的动态变化，其治疗作用强于传统干扰电疗法。

考点提示 干扰电疗法的治疗作用。

三、治疗技术

（一）治疗设备

1. 主机 目前国内外干扰电疗机的两组输出电流多为频率相差 100 Hz 的正弦交流电，

一组为4000Hz，另一组为4000Hz±100Hz。

2. 电极 静态干扰电治疗仪与动态干扰电极相同，均采用4个电极或四联电极，治疗时务必使病灶部位处于两路电流交叉的中心，以固定法、移动法或吸附固定法进行治疗。常用的有四联电极、手套电极和吸盘电极。四联电极：4个电极嵌在一个绝缘橡胶上，常用于固定法。手套电极：电极与患者接触一面是导电的，与操作者手接触的一面不导电，常用于移动法。吸盘电极：电极有负压装置，以每分钟16～18次的频率吸附，此法除干扰电流作用外，尚有负压按摩作用。治疗时可以用一对双四联电极或一个单四联电极，减少了使用电极数，操作得以简化。立体动态干扰电疗法常用的是星状电极，有2种大小不同的电极，适合在不同部位治疗，每次治疗采用1对电极。每个星状电极上，有排列成三角形的3个小电极，每对星状电极的左右两对小电极的方向是相反的。每对电极相应方向的3对小电极，分成为3组，每组2个小电极，连接治疗仪的一路输出，3对小电极可同时输出三路电流。

电流强度一般以患者耐受量为宜，每次20～30分钟，每日1次，10次为1疗程。

（二）治疗方法

1. 连接仪器 将仪器与220V的电源连接上。

2. 调整输出 将输出调节旋钮归零，在打开电源。使用吸盘电极时，应先开启负压装置，开始吸气，固定电极，然后再接通电流。

3. 电极应用

（1）固定法 选用4块大小合适的电极，与电极相连接的4根导线分为两组，每组2根导线。一组导线连接至治疗机的一路输出的输出孔，另一组导线则连接至另一路的输出孔内。这两组不同频率的电极交错放置，使病灶处于4个电极的中心，即电流交叉处。

（2）抽吸法 采用负压装置与吸附电极。治疗时将吸附电极置于治疗部位的皮肤上，使病灶处于4个电极的中心。先开动负压装置，使电极吸附于皮肤上，再接通干扰电流。抽吸的频率能根据吸盘内负压的大小而自动调节，负压大时抽吸的频率自动下降，负压小时抽吸的频率自动回升，因此抽吸的频率按照负压的变化而呈规律性波动，在治疗区产生按摩作用。

（3）移动法 采用2个手套电极。治疗时，操作者的双手分别插入2个手套电极的固定带下，双手下压，使整个电极与患者皮肤充分接触，并在治疗部位来回移动。操作者可通过改变双手压力的大小以及电极与患者皮肤的接触面积来调节电流的刺激强度。

（4）对置法 在立体动态干扰电中将2个星状电极及其导线在治疗部位的上下或两侧放置。立体动态干扰电疗法通常采用对置法，电流作用较深。治疗时应注意使星状电极的各个小极均与皮肤接触良好，以使三路电流都能充分进入人体。

（5）并置法 在立体动态干扰电中2个星状电极及其导线在治疗部位表面同方向放置。并置法作用表浅，较少采用。

4. 调节输出 根据医生处方，选择不同的治疗电流频率或仪器既有处方。缓慢输出电流强度，一般逐步增大电流到患者可以耐受的震动感而无不适感为止。

5. 治疗结束 每次治疗结束后，先将电流强度归零，取下电极，然后关闭电源。

四、临床应用

（一）适应证

周围神经损伤或炎症引起的神经麻痹和肌肉萎缩、神经痛，骨关节、软组织疾患（肩周炎、颈椎病、腰椎间盘突出症、扭挫伤、肌筋膜炎、肌肉劳损、关节炎、狭窄性腱鞘炎、坐骨神经痛），术后肠粘连、注射后硬结、缺血性肌痉挛、雷诺病、闭塞性动脉内膜炎、肢端紫绀症、骨折延迟愈合、术后粘连、术后肠麻痹、内脏平滑肌张力低下（胃下垂、弛缓性便秘）、胃肠功能紊乱、儿童遗尿症、尿潴留及妇科的慢性炎症。

（二）禁忌证

感染性疾病病灶区、恶性肿瘤、出血性疾病、严重心力衰竭，活动性肺结核，发热，局部有金属异物、心区、孕妇腰腹部，带有心脏起搏器者。

（三）治疗处方

根据治疗需要选择不同差频，每次治疗选用 1～3 种差频，每种差频治疗 5～15 分钟，总治疗时间不宜超过 20～30 分钟。每日 1 次，10～15 次为 1 个疗程。

下列电流强度参考：①电极面积 $20cm^2$ 时，电流强度 $0.8～1mA/cm^2$；②电极面积 $50cm^2$ 时，电流强度 $0.5～0.8mA/cm^2$；③电极面积 $50cm^2$ 时，电流强度 $0.5～0.6mA/cm^2$。电极面积 $50cm^2$ 时，电流强度 $0.5～0.8mA/cm^2$。也可根据患者感觉确定剂量：①感觉阈值下。患者无刺激感。操作时可在患者出现感觉后再下调电流强度至无感觉为止。②感觉阈值。调节到患者刚好有电麻或震颤感时为止。③感觉阈值上。患者有明确的电刺激感。④运动阈值下。有电刺激感，但无肌肉收缩。⑤运动阈值。肉眼可见肌肉收缩。⑥运动阈值上。肉眼可见明显的肌肉收缩。⑦耐受性。患者所能耐受的电流刺激。

差频选择与治疗作用参见表 4－1。

表 4－1 差频选择与治疗作用

差频（Hz）	治疗作用
100	抑制交感神经；止痛
90～100	止痛
50～100	止痛；促进局部血液循环；促进渗出物质吸收；缓解肌紧张
50	促进局部血液循环
25～50	引起肌肉强直收缩；促进局部血液循环
20～40	兴奋迷走神经；扩张局部动脉
10～1	兴奋交感神经；使正常肌肉、失神经肌发生单收缩；使平滑肌收缩
0～100	兼具上述作用，但针对性不强

考点提示 干扰电疗法的临床应用。

（四）处方举例

1. 腰肌劳损 干扰电于腰部。

固定方法：固定法。

电极：两组电极交错放置，使病灶处于 4 个电极的中心。

差频：100Hz。另起一行感觉阈值上。

治疗时间：15 分钟。

每日 1 次，治疗 10 次。见图 4－5。

2. 肩周炎 干扰电于肩部。

固定方法：抽吸法。

电极：两组电极交错放置，使病灶处于 4 个电极的中心。

差频：50～100Hz。

电流强度：感觉阈值上。

治疗时间：15 分钟。

每日 1 次，治疗 10 次。见图 4-6。

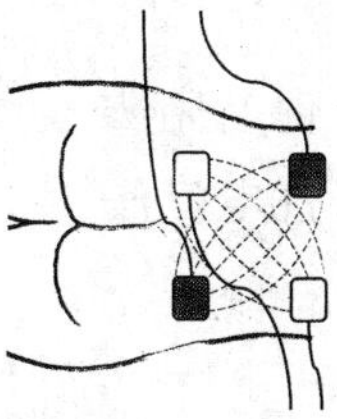

图 4-5　腰肌劳损

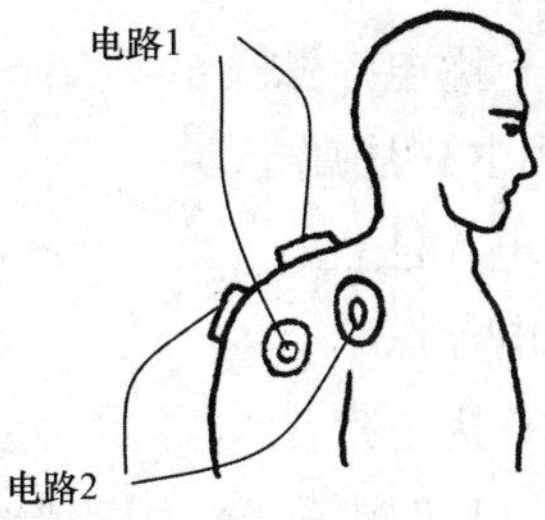

图 4-6　肩周炎

本章小结

中频电疗法是临床上最常用的一种治疗方法。本章主要介绍了等幅中频电疗法、调制中频电疗法和干扰电疗法的物理特性、治疗作用、治疗技术及临床应用。中频电疗法使用的是 1000～100000Hz 的交流电，在中频范围内的交变电流与低频的直流电具有无极性、皮肤电阻变小等特点，低频调制的中频电流兼具低频电的特点，又有中频电的优点和作用。由于中频电疗法中设置不同参数时，起到的主要治疗作用也不尽相同。其中等幅中频电疗法、调制中频电疗法和干扰电疗法为康复治疗师（士）大纲中需要熟练掌握的内容，希望通过本章节的学习，不但要系统地掌握理论知识，而且还要根据患者不同的临床症状和需求来选择适合的方法以及治疗参数，以取得最佳的疗效。

习　题

扫码“练一练”

一、选择题

（一）A_1 型题

1. 中频电疗法的频率范围在（　　）。

A. 1～10Hz　　B. 10～100Hz

C. 100～1000Hz　　D. 1000～100000Hz

E. 以上都不是

2. 音频电疗法属于（　　）。

A. 等幅中频电疗法　　B. 调制中频电疗法

C. 传统干扰电疗法　　D. 动态干扰电疗法

E. 立体动态干扰电疗法

3. 音频电磁场疗法属于（　　）。

A. 等幅中频电疗法　　B. 调制中频电疗法

C. 传统干扰电疗法　　D. 动态干扰电疗法
E. 立体动态干扰电疗法

4. 正弦调制中频电疗法属于（　　）。
A. 等幅中频电疗法　　B. 调制中频电疗法
C. 传统干扰电疗法　　D. 动态干扰电疗法
E. 立体动态干扰电疗法

5. 脉冲调制中频电疗法属于（　　）。
A. 等幅中频电疗法　　B. 调制中频电疗法
C. 传统干扰电疗法　　D. 动态干扰电疗法
E. 立体动态干扰电疗法

6. 中频电疗法可以起到镇痛作用的假说包括（　　）。
A. 闸门控制学说　　B. 疼痛掩盖效应
C. 皮层干扰学说　　D. 内源性吗啡样物质理论
E. 以上都是

7. 中频电疗法的治疗作用包括（　　）。
A. 镇痛作用　　B. 促进血液循环
C. 软化瘢痕　　D. 提高膜的通透性
E. 以上都是

8. 音频电疗法的电流频率在（　　）。
A. 数十 Hz　　B. 数百 Hz　　C. 数千 Hz　　D. 数万 Hz　　E. 数亿 Hz

9. 以下属于中频电疗法禁忌证的是（　　）。
A. 软组织粘连　　B. 肠粘连
C. 活动性肺结核　　D. 血肿机化
E. 注射后硬结

10. 以下属于中频电疗法适应证的是（　　）。
A. 软组织粘连　B. 肠粘连　　C. 附件炎　　D. 血肿机化　　E. 以上都是

11. 调制中频电疗法的载频范围在（　　）。
A. 2～8Hz　　B. 20～80Hz
C. 200～800Hz　　D. 2000～8000Hz
E. 以上都不是

12. 调制中频电疗法的波形是（　　）。
A. 正弦波　　B. 方波　　C. 三角波　　D. 梯形波　　E. 以上都是

13. 使用 3 路电流进行疾病治疗的是（　　）。
A. 传统干扰电疗法　　B. 静态干扰电疗法
C. 动态干扰电疗法　　D. 立体动态干扰电疗法
E. 以上都不是

14. 可形成“内生”电流的疗法是（　　）。
A. 等幅中频电疗法　　B. 调制中频电疗法
C. 干扰电疗法　　D. 音频电疗法
E. 音频电磁场疗法

15. 可形成三维电流的是（　　）。

A. 传统干扰电疗法　　B. 静态干扰电疗法

C. 动态干扰电疗法　　D. 立体动态干扰电疗法

E. 以上都不是

16. 采用负压装置与吸附电极的方法是（　　）。

A. 固定法　　B. 移动法　　C. 抽吸法　　D. 对置法　　E. 并置法

（二）A_2 型题

17. 王某，女性，56 岁，右膝关节近 5 年反复疼痛，近 1 周加重，来医院就诊，MR 示“右膝关节炎”，门诊以“右膝关节炎”收治。医生建议采用干扰点治疗，应选用（　　）的方法进行治疗更好。

A. 音频电疗法，抽吸法　　B. 音频电疗法，移动法

C. 立体动态干扰电疗法，抽吸法　　D. 立体动态干扰电疗法，移动法

E. 立体动态干扰电疗法，并置法

（三）A_3/A_4 型题

张某，男性，28 岁，右膝关节前交叉韧带断裂自体重建术后 1 年，右侧大腿后侧留有瘢痕，并出现疼痛，来医院就诊，希望解决上述问题，医生建议进行中频电疗法。

18. 中频电疗法中哪种方法对于治疗瘢痕较为有效？（　　）

A. 音频电疗法　　B. 调制中频电疗法

C. 传统干扰电疗法　　D. 动态干扰电疗法

E. 立体动态干扰电疗法

19. 该方法可以起到镇痛作用的假说包括（　　）。

A. 闸门控制学说　　B. 疼痛掩盖效应

C. 皮层干扰学说　　D. 内源性吗啡样物质理论

E. 以上都是

20. 在治疗时，我们应该如何放置电极？（　　）

A. 固定法　　B. 移动法　　C. 抽吸法　　D. 对置法　　E. 并置法

二、案例分析

患者，男性，55 岁，搬运工，腰背疼痛半年余，在此期间持续疼痛，时轻时重，关节活动范围受限，不可久站、久坐，自行行热敷或卧床休息后疼痛可缓解，加重伴活动受限 1 周，无法正常工作，遂来医院就诊。查体：无明显畸形，前屈活动受限明显，有明显压痛，肌力、肌张力及感觉正常。影像资料：CT：L_4/L_5、L_5/S_1 椎间盘突出。门诊以腰椎间盘突出收治入院。医生建议进行中频电治疗。

问题：1. 请根据患者情况，该患者治疗时应选用何种中频电疗法？

2. 患者的治疗时的各项参数如何设置及电极如何处置？

（胡　翔）

第五章

高频电疗法

扫码“学一学”

学习目标

1. **掌握** 高频电疗法的分类，治疗作用，操作技术及临床应用。
2. **熟悉** 高频电疗法的概念，物理特性，治疗原理，治疗的适应证及禁忌证。
3. **了解** 高频电疗法的相关设备。
4. 学会规范地开展高频电疗法的各项诊疗活动；能合理使用和管理常用仪器、设备；根据患者的具体情况选择合适的参数，正确实施高频电治疗技术。
5. 具有良好的人文关怀素养，具备与患者和相关医护人员进行专业交流的沟通能力。

第一节 概　　述

案例讨论

【案例】

患者，女性，57岁，因右肩部疼痛、活动受限10余天入院。查体：肩关节向各方向主动、被动活动均受限，以外旋、外展活动受限最为明显，右肩部后外侧有一处明显压痛。诊断为“右粘连性肩关节囊炎”，医生建议行超短波治疗。

【讨论】

1. 该患者应选择此种治疗的作用机制是什么？
2. 该患者的治疗剂量如何选择？
3. 治疗时应注意哪些事项及如何做好安全防护？

19世纪末，法国物理学家达松伐尔首先研究发明了共鸣火花疗法，因其波长在2000～3000m的长波范围，故又称为长波疗法，至20世纪上半叶，相继出现了中波、短波、超短波及微波疗法等高频电疗法。近40年来，频率较低的长波、中波疗法的应用逐渐减少，长波疗法中的共鸣火花疗法在临床上已基本不用，而频率高、波长短的短波、超短波、微波等疗法得到较为广泛的研究和应用。高频电疗法所具有的热效应具有应用安全、副作用小、疗效明显等优势已被学术界公认，其具有的非热效应的机制和治疗作用也在逐渐被探明，治疗技术和应用范围也在不断发展与扩大。

一、概念

（一）电场

电力线所能波及的范围叫电场。电荷静止的电场称为静电场，电荷运动的电场称为动电场。

（二）电磁波

空间某一处产生了变化的电场，在它的周围就要产生变化速度与之相同的磁场，该磁场周围又产生电场，后者又产生了磁场，如此循环往复，电磁场所占空间迅速扩大，我们把这种迅速向周围空间传播扩大的电磁场，称为电磁波。

（三）高频电流

振荡频率在 100kHz 以上的电流比较容易向周围发射，频率越高，发射越容易。向空间发射的高频交流电以电磁波的形式传播，其速度与光速相同，所以高频交流电按其物理性质来说是一种电磁波，其频率与波长成反比关系。

（四）高频电疗法

高频电疗法（high frequency electrotherapy）是应用高频电流作用于人体局部或全身以治疗疾病的方法。

二、物理特性

（一）高频电流对人体的作用基础

人体组织在高频电流的作用下可以表现为导体、电介质、电容、磁性、线圈等，但由于人体组织成分复杂，同一组织往往兼有多种电磁学特性。

1. 导体特性 人体组织中的血液、淋巴液和其他各种体液含有大量水分子、电解质离子（K^+、Na^+等）以及带电荷的蛋白质分子等，这些物质在溶液中可以导电，称为第二导体。在高频电流的作用下，离子沿电场线方向移动，这种由于离子移动而产生的电流称为传导电流。由于高频电流的频率很高，极性变换很快，离子这一瞬间被吸引，下一瞬间又被排斥，而各种离子的大小、质量、电荷、移动速度不同，致使离子在电极之间产生一种急剧的沿电场线方向的来回移动或振动（图 5－1）。传导电流在克服导体的阻力时所引起的电流耗损，称为欧姆损耗。高频电流作用于导体的过程可以归纳为高频震荡→离子振动→传导电流→欧姆损耗→热量。欧姆损耗所产生热量的大小与电流密度的平方成正比，与电阻的

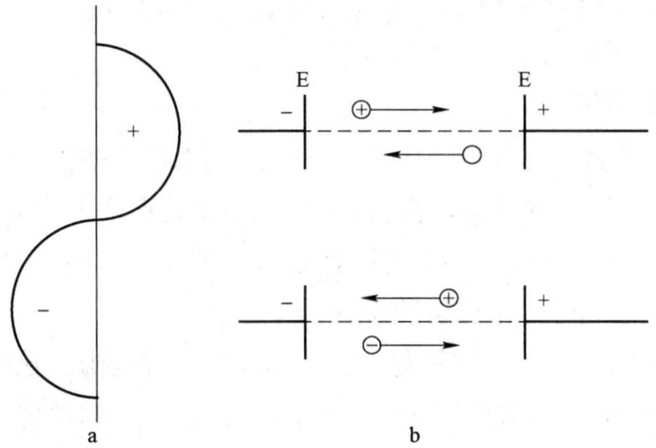

图 5－1 离子在高频电场中的移动

大小成反比。组织电阻的大小与组织内的相对含水量相关，含水多的组织如血液、肌肉和脑组织电阻较低，产热较多；相反，含水量少的组织如脂肪、皮肤和骨骼电阻较高，产热较少。

2. 电容特性 人体组织是一个混合有电阻和电容的整体，人体中既有导体又有电介质，例如，在肌肉组织、肌细胞间隙组织和细胞外液含有水和电解质，能导电，属电阻成分，直流电、低频电流、中频电流、高频电流均容易通过。但肌细胞膜的电阻很高，是一种难导电的电介质，直流电、低频电流、中频电流不能通过。这样肌细胞内外构成了一个电容体，在高频电流作用时，由于频率很高，电容的容抗随着频率的升高而降低，所以高频电流可以通过细胞膜，使电场线均匀分布。

3. 电介质特性 电介质内几乎没有自由电子，电子只能在原子核周围轨道上旋转，称为束缚电荷。人体的皮肤、肌腱、韧带、脂肪、骨膜、骨质、头发等均具有电介质特性。其电学结构为无极分子，无极分子没有自由电子，只有束缚电子，对直流电和低、中频电流而言是绝缘体，不具备导电性能。组成细胞和体液的分子大部分是有极分子，如氨基酸、神经鞘磷脂等成分，由于分子的热运动使它们的分布极其混乱，在高频电场的作用下才按电场的方向排列起来，这称为有极分子的取向。在电场的作用下，无极分子的正负电荷将朝着电场极的相反方向移动从而使两端带电，变成有极分子。在高频电场中电介质有极分子随着电场方向的高速变化，不断反复取向而发生 180° 旋转，致使有极分子在其原来的位置上来回转动而相互摩擦生热。这种由于介质损耗所产生的热量，频率越高、介质常数越大、电场强度越强，则产生的热量越多。因此，高频电流通过电介质的过程可归纳为：高频振荡→电介质偶极子旋转→位移电流→介质损耗→热量。

4. 磁性 人体内某些组织成分具有磁性，例如：N、CO_2、Fe 等是顺磁性物质，H_2、H_2O、Bi 等是逆磁性物质，顺磁性是指材料对磁场响应很弱的磁性，顺磁性物质在磁场中被磁化后，其磁感应强度比在真空中大。逆磁性物质又称为抗磁性物质，其原子的不同电子壳层中，电子成对出现，自旋方向相反，其自旋磁矩被抵消，在外磁场作用下，其轨道磁矩绕着外磁场作旋进，由此产生附加磁矩，其方向与外磁场相反，形成抗磁性。人体组织中顺磁性物质与逆磁性物质错综复杂地混杂存在，使人体的磁导系数接近 1。

5. 线圈特性 在高频电流范围内，实心的导体也可以当作是由大小不同、依次重叠起来的导线环组成。人体也可以视为这种特殊形式的线圈，尤其是肢体的横断面更相似。在高频电磁场的作用下，就可以由于电磁感应而在这些线圈中产生流动的感应电流，呈旋涡状，故称为“涡流”。涡流基本上属于一种传导电流，主要沿电阻较小的通路通过，其产热原理与通过导体时一样，频率越高，产热越多。

（二）电磁波的物理特性

1. 电磁波的产生及传播 任何电场的变化都会在它周围的空间产生磁场；而任何磁场的变化都会在它周围的空间产生电场。高频电流产生的交替变化的电场和磁场称为电磁场，电磁场向空间的传播称为电磁波。电磁波具有波速和能量。在空间传播的速度近似光速，为 300×10^6m/s。通过公式“波长（λ）=速度（v）/频率（f）”可以根据波长计算出频率或根据频率计算出波长，频率越高，则波长越短，能量越大。高频电磁波波长的单位可以为米（m）、厘米（cm）、毫米（mm）、微米（μm）、纳米（nm），频率单位可以为千兆赫（GHz）、兆赫（MHz）、千赫（kHz）、赫（Hz）。

2. 电磁场的变化频率与其能量相关 高频电流产生交替变化的电磁场，如果电场（或磁场）的变化是不均匀的，则其所产生的磁场（或电场）也是不稳定的。只要每次产生的电场或磁场是变化的，那么电场和磁场就共同存在且相互转变，并越来越广地向空间传播，使整个空间同时充满着不均匀的、变化的电场和磁场。这样变化的电场和磁场是永远不可分割的整体，电场（或磁场）的变化越快，产生的磁场（或电场）就越强，具有的能量也就越多。所以，为了获得足够能量的电磁场，就必须用高频率的交变电流。

（三）高频电流的特点

1. 治疗时电极可以不接触皮肤　人体组织对电流的阻力小，电流容易进入人体深部，利用高频电流治疗时，电极（或辐射器）离开皮肤，在皮肤与电极之间的空气间隙构成了一个电容。高频电可以通过电容电场作用于电流阻力比较小的人体组织，电极可以不直接接触人体皮肤。而低频、中频电疗法由于频率较低，治疗时电极须紧贴皮肤，否则电流就不能到达人体深部发挥治疗作用。

2. 无电解作用　高频电流频率高，属正弦交流电，周期性变换电流方向，且用于治疗时是以全波形式出现，不会像低频、中频电流有阴、阳极及半波的形式出现。因此，高频电流无电解、电泳与电渗现象，不会产生电解产物刺激皮肤，但是温度过高可能引起皮肤烫伤。

3. 对神经–肌肉无兴奋作用　人体组织电阻率低，电刺激持续时间必须大于0.01ms才能引起神经–肌肉兴奋。然而频率100kHz以上高频电流的脉冲持续时间小于0.01ms，所以对人体神经–肌肉无兴奋作用，即使连续多个周期的刺激，也不会引起肌肉的兴奋–收缩反应。因此应用高频电流的这一物理特性，可以降低神经的兴奋性、缓解肌肉的痉挛。

考点提示　高频电流对人体的作用特点。

（四）高频电流的生物物理效应

高频电流作用于人体主要产生温热效应和非热效应（热外效应），主要是温热效应，高频电流通过机体时，组织内传导电流的欧姆损耗产生热，再加上组织内位移电流的介质损耗产生热，体内的各种组织可产生不同程度的热效应。因此，该疗法又称为透热疗法。

1. 温热效应　高频电流的温热效应特点为“内源”热，即为组织吸收电能后转变的“内生”热，而不是体外热辐射的加热。热作用较深，可达体内深部组织，热作用比较均匀，包括皮肤、深部组织及体内脏器；热作用具有选择性分布的特点，与高频电疗的波长、频率、治疗方法有关。短波电疗法在相对深层组织产热最多，电场法在皮下脂肪产热多，超短波电场法在各种组织中产热比较均匀，微波辐射在富含水分的组织中产热多。温热效应的作用机制与下列因素相关。

（1）改善血液循环　中、小剂量高频电可使局部血管扩张，血流加速，改善局部血液循环。大剂量高频电则使血管痉挛、麻痹，出现作用局部的淤血、毛细血管内微血栓形成以及血管周围出血倾向等。

（2）镇痛　中等剂量高频电的温热作用不会引起肌肉的兴奋–收缩反应，可以降低神经的兴奋性，对各种神经痛、肌肉痉挛性疼痛、因肿胀引起的张力性疼痛、缺血性疼痛、炎症性疼痛均有良好的止痛效果。

（3）减轻炎症反应　中、小剂量高频电的温热作用可促进炎症吸收，加快炎症的消散；对各种急性、亚急性、慢性炎症，感染性和非感染性炎症均有一定的治疗效果。

（4）缓解肌肉痉挛　中等剂量高频电的温热作用可以降低骨骼肌、平滑肌和纤维结缔组织的张力，缓解肌肉痉挛，降低肌肉收缩的次数、幅度，从而恢复肌肉弹性，促进肌肉肌力和肌张力的平衡恢复。

（5）加速组织生长修复　中小剂量高频电的温热作用通过改善血液循环和提高组织酶的活性，促使氧和营养物质的供给，蛋白质等物质的合成加快，细胞的分裂增殖加快，促进组织修复生长。

（6）提高免疫力　中小剂量高频电可增强免疫力，提高机体抗病能力。能增强单核吞噬细胞系统功能，吞噬细胞增多，周围血液白细胞总数增多，吞噬活动增强；增加血液中的抗体、补体，能中和相关毒素和阻止病原体入侵；可作用于肾上腺使肾上腺皮质功能增强，皮质类固醇的合成增多，抑制机体局部或全身异常免疫反应。

（7）治疗肿瘤　大剂量高频电所产生的高热有治疗肿瘤的作用，特别是表浅肿瘤。高频电与放射线、化疗药物、免疫治疗有一定的协同作用，抑制肿瘤细胞分裂、增殖。

考点提示　高频电流具有的温热效应特点及治疗作用。

2. 非热效应　又称为热外效应，小剂量高频电流作用于人体时，虽然组织温度不高、没有温热感觉，但其生物学作用仍然存在，组织内仍有离子、偶极子的高速移动，偶极子和胶体粒子的旋转与高频电磁波的谐振，细胞膜上离子浓度改变、细胞膜的通透性改变、细胞结构改变等，此时无组织温度的明显增高却有较明显的生物学效应。如白细胞吞噬活动加强，部分细胞因子升高，急性化脓性炎症发展受阻，以控制早期急性炎症；神经纤维、肉芽组织再生加速，促进创伤恢复；中枢神经系统功能发生变化，神经系统的兴奋性增高；条件反射活动受到限制等。这些现象不能用温热效应加以解释，故被人们称之为非热效应。非热效应具有重要临床治疗意义，这是其他物理因子治疗不具备的，其机制有待进一步研究。

三、分类

（一）按波长分类

目前高频电疗法习惯按波长（频率）分类，以此作为高频电疗法的名称，分为长波疗法（共鸣火花疗法）、中波疗法、短波疗法、超短波疗法、微波疗法，微波疗法又分为分米波、厘米波、毫米波疗法。目前医用高频电疗法通常采用的波长频率见表 5-1。

表 5-1　医用高频电流的波长及频率

电疗法名称	波长范围	波长	频率
共鸣火花疗法	3000～300m	2000～300m	50～1000kHz
中波疗法	300～100m	184m	1.63MHz
短波疗法	100～10m	22.12m/11.06m	13.56MHz/27.12MHz
超短波疗法	10～1m	7.37m/6.00m	40.68MHz/50.00MHz
分米波疗法	100～10cm	69cm	433.92MHz
厘米波疗法	10～1cm	2.24cm	2450MHz
毫米波疗法	10～1mm	8mm	37.5GHz

（二）按电流波形分类

产生高频电磁波的振荡电流的波形可以分为减幅正弦波、等幅正弦波、脉冲正弦波，其中脉冲正弦波又可以分为脉冲等幅正弦波和脉冲减幅正弦波。

1. 减幅正弦波 振荡的幅度依次递减至零。临床上共鸣火花疗法即采用这种电流，现代高频电疗法已经基本不采用这种波形的电流（图 5－2）。

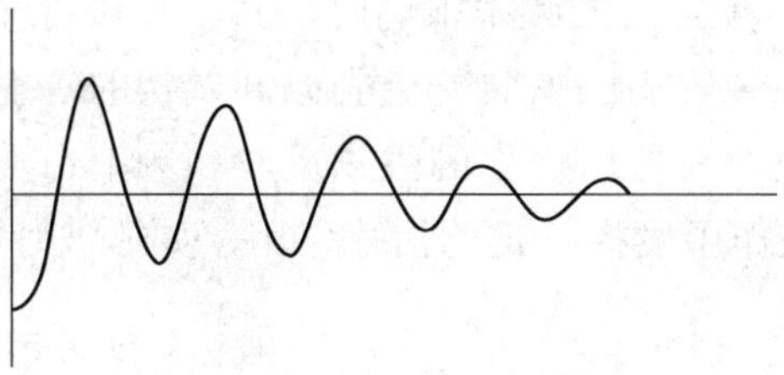

图 5－2 减幅正弦波

2. 等幅正弦波（连续波） 振荡的幅度不变。这是高频电疗最常用的波形，目前临床上中波疗法、短波疗法、超短波疗法、微波疗法都是采用这种电流（图 5－3）。

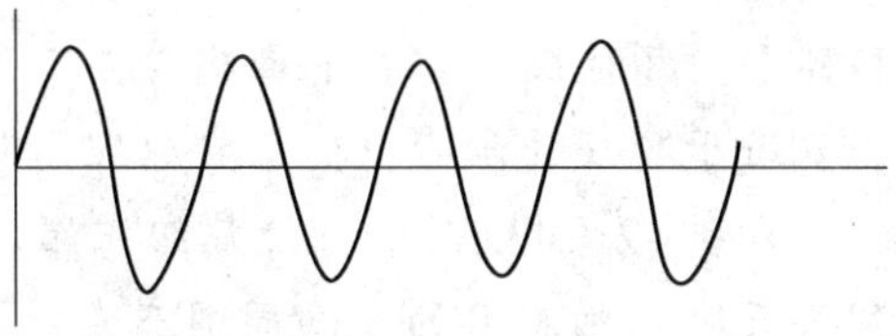

图 5－3 等幅正弦波

3. 脉冲正弦波 等幅正弦电流以脉冲的形式出现，通电时间短，断电时间长。临床上脉冲短波疗法、脉冲超短波疗法、脉冲微波疗法均采用这种电流（图 5－4）。

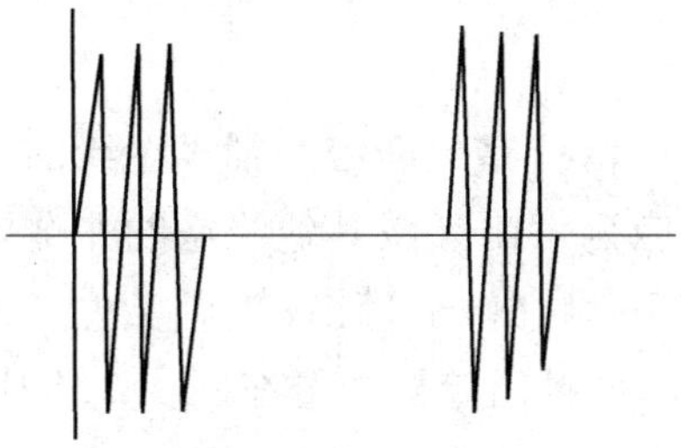

图 5－4 脉冲正弦波

（三）按电流作用于人体的方式分类

按照电流作用于人体的方式不同，可以将高频电流疗法分为火花放电法、直接接触法、电容电场法、电感法、电磁波辐射法五类。

1. 火花放电法 治疗时玻璃电极与体表距离 0.2～0.5mm，利用玻璃电极与体表间的高电压产生火花放电，刺激体表感受器以治疗疾病，如共鸣火花疗法，目前该疗法较少使用。

2. 直接接触法 即治疗时电流直接与人体局部皮肤或者黏膜接触，多用在频率较低的高频电流疗法，如中波疗法。

3. 电容电场法 治疗时电极与人体表面相距一定的距离，在人体和电极之间的空气（或棉毛织品）作为一种介质，形成一个相对密闭的电容，人体在此电容中接受电场作用，称为电容电场法。由于这种电容容量较小，容抗较大；因此，只有频率较高的高频电流才能通过，如短波疗法、超短波疗法中的电极板治疗。

4. 电感法 用一根电缆将人体或肢体围绕数圈，注意电缆与人体接近部位应该隔以棉垫或毡垫以防发生危险，电缆中通过高频电流，由于电磁感应作用在电缆圈内产生磁场，人体内部处处可以构成自行闭合的回路，任意回路所包围面积的磁通量都在变化，引起人体内产生涡电流，从而起到各种治疗作用，如短波电感法。

5. 电磁波辐射法 当高频电流的频率很高时，其波长接近光波，很多物理特征与光相似。在其发射电磁波的无线装置周围安装一个类似灯罩状的辐射器，使电磁波像光一样经辐射器作用到人体，电磁波对人体所产生的生物反应和频率、波长、功率、距离有关，可能是通过直接穿透或者高温作用发挥一定的治疗作用，如微波疗法。

知识拓展

射频疗法

应用无线电波作用于人体产生高温以治疗疾病的方法称为射频疗法。高频、超高频及特高频（微波）电磁波都属于射频范围，但目前国内外多应用短波与微波段，主要利用产生的高温以治疗肿瘤，多用于肝癌的治疗，其主要原理是利用适量射频电能作用肿瘤局部，使肿瘤周围健康组织达到42～43.5℃，可使瘤组织温度升至47～55℃，促使肿瘤组织缺血坏死，从而达到杀灭肿瘤细胞目的，而周围正常组织不致受到严重损伤。

四、安全与防护

（一）安全技术

1. 设备的安全措施

（1）治疗室内要求 高频电治疗室地面应该铺设绝缘的木板或橡胶板，并保持干燥。治疗用的桌、椅、床及其附件应为木制品或其他绝缘的非金属制品。暖气管和上下水管应远离治疗设备，暖气片外应使用木板遮挡，使操作者及患者在治疗操作时不会接触这些金属管道。高频治疗机不能与低、中频治疗机放置在同一个治疗室内。

（2）电源要求 高频电治疗室的各种电源开关、插座、电源线、地线必须按照安全用电的要求进行设计、安装，并且按照相关要求设计总电闸，不得私自改转线路，私接电源插口等。

（3）设备要求 使用新机器前要会同厂家技术人员先进行安全检查，使用中的机器按照使用规范定期进行安全检查，禁止使用不合格、不安全的治疗设备。禁止使用漏电的治疗机，治疗机外壳要接地线，以保证即使出现治疗机漏电，也让漏电流向地下。每次使用治疗机前应先检查机器是否正常工作，电极、电缆、辐射器是否破损，开关、调节器是否有故障，接头是否牢固，不能将有故障、破损、接触不良、输出不正常的治疗机及其附件用于临床治疗，不能任意换用不符合安全要求的电极、电缆和附件，不得使用存在安全隐患的机器设备用于临床治疗。

（4）设备维修 治疗机或电源的安全故障应由经过专业训练的维修人员负责安装、检查、修理、改装，未经专门训练的人员不能进行这方面的操作，使用中的治疗设备应该按照相关规定定期检查。

2. 操作的安全要求

（1）操作者应该掌握安全用电的基本知识，了解触电、电击伤的急救处理原则。治疗过程中，患者和操作者的衣服、皮肤应该保持清洁干燥，不能随身携带金属物件。操作者不能湿手进行治疗操作。患者治疗部位有汗水时应予擦干，有湿敷料时应予撤换。对意识障碍或感觉障碍的患者进行治疗，应防止患者发生尿失禁致尿液流到治疗部位发生烫伤。

（2）患者治疗部位及其附近的金属物品（如手表、发夹、首饰、别针、钥匙等）应予除去，患者体内有金属物品（如骨科内固定物、气管金属导管、金属节育环、金属碎片等）的部位禁止进行高频电疗，以免烫伤。必要时只能进行无热量、短时间的治疗。治疗时如有过热或灼痛，应立即断电寻找原因，患者在治疗中发生烫伤时，应及时进行对症处理。

（3）置入心脏起搏器的患者不能进入高频电治疗室或靠近高频电治疗机，更不能接受高频治疗，以免高频电磁波干扰起搏器正常工作而发生意外。手表、助听器、收录机、移动电话均应远离高频治疗机。

（4）治疗前要检查患者皮肤有无破损，有无感觉障碍。患者治疗部位有感觉障碍或血液循环障碍时，一般不宜采用温热量治疗。为有感觉障碍的患者治疗时，不能以患者的感觉作为调节治疗剂量的依据，治疗医师应该细心观察，检查治疗机的输出是否符合治疗剂量的要求并随时调整剂量，必要时检查患者的皮肤。治疗过程中要注意询问患者感觉及观察治疗部位反应，并要求患者不能入睡、闲聊、阅读书报或随意挪动体位。对睾丸、卵巢、骨骺、眼部等敏感部位治疗时一般不采用温热量以免造成损害。

（5）电感法治疗时不要将电缆直接搭在患者身上，电缆与患者身体接近部位应该隔以棉垫或毡垫，电缆之间不能直接接触、交叉，以免接触、交叉处形成短路而减弱其远端的输出，甚至烧毁电缆灼伤患者。治疗时输出电缆不能打圈，以免由于电磁感应在线圈内产生反向的感应电流而抵消线圈内原有的输出电流，减弱治疗电流剂量。双下肢同时治疗时，膝关节、踝关节突起部位相互接触处应使用棉垫或毡垫分离，以免电场线集中在该处造成烫伤。头部一般不进行大功率的温热量或热量治疗，以免其热效应引起颅内血管扩张、充血而发生头痛、头晕不适等反应。

（6）治疗期间，患者和操作者身体任何部位都不能接触治疗室的金属物（如暖气管、水管、治疗机外壳、金属床等）或潮湿地面。如果患者必须在金属床上，则治疗时患者身体、电缆与金属床或物品之间必须以棉被、毡垫或橡胶布相隔。雷雨天气时应该立即关闭机器、停止治疗以免发生意外。

（7）婴幼儿治疗时应该有专人看护，防止其乱抓电缆、插座、电源接头，防止泪水、汗水、尿液流到治疗部位。哭闹不止的婴幼儿应在入睡、安静后再进行治疗。老年人和儿童治疗时要密切观察，老年人多伴有动脉血管硬化或者伴有其他高血压、糖尿病等内科疾病，可能发生相关并发症；儿童主观表述不强，易导致烫伤或者其他意外情况。

（8）患者手术治疗前1～2日，不用温热量治疗。做X线摄片当日，患者尽量避免做高频电治疗。

考点提示　高频电流操作的安全要求及注意事项。

（二）辐射防护

1. 辐射对人体健康的影响　高频电疗机工作时，发生的高频电磁波向空间传播辐射。高频电磁波辐射属于非电离辐射，对人体健康的损害较放射线电离辐射小，但对人体健康仍然有一定的影响。长期接受一定量的高频辐射者可能会出现神经系统、心血管系统、消化系统、血液系统的一些反应，如头痛、头晕、乏力、失眠、多梦、嗜睡、情绪不稳、记忆力减退、心慌、心律不齐、食欲减退、消化不良、白细胞总数减少、淋巴细胞减少等，这些反应多属可逆性的，对大脑、心脏、造血器官不会造成器质性损伤，脱离高频电辐射的工作环境后就会逐渐消失，机体逐渐恢复正常。若短时间内接受大量高频电辐射的组织、器官，尤其敏感器官可能出现器质性损伤，如白内障、睾丸的曲精细管变性等，治疗过程中采取恰当的安全防护措施，是可以避免这种损伤的。

2. 辐射影响人体健康的因素

（1）辐射源对人体健康的影响因素　主要包括频率、波形、功率、距离、操作模式等。①频率：高频电的频率越高对人体健康的影响越大，其中以分米波、厘米波的影响较为严重。②波形：波形对人体健康的影响中，脉冲波的影响大于连续波。③功率：功率对人体健康的影响主要和大小有关，治疗机输出功率越大，对人体健康的影响越大。④距离和操作模式：距离辐射源越近，人体所受的影响越大，非接触式辐射器工作时向周围环境辐射的电磁波多于接触式辐射器。

（2）环境对人体健康的影响因素　主要包括辐射源周围的硬件设施和环境温度。因为金属物品在高频电磁场中将感应产生高频电流，可以在周围环境中的金属物（如治疗机外壳、暖气管、水管等）的表面发生反射，因此辐射源周围的硬件设施中金属物品较多时将发生多次反射从而加大环境中的辐射强度。高频电辐射中以分米波、厘米波辐射产生的作用最强。周围环境的温度对辐射也会产生一定的影响，当环境温度较高时会加重高频电辐射对人体健康的影响，因此在治疗室治疗期间要注意室内温度。

（3）受辐射者　主要与年龄和受辐射时间的长短有关，年龄小者尤其是新生儿较为敏感；接受高频电辐射时间越久，所受的影响越大，因此工龄长、接触高频电疗法时间久者所受影响较大。

3. 有关辐射的卫生标准　世界各国对于环境中高频电辐射的强度都做了相应的限制，但是目前各国对于高频电辐射的卫生标准并不统一。美国及西欧国家着重于高频电的热效应，制定的卫生标准相对较低；苏联及东欧国家着重于高频电的非热效应，制定的卫生标准相对较严格。为了保护我国在高频电作业场所的作业人员、接受高频电诊断治疗的患者以及居民的身体健康，1989 年由我国卫生部发布了中华人民共和国国家标准《环境电磁波卫生标准》（GB9775—88）、《作业场所微波辐射卫生标准》（GB10436—89）、《作业场所超高频辐射卫生标准》（GB10437—89），这些关于电磁波、辐射的卫生标准都比较严格。

4. 辐射的防护措施　高频电辐射属于非电离辐射，不同于放射线的电离辐射，因此对高频电辐射不要过于恐惧，只要是采取了合理的保护措施就可以最大限度的隔离辐射，保证操作者与患者的健康与安全。

（1）环境设施的防护　尽量将高频治疗机单设于一间治疗室内，以便集中采取防护措施，治疗室地板应该是木板或橡胶板，并且做好地面的防潮防湿工作，保持地面绝缘并可以减少地面反射，室内尽量减少设置暖气管、水管等金属物，或使高频治疗机远离这些金属物，以减少高频电磁波在金属物上的反射，防止高频电在空间中的辐射增强，注意保持适当的室温，以免高温加重环境空间辐射。

（2）高频辐射源的防护　辐射源的防护非常重要的一点是选择经国家监测部门认证合格的治疗机，高频电疗机的输出电缆应为屏蔽电缆，治疗时遵守操作规程，减少电磁波向空间辐射。短波、超短波治疗时，治疗机必须在谐振状态下工作，电极与人体皮肤之间的间隙不大于 6cm，电极下面垫毡垫，不采用单极法治疗。微波疗法治疗时应该先调节辐射器，辐射器口朝下对准治疗部位，然后开机调节剂量。有条件时可采用经介质辐射法或采用接触式辐射器。作业场所可以采用 20～60 目铜网制成的 2 米高的防护屏风或四面包围式的屏蔽间或六面全封闭式的屏蔽室。注意屏蔽间框架交界处要求铜网交搭，不留空隙。屏蔽室要求接地，电阻约 4Ω。可用防护专用的化纤金属纤维布（导电平布）代替普通的布帘制成屏蔽帘。主管高频电的劳动卫生主管部门定期对正在工作的高频电治疗室进行高频电辐射强度的测量，重点是治疗机泄漏强度和工作人员经常逗留处的受辐射强度。

（3）操作人员的防护　操作前认真学习高频电有关的安全技术与防护知识，切勿正视正在辐射的微波辐射器输出口，必要时佩戴微波防护眼镜，完成高频电治疗操作后及时离开治疗机，不要在机旁作不必要的停留，在有微波辐射的环境中工作时，身穿面料中含有金属的服装，可以起到反射微波、减少对微波吸收的作用。环境中有强辐射时，可以穿微波防护服或微波防护围裙，如果治疗室内高频电疗机多、工作量大、防护措施不足，操作人员应该与其他治疗室的操作人员轮换并定期作相关检查。

第二节　短波疗法

应用短波电流作用于人体以治疗疾病的方法，称为短波疗法。因为短波疗法主要产生热效应，又被称为短波透热疗法。

一、物理特性

1. 基本特性　短波电流的波长范围为 100～10m，频率为 3～30MHz。目前医疗上短波疗法通常采用常用频率为 13.56MHz、波长为 22.12m 或者频率为 27.12MHz、波长为 11.06m 的电流。

2. 产生热量　短波电流作用于人体时，高频电流沿着螺旋形的闭锁导线流过，在导线周围产生强烈的交变磁场，人体内的环形结构相当于闭合的线圈，在这种交变磁场的作用下，机体组织将产生感应电流（涡电流）。涡电流基本属于传导电流，可以引起体内离子的移动，涡电流的极性是交变的，因此导致组织内的偶极子、离子等发生旋转运动，从而引起组织产热。

3. 治疗时电极可以离开皮肤　由于短波电流频率高，电容的容抗下降到只有数百或数十欧姆，电流易于通过，故用短波电流治疗时电极可以离开皮肤。短波电流在组织中分布均匀，但电流产生的热量在组织分布不均匀。进行短波电疗时，人体中的感应电动势大部分发生在电阻较小的组织，也就是说短波电疗主要是利用传导电流而产热。短波电流作用所产生的热量大小与磁场强度的平方成正比，与组织的电阻成反比。因此，在作用频率和磁场强度相同的条件下，组织的电阻率是其在高频磁场作用下产热高低的决定因素。故对组织来说，产热多集中于电阻较小、体液丰富的组织。

考点提示　短波疗法的物理特性及产热原理。

二、生物学效应及治疗作用

（一）生物学效应

1. 增强或者改善器官功能 中小剂量的短波作用于人体组织后有明显的血管扩张和血流加快现象，能改善深部组织的血液循环，增强单核巨噬细胞系统的吞噬功能，有利于促进水肿吸收和急性炎症消散。中小剂量的短波可以促进肺内慢性炎症消散，改善通气换气功能；增强肝内代谢，加强肝脏解毒功能；增加肾脏血流量，使肾脏功能得到改善；可增强肾上腺皮质功能，使皮质类固醇的合成增加。缓解胃肠平滑肌痉挛，增强胃肠道的吸收和分泌功能。

2. 杀灭肿瘤细胞 大剂量的短波电流（温度一般在 42.5℃以上）可以杀灭肿瘤细胞或抑制其增殖，阻滞其组织修复。当它与放疗、化疗、手术等方法综合应用时，能明显提高恶性肿瘤患者的生存时间和生活质量。

（二）治疗作用

1. 减轻炎症反应、减轻局部水肿 中等剂量短波作用于人体组织后，可改善局部血液循环，促进局部组织氧供，增强吞噬细胞功能，有利于水肿吸收和减轻组织炎性反应。

2. 镇静、止痛、解痉 短波治疗可降低神经的兴奋性，故有一定的镇静、止痛的作用。短波疗法还可以缓解平滑肌和横纹肌的痉挛，缓解肌肉组织的痉挛性疼痛。

3. 改善内脏功能 短波作用于肝胆时可增强肝脏的解毒功能，激活单核－巨噬细胞的功能，增加胆汁的分泌；作用于肾区时可以增加肾脏的血流，改善肾功能，使尿量增多；还可促进肾上腺皮质的分泌，皮质类固醇的合成增加，周围血液中皮质醇增加。作用于脑垂体时，可刺激肾上腺皮质功能，血清 11－脱氢皮质酮增高，短时间内血糖浓度增高，其后迅速下降；作用于胃肠区可以缓解胃肠平滑肌痉挛，改善其分泌、运动功能；作用于卵巢可以使卵巢功能正常化；作用于肺部，可使肺部血管扩张，缓解气管痉挛，改善肺的呼吸功能；对心脏无直接作用，但可通过迷走神经影响心率。小剂量时心率减慢，心肌张力和收缩力下降，致使血压下降；大剂量时心率加快，血压升高。

4. 促进组织修复 中小剂量的短波电流可以促进血液循环、增强组织营养、促进成纤维型细胞增殖，加快肉芽组织、结缔组织的生长，作用于骨折部或受损的外周神经，可促进组织修复愈合。

5. 抑制恶性肿瘤生长 大剂量短波电流可以杀灭肿瘤细胞或抑制其增殖，常与放疗联合应用，抑制肿瘤细胞的生长。

三、治疗技术

（一）治疗设备

1. 短波治疗机 目前常用的短波治疗机有台式和落地式两种，一种输出波长为22.12m，频率为 13.56MHz，另外一种波长为 11.06m，频率为 27.12MHz。物理治疗用的治疗机输出连续波，输出电压为 100～150V，功率为 250～300W，脉冲短波的功率为 100～1000W。治疗恶性肿瘤的短波治疗仪的功率达 500～1000W。

2. 短波治疗机的电极 短波治疗机常用的电极有电容电极（有玻璃式和胶板式两种电极）、电缆电极、盘状电极、涡流电极等。采用连续波或脉冲波这两种振荡电流的波形对人体进行治疗。

（二）治疗方法

影响短波治疗效果的因素有很多，必须根据具体病变性质、病变部位和范围来综合考虑，选择适合的电极大小、放置方式、位置、皮肤–电极间隙、剂量大小等。治疗方法选择是否适宜，直接影响治疗效果，必须重视。常用的治疗方法有电容电极法、电缆电极法和涡流电极法三种。

1. 常用治疗方法

（1）电容电极法　电容电极由金属薄片或金属网外包以绝缘的橡皮毡子制成。根据病变部位的深浅，可调节皮肤与电极间隙来调节电容电极之间的距离。用于较大、较深部位的治疗仪功率为 250～300W，附有矩形或圆形电容电极。用于五官或较小、比较表浅部位的治疗仪功率为 50～80W，附有圆形电容电极。电容电极法治疗时电极的放置方法有对置法、并置法、交叉法、单极法四种，其中对置法或并置法应用最多。

1）对置法　两个电极相对放置，电场线集中于两极之间，横贯治疗部位，作用较深。放置电极时应注意两个电极之间的距离不应小于一个电极的直径。电极与治疗部位表面之间保持一定的间隙，电极贴近皮肤时，电场线密集于表浅部位，作用表浅；加大电极与皮肤的间隙则可使电场线分散，作用均匀。电极与皮肤的间隙的大小视治疗机的输出功率与病灶部位的深浅而定。微热量治疗时，小功率治疗机作用较浅时的电极间隙为 0.5～1cm，作用较深时为 2～3cm；大功率治疗机作用较浅时的电极间隙为 3～4cm，作用较深时为 5～6cm。治疗时保证两个电极与皮肤的间隙相等，若治疗部位表面呈斜面时，应使电极与之平行，否则电场线的分布将不均匀。两电极斜对置时应注意勿使两电极缘的距离过近，以免电极缘靠近处形成短路。表面凹凸不平的部位治疗时电场线容易集中于隆突处，甚至容易引起烫伤；两个电极应等大，否则电场线将集中于小电极一侧。如病变在一侧，需要集中治疗，可在病变侧使用较小电极。两肢体同时治疗时，应于两肢体骨突接触部位垫以衬垫物，以免电场线集中于骨突处，造成损伤或影响作用的均匀度。

2）并置法　两个电极并列放置于治疗部位表面，电场线分散，只通过表浅组织，多用于表浅病变的治疗。放置电极时还应该注意两点：一是电极与皮肤之间的距离不宜过大以免电场线散向四周空间扩散而不能通过人体；二是两个电极之间的距离不应大于电极的直径，并且不小于 3cm。电极间距离过大会使电场线分散，影响作用的强度与深度；电极间距离过小则使电场线集中于两极间最短路径处，使病变部位处于两极电场之外。

3）交叉法　两对电极分别对置于相互垂直的位置上，先后给予输出，使病变部位先后接受不同方向的两次治疗，以加大深部的作用强度、均匀度和治疗时间。

4）单极法　治疗时只使用一个电极，作用范围小而表浅，只限于电极下中央部位的浅层组织。治疗时应将不用于治疗的另一个电极置于远离治疗部位处，并且使两极相背。因单极法治疗时有大量电场线散向四周空间，故大功率治疗机不宜采用单极法治疗，小功率治疗机也应尽量少用单极法，以免加重环境中的电磁波污染。

（2）电缆电极法　是短波疗法最常用的治疗方法。电缆电极法治疗时各圈之间的间隔应大于电缆直径，以免电缆过近时，在相邻的电缆之间形成线圈间电容，电流通过线圈间电容而减弱磁场强度和影响作用深度。电缆与皮肤之间应垫以毡垫、棉垫等衬垫物，以免浅层组织过热，影响作用的深度和均匀度。电缆电极法又可以有盘缆法、缠绕法、圆盘电极法3种具体的操作方法。

1）盘缆法　根据不同治疗要求将2～3m的电缆盘绕成饼形、袢形、栅形、螺旋形等置于治疗部位（图5－5）。

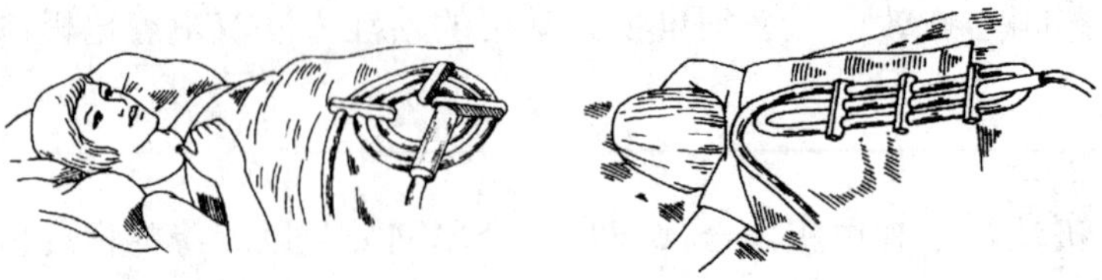

图5－5　腹部盘缆法和脊柱盘缆法

2）缠绕法　将电缆缠绕于肢体上，盘缆或缠绕电缆时，缆圈间距为2～3cm，盘、缠后留下的两端电缆以分缆夹妥善固定。电缆与皮肤间距1～3cm，以衬垫间隔（图5－6）。

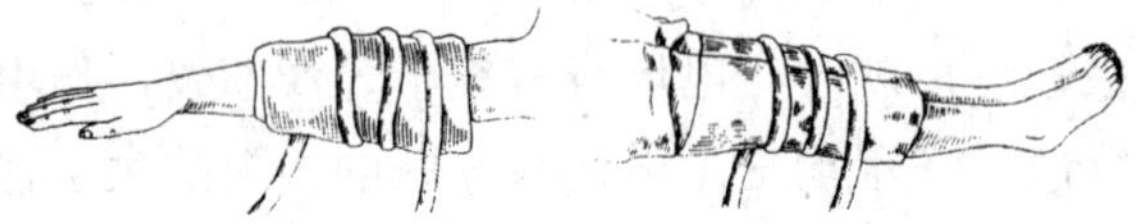

图5－6　上肢缠绕法和双膝缠绕法

3）圆盘电极法　将有绝缘胶木盒的盘状电极置于局部的治疗法（图5－7）。

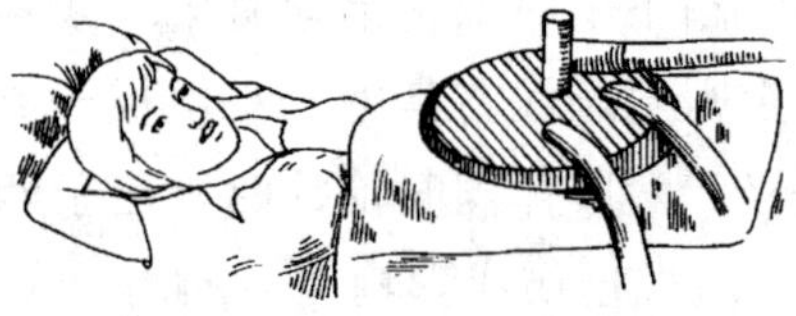

图5－7　腹部盘极法

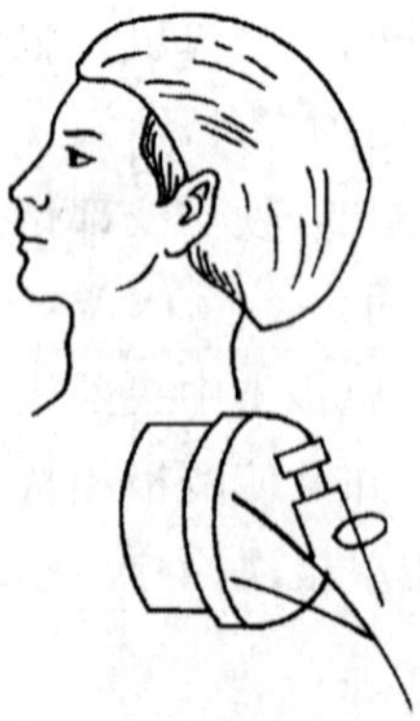

图5－8　肩背部涡电流电极法

（3）涡流电极法　将有绝缘胶木盒的涡流电极置于局部的治疗法，涡流电极可直接贴在皮肤上（图5－8）。

2. 治疗剂量、时间和疗程

（1）治疗剂量　治疗时在治疗仪输出谐振（电流表指针达到最高、测试氖光灯最亮）的情况下，通过调节电极与皮肤之间的间隙来达到治疗所需要的剂量。大功率治疗仪治疗时电极间隙较大，小功率治疗仪治疗时电极间隙较小。短波疗法的治疗剂量尚无准确实用的客观指标，目前确定治疗剂量主要根据患者主观的温热感觉程度、氖光管的辉度、在谐振工作状态下治疗机电子管阳极电流强度（毫安表读数）三个指标，将其剂量分为四级，具体分级见表5－2。

表 5-2 短波治疗剂量分级

分级	特点
无热量（Ⅰ级剂量）	患者无温热感，氖光管若明若暗，电流强度 100～120mA，适用于急性疾病
微热量（Ⅱ级剂量）	患者有刚能感觉的温热感，氖光管微亮，电流强度 130～170mA，适用于亚急性、慢性炎症
温热量（Ⅲ级剂量）	患者有明显而舒适的温热感，氖光管明亮，电流强度 180～240mA，适用于慢性疾病和局部血液循环障碍
热量（Ⅳ级剂量）	有明显的强烈热感，但能耐受，氖光管明亮，电流强度 240mA 以上，适用于恶性肿瘤的治疗

（2）时间和疗程　治疗急性伤病时采用无热量，5～10 分钟，每日 1～2 次，5～10 次为一个疗程；治疗急性肾衰竭时采用温热量，30～60 分钟，每日 1～2 次，5～8 次为一个疗程；治疗亚急性伤病时采用微热量，10～15 分钟，每日 1 次，15～20 次为一个疗程。

3. 操作程序

（1）取下患者身上所有的金属物品，选择合适体位，治疗部位可不裸露。

（2）按医嘱选用相应电极及治疗方法，不同类型电极的操作方法不同。采用盘形电极或鼓形电极时将电极置于治疗部位上；选用电缆电极时，将电缆按治疗部位的形状盘绕成各种形状，电缆电极留出的两端应等长，电缆一般盘绕 3～4 圈，电缆圈之间应相距 2～3cm。盘形电极、鼓形电极、电缆电极与皮肤之间间隔 1～3cm，其间可垫以毡垫、棉垫等衬垫物。采用涡流电极时，选用治疗所需的电极，安装于治疗仪的支臂上，移动支臂，使涡流电极置于治疗部位上，距离 1～3cm，也可贴近皮肤；采用电容电极时，选用治疗所需的电极，电极与皮肤之间间隔 1～3cm。

（3）检查仪器面板各项仪表处于未治疗时的起始位，接通电源，将输出旋钮调至“预热”档。

（4）按照治疗剂量要求与病灶部位的深度调节电极与皮肤之间的间隙。

（5）将输出旋钮调至“治疗”档，再调节“调谐”钮，使电流表指针上升达到最高的谐振点，使氖光灯在电极旁测试时亮度达到最明亮。

（6）根据患者情况和治疗要求选择治疗时间。

（7）治疗结束，按相反顺序关闭电源，取下患者身上的电极。

（8）治疗过程中两电极电缆不能接触、交叉或打卷，以防短路；电缆与电极的接头处及电缆与皮肤间需以衬垫隔离，以免烫伤；治疗中患者不能触摸仪器及其他物品；治疗中要询问患者的主观感觉，尤其对有感觉障碍者，以免烫伤。

四、临床应用

（一）适应证

1. 各种亚急性、慢性炎症　如胃炎、结肠炎、胆囊炎、肝炎、肺炎、支气管哮喘、支气管炎、膀胱炎、肾盂肾炎、非细菌性前列腺炎、盆腔炎性疾病、附件炎等。

2. 痉挛性疾病　内脏平滑肌痉挛（如胃肠痉挛等）、血管痉挛性疾病等。

3. 骨关节疾病　骨性关节炎、肩周炎、关节积液、骨折延期愈合等。

4. 风湿性疾病　风湿性关节炎、类风湿关节炎等。

5. 肿瘤　短波高热疗法配合放疗、化疗可用于较深部肿瘤的治疗。

6. 其他　神经痛、外周神经损伤恢复期、血栓性静脉炎、外伤血肿等。

（二）禁忌证

恶性肿瘤晚期、出血倾向、活动性肺结核、妊娠期、严重心肺功能不全、局部有金属异物、置入心脏起搏器者等。

（三）注意事项

1. 治疗室需绝缘，木地板，木床，暖气片等金属制品要加隔离罩，治疗机必须接地线。

2. 治疗部位不能有金属物品。

3. 治疗部位应干燥，禁止穿潮湿的衣物进行治疗。

4. 患者取舒适体位，治疗部位不平整时应加衬垫，使间隙加大；在骨突部位应加厚村垫，以免电力线集中穿过引起烫伤。

5. 电极宜大于病灶，电极板及电缆线均不能直接接触皮肤。

6. 输出导线不能交叉或打圈，不能相碰，否则会发生短路、电缆烧毁等影响治疗。电缆线不能直接接触患者皮肤，应用毛巾隔开，以防止意外发生。

7. 每次治疗时必须调节调谐旋钮，使机器在谐振状态下工作。当治疗剂量不合适时，可通过加大电极间隙或降低电压来调整。

8. 治疗中患者不能接触机器或其他金属物，操作者应经常询问患者治疗反应，及时调整剂量，尤其对感觉障碍者更应注意。

9. 治疗头部时剂量不宜过高，高频电流作用于半规管可引起头昏。

第三节　超短波疗法

应用超短波电流作用于人体以治疗疾病的方法，称为超短波疗法。由于治疗时采用电容电极所产生的是超高频电场作用，故又称超高频电场疗法。超短波电流很容易通过人体，在高频电场的作用下产生热效应和非热效应。超短波疗法的临床应用范围很广，是最常用的物理因子疗法之一。

一、物理特性

1. 基本特性　超短波电流的波长范围为1～10m，频率为30～300MHz。常用国产超短波电疗机有波长7.37m（40.68MHz）和6m（50MHz）两种。超短波电疗机的输出功率为200～400W。

2. 热效应和非热效应　超短波电场作用于机体主要产生热效应和非热效应，由于超短波电流的频率比短波电流更高，采用电容电场法治疗，非热效应显著。与短波电流相比，超短波电流对组织的作用更均匀。

（1）热效应　由于频率高，组织容抗小，电流很容易通过，不良导体甚至像骨等介质也能通过，电力线分布较均匀且深。它主要以位移电流方式通过机体组织，以介质损耗方式产热。超短波电疗法采用电容电场法进行治疗，人体作为介质置于两个电极之间，产热方式同短波电容电场法。用超短波治疗时，人体对超短波的阻抗更低，所以在脂肪不厚时，可以作用到较深的部位，作用也较均匀。双极对置时可达到骨部。脂肪过厚时，作用深度会受影响，可通过增加电极间隙和增加机器输出电压来解决。

（2）非热效应　超短波的非热效应较短波明显，非热效应并不意味着绝对无热的产生，只不过这种热不足以引起人的感觉反应或体温改变而已，其产生原因与下列因素有关：①乳脂、红细胞沿电力线成串珠状排列。②电子、离子、电介质旋转、振动。③组织对频率有选择作用，不同的组织结构、不同的细胞能产生热量，虽没有热感觉，但仍有生物学效应。④超短波振荡，离子、偶极子旋转振荡，使其与周围组织接触增多，物质交换增强，产生生理学作用。

考点提示 超短波疗法的波长范围、产热原理。

二、生物学效应及治疗作用

（一）生物学效应

1. 抗炎消肿 超短波抗炎作用显著，其机制主要为：改善局部血液和淋巴循环，使血管渗透性增强，局部白细胞和抗体增多，使炎症病灶迅速局限，病理产物和细菌毒素加速排出，消炎药物比较容易进入病灶；使病灶部位的pH向碱性转化，缓解酸中毒，使治疗部位组织兴奋性降低，局部渗出减少，有利于炎症的吸收消散。

2. 增强或者改善器官功能 人体用无热量和微热量超短波作用时，即可引起毛细血管扩张，在一定范围增加强度可使深部内脏血管扩张增强，并可保持数小时甚至数日之久，比其他疗法扩张血管作用更深更久；治疗剂量的超短波作用于肾上腺区，可使肾上腺皮质的功能增强，皮质类固醇的合成增加；超短波电流作用于胃肠，可以改善胃肠血液循环，刺激胃肠黏膜细胞功能，可缓解胃肠平滑肌的痉挛；无热量和微热量超短波电流作用后，骨髓造血功能增强，血细胞总数增加；超短波电场作用肾脏后有扩张肾血管、解除肾脏血管痉挛和促进利尿的作用。

（二）治疗作用

1. 减轻炎症反应作用 对各种急性、亚急性、慢性炎症，感染性和非感染性炎症均有很好的治疗效果。

2. 止痛作用 对各种神经痛、肌肉痉挛性疼痛、肿胀引起的张力性疼痛、缺血性疼痛、炎症疼痛均有良好的止痛效果。

3. 解痉作用 降低骨骼肌、平滑肌和纤维结缔组织的张力，减轻肌肉痉挛。

4. 抗肿瘤作用 大剂量超短波所产生的高热效应有抑制恶性肿瘤增殖作用，常与化疗配合用于表浅肿瘤的治疗。

5. 提高免疫力 增强免疫力，提高机体的抗病能力。

6. 加速组织生长修复 超短波的温热作用可促进组织修复生长。

7. 非热效应 可影响神经的兴奋性、提高免疫系统的功能。

三、治疗技术

（一）治疗设备

1. 连续超短波治疗机 又称超短波电疗机，输出的高频电磁波为等幅正弦波。目前常用治疗机的输出功率分为两种：小功率 50～80W，用于五官或较小、较浅表部位伤病的治疗；大功率 250～300W，用于较大、较深部位伤病的治疗。

2. 脉冲超短波治疗机 输出的高频电磁波为等幅脉冲正弦波，波形的特点是瞬间脉冲峰值高（脉冲功率可达 10000W），脉冲持续时间短（以微秒计），间歇时间长。脉冲超短波治疗机输出的波长为7.7m、6m，脉冲持续时间1～100μs，脉冲周期1～10ms，脉冲重复频率100～1000Hz，脉冲功率1～20kW。

（二）治疗方法

1. 电极 超短波疗法主要采用电容电场法治疗，电容电极按照其形状可分为板状电极、圆形电极和体腔电极三种。

2. 电极的放置操作方法 电极的放置方法有对置法、并置法、交叉法、单极法，其中以对置法、并置法最为常用。

（1）对置法 两个电极相对放置，电场线集中于两极之间，作用较深。放置两极时应注意两个电极之间的距离不应小于一个电极的直径。两肢体同时治疗时，应在两肢体骨突接触部位垫以衬物，以免电场线集中于骨突处，造成烫伤或影响作用的均匀度（图5－9）。

（2）并置法 两个电极并列放置，电场线分散，多用于表浅组织的病变。放置电极时还应注意两点：①电极与皮肤之间的间隙不宜过大。②两极之间的距离不应大于电极的直径，并且不应小于3cm。如果电极间距离过大，则电场线分散；距离过小则电场线过于集中，易引起皮肤烫伤，两者均影响疗效（图5－10）。

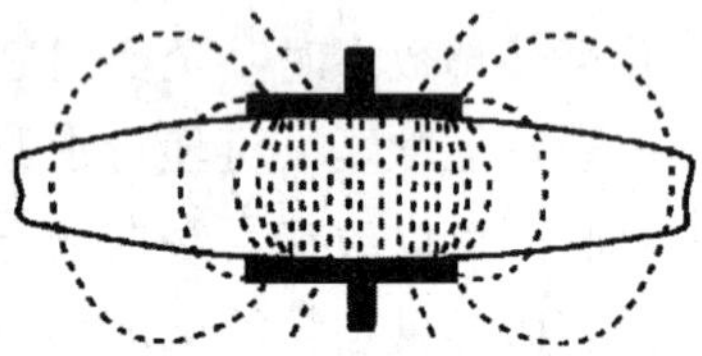

图5－9 对置法电极的放置方法与电场线分布示意图

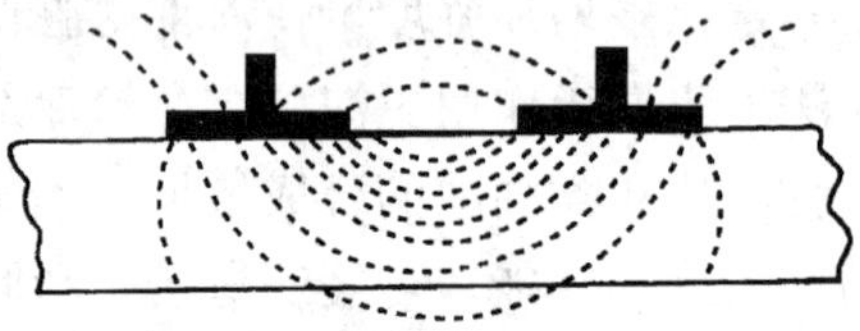

图5－10 并置法电极的放置方法与电场线分布示意图

（3）单极法 治疗时只使用一个电极，一般只用于小功率治疗仪，而另一个不使用的电极应远离且相背而置，否则会使电场线大量散发至四周空间，易造成电磁污染（图5－11）。

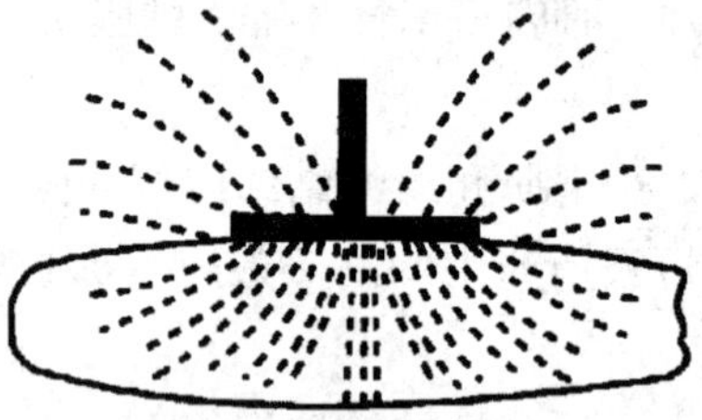

图5－11 单极法电极的放置方法与电场线分布示意图

3. 治疗剂量、时间与疗程

（1）剂量分级 根据患者的温热程度分为无热量、微热量、温热量、热量4个级别，与短波疗法分级一致。

（2）时间和疗程 根据患者病情和全身情况而定。急性病疗程宜短，慢性病疗程可适当延长。①急性炎症早期、肿胀严重时应采用无热量，每次治疗5～10分钟，肿胀减轻后改用微热量，每次治疗8～12分钟。②亚急性炎症一般用微热量，每次治疗10～15分钟。③慢性炎症和其他疾病一般用微热量或温热量，每次治疗15～20分钟。④急性肾功能衰竭用温热量，每次治疗30～60分钟。一般治疗每日1次或隔日1次，10～20次为一个疗程。急性炎症每日1～2次，5～10次为一个疗程。急性肾功能衰竭治疗每日1～2次，5～10次为一个疗程。

4. 操作程序

（1）治疗前应除去患者身上的金属物品，采取舒适体位，治疗部位皮肤可不裸露。

（2）根据病情选用电极，按医嘱放置电极于治疗部位，调节好电极与治疗部位体表的距离。

（3）检查机器各旋钮是否处于“0”位。接通电源，待灯丝预热 3～5 分钟后，调节调谐旋钮，使机器处于谐振状态。

（4）根据医嘱及患者感觉选择剂量大小，如需增减剂量时，可调节高压控制旋钮或灯丝电压控制旋钮。

（5）治疗中要经常询问、观察患者的反应，如发现患者有过热、心慌等不适症状出现，应立即停止治疗并给予及时处理。

（6）治疗结束后，切断电源，取下电极。

四、临床应用

（一）适应证

1. 炎症性疾病　包括软组织、五官和内脏器官的急性、亚急性炎症和慢性炎症急性发作等。

2. 疼痛性疾病　外周神经损伤、神经炎、神经痛、肌肉痛、坐骨神经痛、偏头痛等。

3. 血管和自主神经功能紊乱　血栓闭塞性脉管炎、雷诺综合征、痔疮、动脉硬化性闭塞等。

4. 消化系统疾病　功能性消化不良、消化性溃疡、胃肠痉挛、胆囊炎、慢性溃疡性结肠炎、过敏性结肠炎等。

5. 软组织、骨关节疾病　软组织扭挫伤、肌肉劳损、肩关节周围炎、颈椎病、腰椎间盘突出症、骨性关节炎、骨折延期愈合、关节积血、关节积液等。

6. 其他　烧伤、冻伤、急性肾功能衰竭、痛经等。

（二）禁忌证

恶性肿瘤、出血倾向、活动性结核、妊娠、严重心肺功能不全、治疗局部金属异物、置入心脏起搏器者、颅内压增高、青光眼等。

（三）注意事项

1. 治疗室应铺绝缘地板，采用木制床、椅，治疗机应接地线。

2. 患者治疗期间不可触及其他导体，电缆、电极下方垫棉垫或橡胶布。

3. 治疗时两电缆不能交叉或打圈，以免引起短路。

4. 治疗前应检查治疗部位有无皮肤破损或感觉障碍，过热可能引起损伤，故无特殊需要时不宜采用大剂量治疗。

5. 治疗部位有汗液、尿液时应擦干，以免引起皮肤烫伤。

6. 小儿骨骺、眼、睾丸、心脏、神经节、神经丛对超短波敏感，不宜采用大剂量。女性月经期应避免进行下腹部治疗。

7. 大功率超短波治疗不宜采用单极法。头部及小儿和老年人的心脏区域不宜进行大功率超短波治疗。

8. 慢性炎症、慢性伤口不愈合及粘连性肠梗阻患者不宜进行过长疗程的超短波治疗，以免引起结缔组织增生过度而使局部组织变硬、粘连加重，从而加重原发病。

第四节　微波疗法

应用微波电流作用于人体以治疗疾病的方法，称微波疗法。微波治疗时由辐射器中的天线通过反射罩将微波能作用于人体，或由微波辐射天线直接辐射人体，因此，微波疗法又称微波辐射治疗。

一、物理特性

1. 基本特性　微波电流是波长 1m～1mm、频率 300～300000MHz 的高频电流。根据波长不同可以将微波分为三个波段：分米波（波长 1m～10cm，频率 300～3000MHz）、厘米波（波长 10～1cm，频率 3000～30000MHz）、毫米波（波长 10～1mm，频率 30000～300000MHz，即 30～300GHz）。微波疗法常用的波长（频率）是：分米波疗法为 69cm（433.9MHz）、33cm（915MHz）；厘米波疗法为 12.25cm（2450MHz）；毫米波疗法为 8.3mm（37.50GHz）、7.11mm（42.19GHz）。

2. 辐射作用　微波介于超短波与红外线之间，某些物理特性与光波相似，可以在空间传播，在传播过程中呈单向束状传播，具有弥散性，遇到不同介质可产生反射、折射、散射、吸收等。微波辐射到人体时，一部分能量被吸收，一部分能量则为皮肤及各种组织所反射。人体组织对微波的吸收率取决于微波辐射的频率。富于水分的组织如血液、淋巴液、肌肉等能强烈地吸收微波的能量，产生大量热能，引起组织温度升高，而脂肪和骨组织吸收能量最少。分米波的能量吸收主要在导电的组织和介质中（血液、淋巴液、代谢物、激素、类脂质、内脏器官等），作用较均匀，吸收深度为 7～9cm，同时大部分能量在组织界面上反射，导致邻近组织过热。毫米波波长很短，易被含水量多的组织吸收，但有效穿透深度很浅，通常能量的 70%左右在皮肤的表皮和真皮层被吸收。

考点提示　微波疗法的基本特性、辐射作用特点。

二、生物学效应及治疗作用

（一）生物学效应

1. 对血液循环的作用　微波作用于生物体后局部血管明显扩张，血流速度加快，组织血流量特别是肌肉层血流量明显增加，在作用 10～15 分钟时血流量达到高峰，从而改善组织的血液循环，增强组织的营养，加快代谢，促使水肿吸收和代谢废物、炎症产物和致痛物质排出。

2. 对神经肌肉的作用　小剂量微波可增强神经系统的兴奋性；中大剂量则加强抑制作用。长时间接触小剂量微波后可能出现神经系统特别是自主神经系统功能紊乱的现象，如头痛、头晕、疲劳、记忆力减退、睡眠障碍、心律失常、血压波动等，脑电图出现慢波较多等抑制现象，但脱离微波的接触后，以上症状可逐渐消失。分米波作用于周围神经可使神经兴奋性降低，呈现镇痛作用；分米波作用于肌肉，可以缓解肌肉痉挛，降低肌肉张力。

3. 对内脏器官的作用　小剂量微波作用于心脏，可使心率变慢，心电图示房室传导延长；作用于缺血性心脏病患者的心脏区域，可以改善心肌血供，减轻心绞痛的症状。中小剂量作用于肺部，可使呼吸变慢，支气管痉挛缓解，肺通气量增加，有利于炎症的吸收。作用于胃肠区，中小剂量可缓解胃肠痉挛，抑制胃酸分泌，胃酸降低，胃肠的分泌、运动功能正常化；大剂量作用于胃肠区可使胃肠黏膜出血、坏死发生溃疡穿孔。作用于肝脏可使肝细胞肿胀、变性、出现空泡、坏死。作用于脑、心、肺等脏器，可见严重充血、水肿、出血、细胞变性、坏死等损伤。

4. 对内分泌腺的作用　小剂量微波作用于肾上腺区，兴奋肾上腺交感部分，使血中11-脱氢皮质酮和去甲肾上腺素含量增高；作用于胸腺、甲状腺区，可提高胸腺及甲状腺功能，淋巴细胞增生活跃，免疫球蛋白升高，降低肾上腺皮质的糖皮质激素活性，呈现免疫刺激效应；作用于头部，刺激下丘脑垂体-肾上腺皮质系统，使糖皮质激素在血液中的浓度和活性升高，呈现免疫抑制效应。

5. 对血液及免疫系统的作用　大剂量微波可使凝血时间延长，小剂量微波对血小板和凝血时间无明显影响。大剂量微波可使红细胞脆性增高、降低中性粒细胞数量，中小剂量可使中性粒细胞数量增多、淋巴细胞减少。动物实验证明，低强度的微波辐射可使中性粒细胞的吞噬能力下降，抗体生成受抑制。长期接触微波者血清中总蛋白和球蛋白增高，白蛋白/球蛋白比例下降，血清胆固醇增高，血清碱性磷酸酶活性增高。

6. 对眼睛的作用　眼睛对微波非常敏感。因为眼球是富含水分的具有多层界面的组织，吸收微波能量多，血液循环差，没有足够的血管散热，应用大功率照射眼睛时容易发生过热而使晶状体混浊，结膜充血水肿，形成微波白内障。

7. 对生殖系统的作用　睾丸对微波特别敏感。当微波辐射使睾丸温度高于35℃时，精子的产生减少，过量辐射可使曲细精管退行性变、萎缩，甚至局灶性坏死，故用微波辐射身体会阴部位时应将睾丸屏蔽防护。动物实验发现母鼠接受较大剂量微波辐射后卵巢功能和生育能力受损，妊娠母鼠可能出现早产、流产。但在长期接触微波辐射的男女性工作人员中尚未发现生育能力受影响的现象。

8. 对炎症过程的作用　对急性、亚急性及慢性炎症有减轻炎症反应的作用，这与微波的温热作用有关。受微波辐射的机体可出现局部血管扩张，血流加快，使组织内吸收加快。在急性炎症阶段，病灶部位的炎症介质含量增加，微血管功能紊乱、管壁和组织通透性升高。在小剂量微波辐射作用下，病灶中炎症介质含量降低，该作用是通过抑制炎症介质合成实现的。但中等以上剂量的微波辐射急性炎症病灶，则会使病灶炎性介质含量增加，从而导致炎症快速进展，故对急性炎症病灶治疗宜采用小剂量。在亚急性及慢性炎症阶段，中等剂量的微波辐射作用后，可促进炎症产物的吸收和组织修复过程的加快。

（二）治疗作用

1. 分米波和厘米波的治疗作用　分米波疗法和厘米波疗法的治疗作用与超短波疗法相类似，温热作用可使组织血管扩张、改善血液循环、改善组织代谢和营养，还具有镇痛、脱敏、急性或亚急性炎症消散、促进组织细胞再生修复、缓解骨骼肌和平滑肌痉挛、调节神经功能等作用。

2. 毫米波的治疗作用　毫米波对人体的作用与分米波和厘米波有所不同，属于极高频电磁波，目前认为毫米波通过与人体内粒子发生谐振产生治疗作用。治疗时采用低能量辐射，虽不产生温热作用但热外作用明显，能量通过人体内RNA、DNA、蛋白质等大分子相干振荡的谐振效应向深部传送而产生远隔效应。其治疗作用主要有：消炎、止痛；促进上皮组织生长、加速伤口愈合；促进骨痂生长、加速骨折愈合；增强人体免疫功能；对肿瘤细胞生长有抑制作用。

三、治疗技术

（一）治疗设备

1. 治疗仪 微波治疗仪频率多为2450MHz，波长12.24cm；频率915MHz，波长22.78cm，最大输出功率为200W。

2. 微波辐射器

（1）非接触式辐射器　治疗时辐射器不接触皮肤，微波在空间反射。辐射器有多种形状以适应个体治疗的需要，主要有以下 4 种：①半球形、圆柱形辐射器（图 5－12）。②矩形辐射器（图 5－13）。③马鞍形辐射器（图 5－14）。④凹槽形辐射器（图 5－15）。各类非接触式辐射器的特点见表 5－3。

表 5－3　非接触式辐射器分类及特点

分类	特点
半球形和圆形	适用于体表治疗，辐射器与体表距离为 10cm
矩形	适用于脊柱、肢体部位的治疗
马鞍形	适用于治疗面积较大、凹凸不平的部位，治疗时将辐射器紧贴治疗部位
凹槽形	适用于面积较大部位的治疗，为分米波治疗专用辐射器

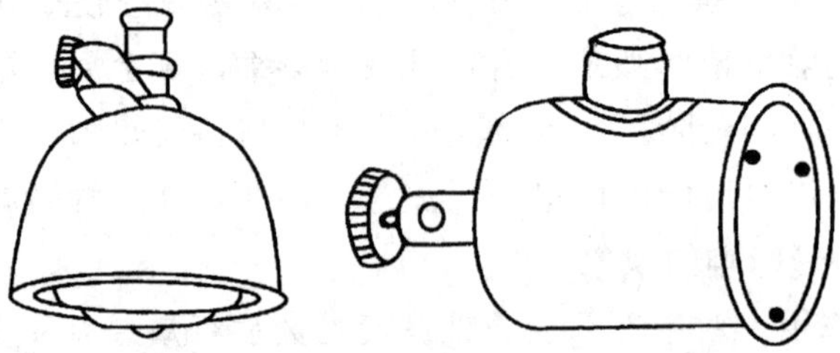

图 5－12　半球形、圆柱形辐射器示意图

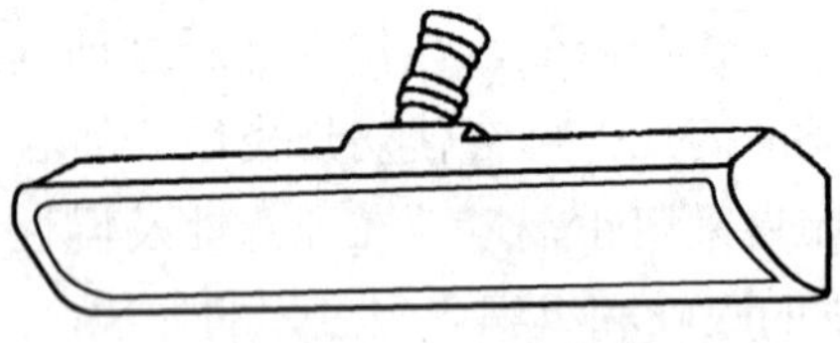

图 5－13　矩形辐射器示意图

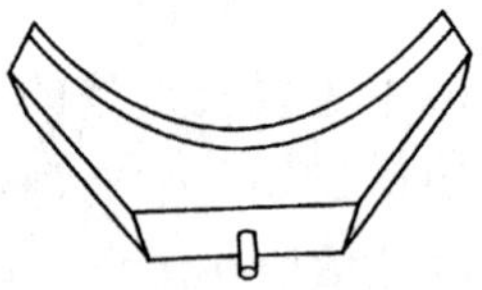

图 5－14　马鞍形辐射器示意图

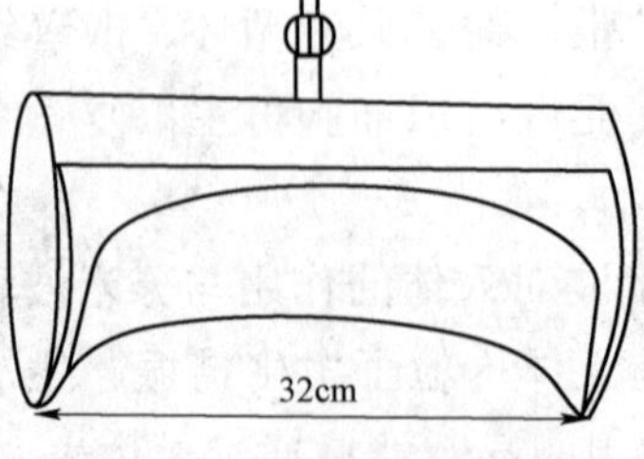

图 5－15　凹槽形辐射器示意图

（2）接触式辐射器　主要包括聚焦辐射器和体腔辐射器两种。①聚焦辐射器，即治疗时辐射器与皮肤接触，漏能较小，它的特点是能把微波辐射集中作用于相当小的范围内（图 5－16）。②体腔辐射器主要适用于直肠、前列腺、阴道、宫颈、外耳道等部位的疾病的治疗，体腔辐射器多呈不同直径的长圆柱形，微波呈全径向辐射、半径向辐射或轴向辐射（图 5－17）。

治疗时，聚焦辐射器或体腔辐射器均可与人体皮肤接触。由于反射消耗少，所以使用这类辐射器只需要相当于圆形或长形辐射器所需要功率的 10%～15%即可以达到治疗效果。

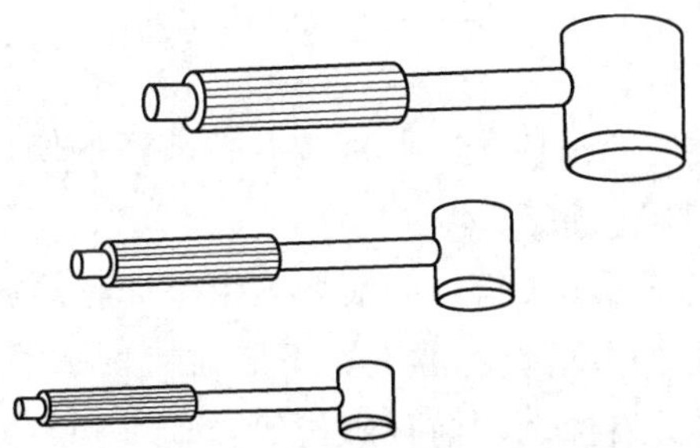

图 5－16　聚焦辐射器示意图

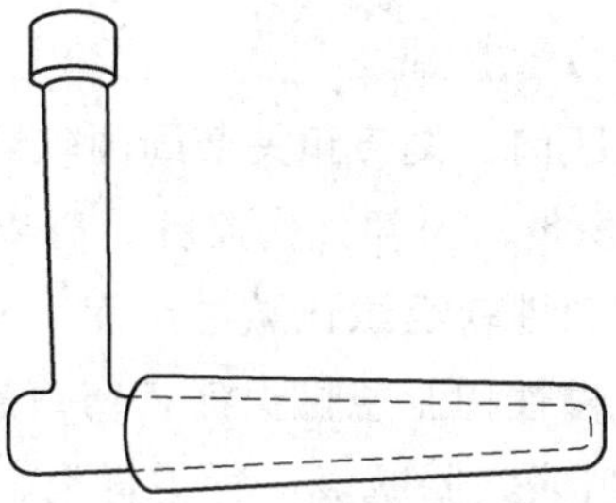

图 5－17　体腔辐射器示意图

（二）治疗方法

1. 各种辐射器的应用方法

（1）有距离辐射法　适用于非接触式辐射器，如采用圆形、圆柱形及矩形辐射器，照射时辐射器中心对准病患部位，辐射器与人体表面有一定距离，一般辐射距离为 7～10cm。

（2）接触辐射法　适用于接触式体表辐射器。使辐射器口紧贴治疗部位皮肤。用体腔辐射时，适用于阴道、直肠腔内治疗。患者取截石位或侧卧位，先在辐射器外套以消毒的耐热乳胶套，套外涂少量消毒液状石蜡或凡士林等润滑剂后伸入阴道或直肠内，以沙袋将辐射器尾端及电缆固定好。用体腔辐射器时，由于接触面积较少，反射消耗也少，使用功率也不宜超过 10W。

（3）隔沙辐射法　为有距离辐射的一种，治疗时在辐射器与皮肤之间用沙子替代空气间隙。由于介电常数的特征，微波经沙时，更易于集中成束，散射显著减少，可以有效降低微波辐射在空气间隙的反射和散射，因而人体吸收的功率比不用沙子时大一倍，故治疗剂量通常应减少一半。冲洗干净、干燥后的河沙、海沙、沙漠中的沙均可用于此法，沙粒宜细小均匀。

2. 治疗剂量、时间与疗程　分米波疗法的治疗剂量取决于辐射器的类型、辐射距离、输出功率和治疗时间。

（1）治疗剂量　根据患者全身情况和具体病情而定，一般规律是急性期剂量宜小，慢性期剂量可稍大些，微波疗法治疗剂量的分级法与短波、超短波疗法相同。

（2）时间和疗程　依据患者全身情况和具体病情而定，急性病，每次治疗 5～10 分钟，每日治疗 1 次，3～6 次为一个疗程；慢性病，每次治疗 15～20 分钟，每日或隔日治疗 1 次，10～20 次为一个疗程。

3. 操作程序

（1）检查机器各辐射接头，检查输出调节是否在“0”位，接通电源，治疗机预热。

（2）患者取下身上一切金属物品，患者采取舒适体位，根据治疗部位的大小，选择合适的辐射器，调好辐射器与体表的距离。

（3）打开治疗开关，将辐射器对准治疗部位，调节输出至所需要的电压，转动定时器至所需时间。

（4）治疗结束时，关闭输出及电源，移开辐射器，协助患者离开治疗室。

考点提示 微波辐射器的类型、特点及临床选择应用。

四、临床应用

（一）适应证

1. 肌肉、关节和关节周围软组织的炎症和损伤 滑膜炎、肌肉痛、关节扭挫伤、肌炎、纤维组织炎、局部外伤血肿、肩周炎、关节炎、腰腿痛等。

2. 急性软组织化脓性炎症 如痈、乳腺炎、蜂窝织炎等，但治疗效果不如超短波疗法。

3. 慢性和亚急性炎症 伤口愈合迟缓、鼻炎、中耳炎、喉炎、下肢血栓性脉管炎、胆囊炎、肝炎、膀胱炎、肾盂肾炎、盆腔炎性疾病、附件炎、前列腺炎等。

4. 内脏疾病 胸膜炎、支气管哮喘、支气管肺炎、胃十二指肠溃疡、结肠炎等。

5. 神经系统疾病 神经痛、神经炎、神经根炎、外周神经损伤、脊髓炎、多发性硬化等。

（二）禁忌证

恶性肿瘤晚期、出血倾向、结核病、妊娠期、严重心肺功能不全、治疗局部有金属异物、置入心脏起搏器者，以及身体状况差不能耐受治疗者。

（三）注意事项

1. 严禁无负荷开机，开机前，必须检查电缆各接头是否已拧紧，否则容易出现没有输出、接头处发生高热，甚至损坏磁控管。

2. 治疗时不必裸露皮肤，但必须去除潮湿的衣物、易燃的衣物、湿敷料、局部药膏等，避免局部皮肤灼伤。

3. 对感觉障碍或血液循环障碍的部位治疗时，不应仅依靠患者的感觉来调节剂量，治疗剂量宜稍小。

4. 治疗操作时需注意保护工作人员及患者眼部或佩戴微波专用防护眼镜，避免微波直接辐射眼部或由金属物反射至眼部而引起白内障等眼部疾病。

5. 治疗区域及附近不应有金属物品，当体内有金属固定钉、骨科钢板等存留又必须治疗时，应用很小剂量照射。

6. 不宜进行眼部、男性会阴部位的照射，如需要在其附近区域治疗时，使用防护镜或防护罩对眼和睾丸进行保护。

7. 对老年人和儿童患者慎用，因老年人血管弹性较差，多伴有动脉硬化；儿童对热不敏感，易致烫伤。

8. 微波对生长中的骨和骨骺有损害，能破坏骨骺，因此生长中的骨骺及骨折后骨痂形成前，不宜在该局部照射。

9. 长期从事微波治疗的工作人员，应注意个人防护。

第五节　高频电热疗法

扫码"看一看"

应用高频电流的热作用治疗恶性肿瘤的电疗法称为高频电热疗法。

一、物理特性

高频电热疗法根据应用频率不同分为射频电热和微波电热两种，射频电热包括中波、短波和超短波；微波电热常用分米波和厘米波。短波波长为22m、频率为13.56MHz；超短波波长为7.37m、频率为40.68MHz；分米波波长为0.328m、频率为915MHz；厘米波波长为0.125m、频率为2450MHz。

二、生物学效应及治疗作用

（一）生物学效应

1. 抑制DNA、RNA和蛋白质合成　将肿瘤细胞在高频电流的热作用（43℃）下持续2小时后，细胞核内的DNA、RNA合成及细胞质内的蛋白质合成明显受到抑制；而相同温度条件下，再生的正常肝细胞则无变化。

2. 对细胞的作用　高热使细胞膜中的脂质和蛋白质发生变化，使细胞膜的通透性增高，膜内低分子蛋白质外溢，导致细胞破坏；高热作用后可使细胞溶酶体的活性升高，从而加速肿瘤细胞的破坏；高热时肿瘤细胞骨架排列紊乱，失去完整性，细胞功能受损导致细胞死亡。

3. 对免疫系统的作用　肿瘤细胞破坏后释放出抗原，刺激机体的免疫系统，增强对人体肿瘤的免疫功能。

（二）治疗作用

1. 杀灭肿瘤细胞　当肿瘤组织温度升高至41～45℃，并维持30分钟以上，可杀灭肿瘤细胞。作用原理如下。

（1）高热使肿瘤细胞膜最先受到破坏，同时高热抑制肿瘤细胞DNA、RNA和蛋白质的合成，使肿瘤细胞增殖受到抑制，导致肿瘤细胞死亡。

（2）高热使肿瘤细胞中溶酶体的活性升高，加速肿瘤细胞死亡。

（3）高热抑制了肿瘤细胞的呼吸，导致细胞无氧糖酵解增强，所产生乳酸增加而促进溶酶体的活性升高，最终导致肿瘤细胞死亡。

（4）高热提高正常细胞的免疫功能，促进肿瘤细胞死亡。

2. 与放疗有协同作用

（1）对放射线不敏感的S期细胞，对热敏感。细胞分裂越快的肿瘤，对高热越敏感。

（2）慢性氧缺乏、营养不良和处于pH低值环境的肿瘤，对放射线敏感性差，对高热敏感。

（3）减轻放疗对组织的负损伤。

3. 与化疗有协同作用　高频热疗法与化疗联合，对肿瘤治疗有协同作用，提高疗效，降低药物剂量，减轻毒副作用。

（1）高热能够促进药物接近靶细胞，改变细胞膜的通透性，使化疗药物进入细胞内增多，增强化学反应，增强DNA损伤，影响DNA损伤的修复，大大增强药物的敏感性。

（2）破坏细胞膜的稳定性，使其通透性增加，从而促进化疗药物的渗透和吸收。

（3）防止化疗耐药性的产生，对出现耐药的患者，与热疗联合治疗，可部分逆转耐药，仍能有效杀灭肿瘤细胞。

三、治疗技术

（一）治疗设备

1. 短波、超短波热疗 治疗机频率 8MHz、13.56MHz、40.68MHz；输出功率 1000～2000W。

2. 微波热疗 利用微波将组织加热至能够杀灭癌细胞的温度以治疗肿瘤的一种方法，治疗机多采用434MHz、915MHz分米波，输出功率500～1000W；2450MHz厘米波，输出功率200W。

（二）治疗方法

高频电热疗法常用的治疗方法有射频电热疗法和微波电热疗法两种，射频电热疗法包括电容电场电热法、电感电热法、组织间电热法，见表5-4；微波电热疗法包括体表辐射法、体腔内辐射法、组织间电热法，具体见表5-5。

表5-4 射频电热疗法

分类	特点
电容电场电热法	适用于部位较深的内脏器官肿瘤，多用8MHz、13.56MHz短波，40.68MHz超短波
电感电热法	适用于治疗较表浅的肿瘤，多用27.12MHz短波
组织间电热法	适用于表浅肿瘤，多用500kHz～10MHz短波

表5-5 微波电热疗法

分类	特点
体表辐射法	适用于体表或部位较浅的肿瘤
体腔内辐射法	适用于食管癌、直肠癌、宫颈癌等，多用915MHz、2450MHz，功率小于50W
组织间电热法	适用于治疗肿瘤及内脏肿瘤的术中电热疗法

3. 治疗剂量、时间和疗程

（1）治疗剂量 目前电热疗法的剂量指标是电热温度和持续时间，应用热量级（Ⅳ级）剂量，使肿瘤温度达到43℃以上。

（2）时间和疗程 每次治疗30～60分钟，尽可能在电热疗法开始10～15分钟内达到有效温度，每周1～3次，5～15次为一个疗程。

4. 操作程序

（1）根据病变部位选用恰当的辐射器，体外辐射器的直径大于病变部位2～3cm，患者取合适体位，取下身上所有的金属物品，裸露治疗部位，将辐射器置于治疗部位。

（2）接通电源后主机自动预热3分钟，根据需要预置输出功率、治疗温度和治疗时间等工作参数。

（3）输入完毕，程序延时2分钟后自动接通高压进行治疗。

（4）治疗完毕，计算机发出信号，功率自动调至“0”位之后，取下辐射器。操作者可按计算机显示屏指示，输入被治疗者的病情资料，存入计算机。

四、临床应用

（一）适应证

1. 表浅肿瘤 皮肤癌、颈部淋巴结转移癌、乳腺癌、恶性黑色素癌、恶性肿瘤术后皮下种植转移癌等。

2. 深部肿瘤 食管癌、胃癌、直肠癌、膀胱癌、前列腺癌、宫颈癌等。

（二）禁忌证

1. 体表和体内的金属，置入心脏起搏器的患者。

2. 出血性疾病和出血倾向，重要脏器衰竭发展趋势或功能不全者。

3. 神经源性体温调节障碍、知觉障碍的患者，妊娠期妇女、月经期妇女。

4. 头部禁用高频透热治疗，体温超过 38℃的患者。

5. 急性炎症活动期、结核活动期患者，结石嵌顿疼痛期。

（三）注意事项

1. 严格执行治疗仪的操作规程并注意保护，不准无负载开机，切勿向四周空间、机器主机电子装置、金属材料照射。

2. 在治疗区域内不得有金属物品；置入心脏起搏器或心脏电极的患者和妊娠期妇女应禁止使用并远离机器；切勿对眼及睾丸照射。

3. 热疗时必须使肿瘤局部温度在数分钟内达到 43℃以上。治疗过程中要严密观察，防止皮肤烫伤。

本章小结

高频电疗法是应用频率大于 100kHz 的高频电流作用于人体治疗疾病的治疗方法。高频电疗法按波长不同可分为长波疗法（共鸣火花疗法）、中波疗法、短波疗法、超短波疗法、微波疗法，微波疗法又分为分米波、厘米波、毫米波疗法。其作用方式有火花放电法、直接接触法、电容电场法、电感法、电磁波辐射法。高频电流作用于人体时主要产生两种效应，即热效应和非热效应。高频电磁波是非电离辐射，对人体健康有一定的影响，在临床工作中要采取恰当的安全防护措施和正确的操作流程，明确高频电疗法的适应证和禁忌证，选择合适的治疗方法和治疗剂量。

习　题

扫码“练一练”

一、选择题

（一）A_1 型题

1. 高频电疗法的频率大于（　　）。

A. 50kHz　B. 60kHz　C. 100kHz　D. 150kHz　E. 200kHz

2. 超短波的波长范围是（　　）。

A. 50～1m　B. 40～1m　C. 30～1m　D. 20～1m　E. 10～1m

3. 微波的波长范围是（　　）。

A. 1mm～1cm　B. 1mm～5cm
C. 1mm～10m　D. 1mm～1m
E. 1mm～20m

4. 超短波疗法的治疗作用不包括（　　）。

A. 扩张血管、改善血液循环、消炎　B. 大剂量促进神经再生
C. 缓解平滑肌、横纹肌痉挛　D. 大剂量有利尿作用
E. 小剂量促进肉芽结缔组织增生，促进伤口愈合

5. 超短波疗法主要是（　　）。

A. 欧姆损耗产热　B. 机械产热
C. 光辐射产热　D. 介质损耗产热为主
E. 共振吸收产热

6. 长波疗法适应于（　　）。

A. 功能性疾病　B. 急性、亚急性疾病为主
C. 慢性病为主　D. 亚急性、慢性病为主
E. 急性、慢性病为主

7. 减幅正弦波在临床常见于（　　）。

A. 短波疗法　B. 超短波疗法
C. 微波疗法　D. 共鸣火花疗法
E. 脉冲超波疗法

8. 短波疗法的输出形式（　　）。

A. 减波正弦波　B. 等幅正弦波
C. 脉冲正弦波　D. 脉冲减幅波
E. 减幅正弦波

9. 微波疗法主要是（　　）。

A. 欧姆损耗产热　B. 机械产热
C. 光辐射产热　D. 介质损耗产热为主
E. 共振吸收产热

10. 以下不是超短波疗法禁忌证的是（　　）。

A. 妊娠　B. 出血倾向
C. 急性肾功能不全　D. 治疗局部有金属异物
E. 结核

11. 高频电疗法镇痛作用的原理不包括（　　）。

A. 降低感觉神经的兴奋性
B. 温热觉的冲动传入中枢，干扰痛觉的传入
C. 改善血液循环，促进致痛物质的排除
D. 减轻缺血性疼痛
E. 脑内吗啡样物质释放增多

12. 确定短波与超短波治疗剂量时应该考虑的因素不包括（　　）。

A. 电极面积　B. 病变的部位　C. 空气间隙　D. 作用时间　E. 输出强度

13. 适合直接在眼部进行治疗的物理因子包括（　　）。

A. 紫外线　B. 红外线　C. 厘米波　D. 直流电　E. 毫米波

14. 分米波治疗时，不需要避免治疗的部位包括（　　）。

A. 盆腔脏器　B. 眼　C. 会阴部　D. 睾丸　E. 小儿骨骺

15. 不属于高频电流特点的是（　　）。

A. 兴奋神经组织　B. 引起肌肉兴奋　收缩反应

C. 电极不可直接接触皮肤　D. 无电解作用

E. 有电泳现象

16. 超短波疗法，电极的放置方法不包括（　　）。

A. 对置法　B. 并置法　C. 双极法　D. 单极法　E. 交叉法

（二）A_2 型题

17. 王某，女性，56 岁，因“反复咳嗽、咳痰 10 余年，近 1 周加重”为主诉入院。患者常年服用药物控制，咳嗽、咳痰多伴有气喘，痰呈黄色，不易咳出。查体，桶装胸、双肺可闻及湿啰音，临床诊断为慢性阻塞性肺疾病，应选用（　　）的方法进行治疗更好。

A. 超短波疗法　电容电极法　B. 微波疗法　胸背部对置法

C. 高频电热疗法　电容电极法　D. 短波疗法　胸背部对置法

E. 红外线疗法　电容电极法

（三）A_3/A_4 型题

李某，女性，56 岁。因“右肩关节周围疼痛、活动受限半年，近 2 天加重”为主诉就诊。经检查患者的右肩关节前屈、后伸、外展、外旋和内旋活动均受限，关节僵硬，基本生活自理，在肩峰下有明显压痛点。查体：ROM 评定：肩关节前屈 120°，后伸 10°，外展 100° 内旋 50°，外旋 65°。X 线检查无明显异常。诊断为肩关节周围炎。

18. 此患者不可以应用哪种治疗方法（　　）。

A. 短波疗法　B. 超短波疗法

C. 微波疗法　D. 高频电热疗法

E. 红外线疗法

19. 在治疗时，我们应该如何放置电极（　　）。

A. 固定法　B. 移动法　C. 抽吸法　D. 缠绕法　E. 并置法

20. 在治疗时，合理的治疗量是（　　）。

A. 无热量 10～15 分钟　B. 微热量 10～15 分钟

C. 湿热量 10～15 分钟　D. 热量 10～15 分钟

E. 微热量 30～60 分钟

二、案例分析

患者孙某，男性，52 岁，木工，6 个月前过度劳累后出现左肘关节外侧疼痛，劳作时疼痛加重，休息后疼痛缓解，患者未曾治疗，1 周前患者又因为劳累过度疼痛加重，休息后疼痛无明显缓解，来医院就诊，查体：左肘关节处无红肿无畸形，无明显活动障碍，肱骨外上髁局限固定压痛，伸肌腱牵拉试验阳性，余未见明显异常。临床诊断为左肱骨外上髁炎，拟用超短波疗法进行治疗。

问题：1. 简述超短波疗法治疗该疾病的治疗原理及治疗作用。

2. 治疗剂量及治疗时间应如何选择？

（来卫东）

第六章

光 疗 法

学习目标

1. **掌握** 光疗法概念、分类，治疗作用，操作技术及临床应用。
2. **熟悉** 红外线疗法、可见光疗法、紫外线疗法、激光疗法的治疗原理及注意事项。
3. **了解** 红外线疗法、可见光疗法、紫外线疗法、激光疗法的物理特性。
4. 学会根据患者的具体情况选择合适的治疗方法，并正确实施光疗治疗技术。
5. 具有规范开展光疗法治疗活动的能力，能够与患者及家属进行良好沟通，开展健康教育。

扫码“学一学”

第一节 概 述

案例讨论

【案例】

患者，男性，28 岁，半个月前打篮球时不慎将左踝关节扭伤，经诊断为踝关节外侧韧带撕裂，经休息、踝关节制动半个月后，发现踝关节淤血肿胀明显，同时伴有踝关节运动障碍。医生检查后诊断为踝关节韧带撕裂恢复期，建议采用红外线治疗。

【讨论】

1. 如选用光疗法进行康复，应选哪类？原因是什么？
2. 该患者应用该光疗法治疗时，治疗师如何操作？
3. 简述该疗法的治疗作用。

光疗法有着悠久的历史，早在公元前人类就有使用天然日光治疗疾病（慢性疼痛、皮炎）的记录，直到 19 世纪麦克斯韦提出电磁理论才使人们认识到了光的本质及生物效应，随之光疗仪器逐渐问世，使光疗得到快速发展。

一、概念

光疗法（phototherapy）就是利用人工光源或自然光源防治疾病和促进机体康复的治疗方法，光疗法主要包括红外线疗法、可见光疗法、紫外线疗法、激光疗法，是临床上常用的治疗方法。

二、物理特性

（一）光的性质

按照光波波长的排列，光谱可依次分为红外线、可见光、紫外线三部分。波长的计量单位为微米（μm）和纳米（nm），1mm=1000μm，1μm=1000nm。光在空气中传播的速度为 3×10^8m/s，波长=速度/频率。光是一种电磁波，还是一种以光速移动的带有不同能量的粒子，被称为光子。光的能量（E）=普朗克常数（H）×光速（C）/光的波长（λ），H 为普朗克（Plank）常数，与能量、频率成正比，与波长呈反比。因此，波长越长，光子能量越小，光波频率越高、能量越大。如远红外线光子能量小，表现比较温和，没有穿透力，只能温热体表皮肤；紫外线的光子能量比较大，表现得比较厉害，能够杀菌。波长在 0.6～1.6μm 范围内的光线能够穿透皮肤与皮下软组织，最深可达 10mm，它主要包含橙色光线、红色光线、近红外线；因此，人们把这一波段的光称为光线里的黄金。

临床常用的光源按发光机制可分为，第一类热辐射光源（如白炽灯、烤灯、远红外线治疗仪等），第二类是气体放电辐射光源（如日光灯、紫外线光源），第三类为受激辐射光源（激光器）。

（二）光谱

光谱是复色光经过散色系统（如光缆、棱镜）分光后被散开的单色光，按波长或频率大小依次排列的图案，全称为光学频谱。光谱是电磁谱的一部分，它包括可见光和不可见光。不可见光包括红外线和紫外线，肉眼可见的是可见光，波长在 400～760nm，可见光经三棱镜分光后形成一条由红、橙、黄、绿、蓝、靛、紫 7 色组成的光带，称为可见光光谱。波长大于红色光波长的光线，位于红光之外为红外线，波长小于紫色光波长的光线，位于紫光之外称为紫外线（图 6－1）。

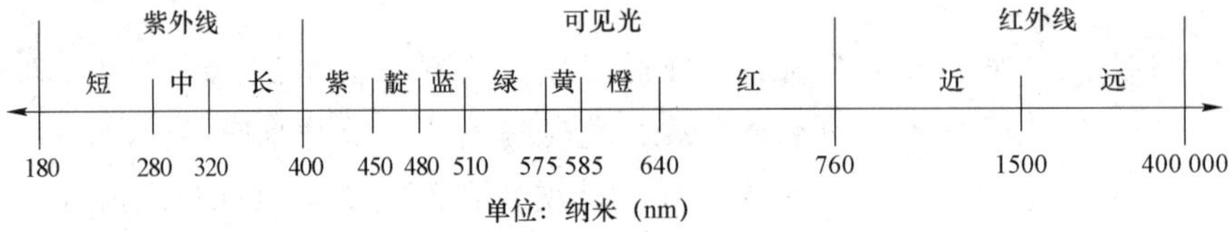

图 6－1　光谱

三、光疗法的分类

（一）红外线疗法

在光谱中，应用波长在 760～400000nm 的红外线治疗疾病的方法为红外线疗法。红外线以热辐射形式作用于人体，受热后局部循环改善，水肿吸收，疼痛减轻，修复组织，临床上常用来治疗软组织损伤、劳损、骨性关节炎等疾病，其作用机制是热效应，因此又被称为热射线。

（二）可见光疗法

在光谱中，应用波长在 400～760nm 的可见光治疗疾病的方法称为可见光疗法。可见光中的红光可使中枢神经兴奋，蓝光、绿光用于镇静，蓝紫光对新生儿高胆红素血症有治疗效果，其作用机制是热效应和光化学效应。

（三）紫外线疗法

在光谱中应用波长在 180～400nm 的紫外线治疗疾病的方法称为紫外线疗法。紫外线作用于人体，引起一系列化学反应，有消炎止痛、抗佝偻病的作用，常用于治疗皮肤化脓性炎症、银屑病及玫瑰糠疹等皮肤病，各种疼痛性疾病和软骨病等，其作用机制主要是光化学效应，因此又有光化学射线之称。

考点提示 光疗法波长长度。

（四）激光疗法

受激辐射放大的光称为激光，以各种形式的激光治疗某些疾病的方法称为激光疗法。激光的主要特征有高方向性、高亮度、单色性好、相关性好等。激光的生物学效应有热效应、压力效应、光化学效应、电磁效应等。激光的治疗作用依其能量的大小而不同，低能量的激光主要有抗炎、促进上皮生长的作用，高能量的激光由于其对组织的破坏作用，可用于切割、灼烧或焊接组织，因此又有光针之称。

第二节 红外线疗法

红外线是不可见光线，其波长在 760～400000nm 之间，用红外线防治疾病和促进机体康复的方法称为红外线疗法（infrared therapy）。所有高于绝对零度（－273℃）的物体都可以产生红外线，现在物理学称之为热射线，医用红外线可分为近红外线（短波红外线）与远红外线（长波红外线）。

一、物理特性

远红外线照射时，绝大部分被反射或为浅层皮肤组织吸收，穿透皮肤的深度仅达 0.05～2mm，因而只能作用到皮肤的表层组织；近红外线以及红色光的近红外线部分穿透组织时最深穿透深度可达 5～10mm，能直接作用到皮肤的血管、淋巴管、神经末梢及其他皮下组织。红外线位于光谱的可见光红光以外，故称为红外线，不能引起视觉效应，其光子能量小被组织吸收后不能引起光化学反应和光电效应，只能引起分子的振动而产生热效应，使组织温度升高。

二、治疗作用

红外线治疗疾病的基础主要是热作用，在红外线照射下，组织温度升高，分子运动加速，使毛细血管扩张、血流加速、血液循环明显改善、物质代谢功能增强、组织细胞再生能力提高，不同组织吸收红外线的能力不同，其对人体产生的作用也不相同。

1. 消炎作用 红外线照射可改善血液循环和组织营养，促进局部渗出物的吸收及肿胀消退，增强人体免疫功能，提高细胞的吞噬能力，有利于慢性炎症消散，具有消炎、消肿作用，主要是用于治疗各种类型的慢性炎症。

2. 促进组织再生 红外线照射损伤局部，可以改善组织营养，纤维细胞合成纤维细胞再生能力增强，促进肉芽组织和上皮细胞的生长，增强组织的修复和再生功能，主要用于软化瘢痕，加速伤口及溃疡的愈合。

3. 缓解肌肉痉挛 红外线照射可以减弱横纹肌和胃肠道平滑肌的肌张力，热作用使骨骼肌肌梭中的γ传出神经纤维兴奋性降低，牵张反射减弱，肌肉松弛，使皮肤温度升高，通过热的反射作用使胃肠道平滑肌松弛、蠕动减弱。主要用于治疗肌肉痉挛、扭伤、劳损和胃肠道痉挛。

4. 降低神经系统的兴奋性 红外线照射可降低神经系统的兴奋性，解除肌肉痉挛而起到镇痛作用。

5. 镇痛 对多种原因所致疼痛，红外线均有一定的镇痛作用，其作用机制是多方面的，如对于组织张力增加所致肿胀性疼痛，红外线可通过促进局部渗出物吸收、减轻肿胀而镇痛；对于肌痉挛性或缺血性痛可通过缓解肌肉痉挛、改善局部血液循环，降低肌张力而止痛，对于神经痛可通过降低感觉神经兴奋性、提高痛阈和耐痛阈而镇痛。

知识拓展

红外线吸收及红斑反应

人体不断向外周辐射红外线，同时吸收来自外界的红外线，红外线照射体表后，一部分被反射，另一部分被皮肤吸收，皮肤对红外线的反射程度与色素沉着的情况有关，用波长0.9μm的红外线照射时，无色素沉着的皮肤反射其能量约60%，而有色素沉着的皮肤反射其能量约为40%。

足够强度的红外线照射皮肤时，可出现浅红色或鲜红色的红斑，红斑呈斑纹状或网状，与未照射的区域无明显的界限，停止照射5～10分钟红斑即可消失。大剂量红外线多次照射皮肤时，可产生褐色大理石样的色素沉淀，这与热作用加强了血管壁基底细胞层中黑色素细胞的色素形成有关。

三、治疗技术

（一）治疗设备

1. 红外线辐射器 特定电磁波治疗仪、频谱治疗仪均属于此类，包含落地式和手提式两种。它是将电阻丝缠在瓷棒上，通电后电阻丝产热了，使罩在电阻丝外的碳棒温度升高（温度不超过500℃），使其发射出红外线，其发射的主要是波长在2～3μm的长波红外线，功率一般在50～500瓦（W）。落地式红外线辐射器的功率可达600～1000W或更大。

知识拓展

红外系统应用

由于红外系统比雷达系统的分辨率高，隐藏性好，且不易受电子干扰，较之可见光系统具有能识别伪装、可昼夜工作、受天气影响小的优点，因此红外线治疗技术在世界各国的国防领域得到了迅速发展，应用十分广泛。红外成像、红外遥感、红外搜索跟踪与红外雷达、红外精确制导技术、红外隐身技术都是其在军事领域方面应用的具体表现。

红外夜视仪，又称为夜视眼镜、夜视望远镜以及红外线望远镜，是一种在全黑的夜晚用于观测的仪器。最早在军事上得以应用；后广泛用于刑侦、安全防范、森林防火、电力及通信的巡线，工地、养殖场、农场的看护，甚至旅游等各个领域。

2. 白炽灯 在医疗中广泛应用各种不同功率的白炽灯泡作为红外线光源。灯泡内的钨丝通电后温度可达 2000～2500℃。白炽灯用于光疗时有落地式白炽灯和手提式白炽灯两种，落地式白炽灯通常称为太阳灯，功率为 250～1000W，在反射罩间装一个金丝网作为防护；手提式白炽灯，功率多在 200W 以下，安置在一个小的反射罩内，反射罩固定在小的支架上。

3. 光热复合治疗机 在半圆的辐射器上安装 3～48 个 20～35W 的冷反射定向照明卤素灯泡，主要发射近红外线，目前在临床上被广泛应用。

（二）治疗方法

红外线治疗剂量的大小主要根据病变的特点与部位、患者年龄及其机体的功能状态而定。红外线正常照射时，患者有舒适的温热感，皮肤可出现淡红色均匀的红斑，如出现大理石状的红斑则为过热表现。皮温不可以超过 45℃，否则可致烫伤。

1. 患者体位 患者取舒适体位充分裸露照射部位，检查照射部位温度觉是否正常，对于存在感觉障碍的患者，应仔细询问病史，减少照射的剂量，以免烫伤。

2. 治疗距离 将灯移至照射部位的上方或侧方。距离一般如下：功率 500W 以上，灯距应在 50～60cm 以上，功率 250～300W，灯距在 30～40cm，功率 200W 以下，灯距在 20cm 左右，以患者自觉舒适为准。

3. 治疗时间 每次照射 15～30 分钟，每日 1～2 次，15～20 次为一个疗程。治疗结束时将照射部位的汗液擦干，患者应在室内休息 10～15 分钟后方可离开，以免着凉。

四、临床应用

（一）适应证

1. 慢性炎症 慢性支气管炎、慢性胃炎、慢性淋巴结炎、胸膜炎、慢性肠炎等。

2. 外科系统疾病 肩周炎、扭挫伤、软组织损伤、术后粘连、外伤感染的创面、压疮、注射后硬结、慢性静脉炎、瘢痕挛缩、皮肤溃疡、慢性不愈的伤口、湿疹等。

3. 骨关节系统疾病 各种原因所致的骨关节病，如老年性骨性关节炎、类风湿关节炎等。

4. 妇科系统疾病 乳头皲裂、外阴炎、宫颈炎、盆腔炎性疾病。

5. 神经系统功能疾病 神经根炎、神经性皮炎、外周神经损伤、多发性末梢神经炎等。

（二）禁忌证

有高热、炎症的急性期、出血倾向、活动性肺结核、肿瘤所致的体质消耗、重度动脉硬化、系统性红斑狼疮、闭塞性脉管炎等。

（三）注意事项

1. 固定体位 治疗时患者不得移动体位，以防止烫伤。照射过程中如有感觉过热、心慌、头晕等反应时，立即告知工作人员。

2. 眼睛保护 照射部位接近眼睛或光线可照射到眼睛时，应用盐水纱布遮盖双眼。一定强度的红外线直接照射眼睛时可引起白内障。

3. 特殊部位治疗 患部有温热感觉障碍或照射新鲜的瘢痕、植皮部位时，应用小剂量，并密切观察局部反应，以免发生灼伤。

考点提示 红外线临床适应证。

第三节 可见光疗法

可见光疗法（visible light therapy）是指利用波长在400～760nm范围内的光防治疾病和促进机体康复的治疗方法。

一、物理特性

可见光能引起视网膜光感的辐射线，波长范围为400～760nm。其中红光波长最长，紫光波长最短，其他各色光的波长则依次介于其间，不同波长可见光线的光子能量不等，因此具有不同的治疗作用，可见光对组织的穿透能力红光最强，其他光线随其波长缩短穿透能力依次减弱，紫光仅为表皮所吸收。可见光的光谱位于红外线和紫外线之间，因此其生物学作用既有红外线的温热效应，又有紫外线的光学作用，波长长的可见光的作用以红外线作用为主；波长短的可见光，以紫外线作用为主。

二、治疗作用

1. 对机体代谢的调节 视觉器官接受可见光线的作用后，产生的神经冲动，经间脑可达下垂体及其他内分泌腺，这些内分泌腺产生的激素进入血液，而影响其他组织器官的功能。如红光、橙光、蓝光可引起呼吸加快、加深及脉率增加，而绿光、蓝光、紫光可引起相反的改变，紫光和蓝光照射可降低神经的兴奋性，红光可明显提高神经的兴奋性。

2. 对机体的温热作用 可见光照射机体被组织吸收产生热效应，红光穿透组织较深，可使深部组织血管扩张，血液循环增强改善组织营养，具有促进炎症吸收、镇痛以及加速组织生长的作用。

3. 对机体的光化学效应 血液中的胆红素可以吸收波长为400～500nm的光，尤其对波长为420～460nm的蓝紫光吸收最强。使用蓝紫光治疗新生儿高胆红素血症时，胆红素在光与氧的作用下会发生一系列的光化学效应，形成水溶性的、低分子量的、易于排泄的胆绿素，最后由尿液和粪便排出体外，使血液中过高的胆红素浓度下降。临床上常采用蓝光或紫光照射患核黄疸的新生儿皮肤，用于治疗新生儿高胆红素血症。

考点提示 蓝紫光治疗仪治疗新生儿核黄疸。

三、治疗技术

（一）治疗设备

最常用的人工可见光的光源是白炽灯，加不同颜色的滤板后，即可获得各色的可见光，如红光、蓝光、紫光等。利用不同的荧光物质制成的荧光灯，也可发出各色的可见光线，国内比较常用的是颜色光光子治疗仪。

1. 红光治疗仪 红光治疗仪是一种新型的可以应用于医院、家庭的光疗设备，它基本原理是通过特殊的滤光片得到600～700nm为主的红色可见光波段，该波段对人体穿透深，疗效更好。光斑大（相当于He–Ne激光的数百倍），为治疗一些大面积的病症提供的更好的治疗方法。光输出分为“强”和“弱”档以适应不同体质的患者。

2. 蓝紫光治疗仪 以6～10支20W的蓝光荧光灯，按半圆形悬挂在距离治疗床70cm的高度，使灯管长轴与床的长轴平行。蓝、紫光治疗仪主要用于治疗新生儿核黄疸。

3. 颜色光光子治疗仪 是一种新型理疗仪器，它能满足颜色疗法的要求，可以输入红、橙、黄、绿、蓝、紫6种颜色光光子能量，供医生根据不同病种和病情需要选用其中一种或两种颜色光，照射病变部位或穴位，对患者进行治疗，它是目前国内唯一能满足颜色疗法需要的一种理疗仪器，填补了国内空白，属国内首创。

（二）治疗方法

1. 有色光治疗方法 有色光对人体有生物节律作用，最大生物敏感度位于光谱的红、蓝、绿区域，蓝光照射抑制褪黑激素分泌，睡眠激素中的褪黑激素在人体分泌受光照影响，其含量减少会使人精神、兴奋，其更能提高警觉性和信息传递速度，夜间黄光则改善夜间睡眠。照射距离视灯的功能大小而定，若在200W以下红光照射距离在20cm以内，蓝光在10cm以内。

2. 蓝紫光针对新生儿核黄疸治疗方法 以6～10支20W的蓝光荧光灯，按半圆形悬挂在距离治疗床70cm的高度，使灯管长轴与床的长轴平行。照射时以胸骨柄、髌骨、背部、腘窝为中心，照射6～12小时，间歇2～4小时。照射时注意保护眼睛，并经常翻身，光疗箱中的温度保持在30～32℃，根据新生儿的大小及年龄将湿度控制在55%～65%。如果照射总时间到24小时黄疸仍不消退，且症状不缓解，则需要改用其他方法。

四、临床应用

（一）适应证

1. 红光治疗仪

（1）妇科　慢性盆腔炎、宫颈糜烂、附件炎、阴部瘙痒、外阴白斑、乳腺囊性增生症、急性乳腺炎、产后感染、乳头糜烂和手术后恢复等。

（2）皮肤科　斑秃、带状疱疹、下肢溃疡、疔肿、丹毒、静脉炎、压疮、皮炎、毛囊炎、痤疮、甲沟炎、冻疮、酒糟鼻、肛门瘙痒和各种湿疣等。

（3）外科　溃疡、伤口感染、脓肿、腰肌劳损、前列腺炎、肩周炎、肛裂、软组织挫伤、烧伤、烫伤、注射后臀部硬结及手术后愈合等。

（4）内科　缺血性心脏病、小儿腹泻、慢性胃炎、神经痛、小儿肺炎、面神经炎等。

（5）耳鼻喉科　外耳道炎、扁桃体炎、慢性鼻炎、喉炎。

（6）烧伤科　Ⅱ度烧伤、感染及手术愈合。

2. 蓝紫光治疗仪 蓝紫光治疗新生儿高胆红素血症，蓝光照射可用于急性湿疹、急性皮炎、灼性神经痛、皮肤感觉过敏等。

3. 颜色光光子治疗仪 结节性红斑、软组织损伤、带状疱疹、毛囊炎、静脉炎、术后切口感染、慢性溃疡等。

（二）禁忌证

炎症急性期、出血倾向、高热、血管闭塞性脉管炎、肿瘤所致的体质消耗、红斑狼疮等。

（三）注意事项

1. 眼部保护 光照如近眼端，应用盐水纱布遮盖，以防引发白内障。

2. 红光应用 扭伤、挫伤急性期禁用红光照射，48～72 小时后可用，加速血液循环，消除肿胀。

扫码“学一学”

第四节 紫外线疗法

紫外线是电磁波中波长 180～400nm 辐射的总称，不能引起人们的视觉，因其位于可见光紫光之外故名紫外线，1801 年由德国物理学家里特发现。紫外线在日光中虽然只占 1%，但其是一种非常重要的物理因子，各种生物维持新陈代谢不可缺少的。利用紫外线来治疗疾病，促进机体康复的治疗方法称为紫外线疗法（ultraviolet radiation therapy）。

一、物理特性

1. 紫外线分类 临床上紫外线一般分为 A、B、C 三个波段，分别为：UVA（长波紫外线）、UVB（中波紫外线）、UVC（短波紫外线）。

（1）长波紫外线 波长 320～400nm，红斑效应弱，有明显的使色素沉着作用，可引起一些物质（四环素、真菌产物、硫酸奎宁等）产生荧光反应。对衣物和皮肤的穿透能力强，可达深皮，也可对表皮的黑色素起作用，引起色素沉淀、皮肤变黑，因而长波紫外线也被称为“晒黑段”，又被称为“长波黑斑效应紫外线”。

（2）中波紫外线 波长为 280～320nm，生物效应最活跃，红斑反应强，是重点防御的紫外线波段。能够促进维生素 D 原转变为维生素 D，促进上皮生长，又称为“中波红斑效应紫外线”。

（3）短波紫外线 波长 180～280nm，对病菌和细菌有明显的抑制和杀灭作用。

2. 皮肤对紫外线的吸收、反射及穿透

（1）吸收 不同组织对紫外线的吸收程度不同，蛋白质对 270nm 波长的紫外线最敏感，核酸对 300nm 波长的紫外线最敏感。而皮肤角质层富含大量的蛋白质及核酸，因此短波及中波紫外线将被皮质层吸收。

（2）反射 紫外线被皮肤反射的程度依据波长的不同而变化，一般而言波长越长，皮肤反射的越多。如 220～300nm 波长的紫外线被皮肤平均反射 5%～8%，400nm 波长的紫外线被皮肤平均反射 20%，而对于 320～400nm 波长的紫外线，白种人皮肤可反射 30%～40%，而黑种人只反射 16%。

（3）穿透 紫外线的穿透能力较弱，波长越短穿透皮肤越浅。短波大部分只会到达皮肤角质层，穿透深度 0.01～0.1nm。中、长波可透入 0.1～1.0mm，到达表皮深层，少部分到达真皮层及毛细血管。

考点提示 紫外线物理特性。

二、治疗作用

（一）紫外线红斑效应

紫外线红斑属于非特异性急性炎症反应，照射时间及剂量的不同红斑出现时间及持续的时间不同。红斑消退后皮肤可出现脱皮及色素沉着，中小剂量的紫外线照射只能引起真皮变化，只有大剂量才能对结缔组织产生作用。

1. 紫外线的潜伏期 紫外线照射皮肤后，一般经过2～6小时的潜伏期，长波紫外线潜伏期较长，一般4～6小时；短波紫外线潜伏期较短，一般1.5～2小时。出现界限清晰的红斑，属于非特异性急性炎症反应，照射剂量12～24小时达到高峰，逐渐退之。

2. 影响红斑反应的因素

（1）紫外线波长 波长不同红斑反应强度不同，波长297nm的紫外线红斑反应最强，波长330nm的紫外线红斑反应最弱。波长不同红斑持续时间也不同，一般在数小时到数天不等，短波紫外线出现的快、消退的快，中长波紫外线出现的慢、消退的也慢。

（2）紫外线照射剂量 不同波长引起红斑反应的剂量不同。如254nm波长的紫外线，较小剂量即可引起红斑反应，而297nm、302nm、313nm波长的紫外线，大剂量的照射才能够引起红斑反应。

（3）照射部位 人体不同部位对紫外线的敏感度也不相同，敏感性呈以下规律：躯干＞颈部＞面部＞臀部＞上肢＞下肢＞手＞足，胸腹部最敏感，手、脚背最不敏感，肢体的屈侧比伸侧敏感。

（4）病理因素 当人体患病时可以改变皮肤对紫外线的敏感程度。如患高血压、甲亢、肝胆疾病、白血病、食物中毒、湿疹、皮炎、雷诺病、恶性贫血、活动性肺结核、感染性关节炎等疾病时紫外线的红斑反应会增强；如患丹毒、重症冻疮、糙皮病、气性坏疽、广泛软组织损伤、慢性化脓伤口等疾病会使紫外线红斑反应减弱。因此在临床中不同的患者需要重新测定其红斑反应状态，协助治疗。

（5）生理因素 ①性别：一般男性比女性敏感，但女性在经前期、经期、妊娠期对紫外线的敏感度增加，经后期降低。②年龄：新生儿与老年人对紫外线敏感度降低，2岁以内幼儿及青春期青年对紫外线敏感度增高。③肤色：黑皮肤对紫外线的耐受力较强，经常接受日光照射的人对紫外线的敏感度降低。

（6）药物影响 人体服用药物会影响紫外线的敏感程度，如长期、大剂量服用四环素、水杨酸、荧光素、多西环素、碘制剂、B族维生素、补骨脂等药物会提高人体对紫外线的敏感度；而像麻醉剂、溴制剂、肾上腺皮质类固醇、吲哚美辛等药物可降低人体对紫外线的敏感度。

另外，机体在秋季对红斑的反应弱于春季，夏季最弱；从事室内工作、矿井及坑道劳动的人员红斑反应较强。有些植物也能增加红斑反应，如茴香、萝卜缨、莴苣、无花果等。

（二）紫外线治疗作用

1. 消炎 临床研究表明，紫外线照射对各种黏膜与皮肤炎症疾病有良好的治疗效果，其中短、中波作用明显，强于长波紫外线。

2. 镇痛 红斑量照射能够解除表浅性疼痛，对较深的疼痛也有一定缓解作用。但是，癌症性疼痛禁用紫外线照射。其中，中、长波紫外线止痛作用明显，短波紫外线效果弱，非红斑量照射没有镇痛效果。

3. 灭菌 由于细菌或病毒的蛋白质或核酸对紫外线有强烈的吸收作用，因此大剂量的紫外线照射能够引起DNA、RNA破坏、蛋白分解，导致细菌死亡。不同波段的紫外线杀菌效果不同，波长在220～300nm的紫外线灭菌效果较强，其中254～257nm波长的紫外线灭菌效果最强。

4. 抗佝偻病与骨软化症 经常日光浴或一定量紫外线照射能够促进人体对钙离子的吸收。采用波长272～297nm的紫外线照射促进维生素 D_3 的生成，增加胃肠对钙磷的吸收及肾小管对钙磷的重吸收，促使钙的沉着，起到预防、治疗佝偻病和骨软化的作用。

5. 促进伤口愈合 小剂量紫外线照射能够促进DNA合成，促进肉芽生长，加速伤口愈合。大剂量紫外线照射破坏DNA合成，抑制细胞分裂，促使细胞死亡，促进坏死组织大面积脱落。

6. 调节机体免疫功能 紫外线照射能够激活人体免疫细胞，使吞噬细胞增多，吞噬能力增强，增强免疫功能。

7. 治疗皮肤病 与光敏剂合用可产生光的加成反应。如采用8－MOP光敏剂能够抑制上皮细胞的生长，治疗银屑病；能够激活休止期的黑色素细胞，促进皮肤细胞合成治疗白癜风。

8. 改善局部血液循环 红斑量紫外线照射皮肤后，红斑区域血管扩张，局部皮肤血流增加，改善病灶血液循环，促进代谢产物和病理产物排出。

9. 光敏疗法 又称光动力学疗法、光化学疗法，是主要利用光敏剂的选择性聚集到靶组织中，然后采用特定波长的光线激发光敏剂，使其发生光化学反应来治疗疾病的方法。其优点诸多，在治疗肿瘤方面，有学者称其为继放疗、化疗、手术后的第四种疗法。光动力疗法三个必备条件为光源、光敏剂、靶组织，常用光源包括紫外线、激光、可见光。常用的光敏剂有煤焦油、呋喃香豆精、光敏药物、8－甲氧基补骨脂素、酞菁化合物、卟啉类等。

治疗白癜风、银屑病，先口服8－甲氧基补骨脂素20～30mg，2小时后进行全身紫外线照射。局限性白癜风、银屑病时将0.15%～0.5%的8－甲氧基补骨脂素酊剂涂于患处皮肤，40分钟后进行长波紫外线照射，隔日一次，20～30次一疗程。

三、治疗技术

（一）治疗设备

1. 高压水银石英灯 又称热水银灯，是最为常用的人工紫外线光源，主要辐射长、中波紫外线，其中365nm和313nm波段的最强。灯管内水银蒸气在0.3～3个大气压，温度可达500℃，有台式、落地式、水冷式3种高压水银石英灯，用于全身或局部照射。

2. 低压水银石英灯 又称冷光水银石英灯，辐射的紫外线以短波紫外线为主，其中80%以上的是254nm的紫外线，有明显的杀菌作用。灯管内水银蒸气在0.005～0.01个大气压，温度不高，可为30～40℃。有立地式、手提式和石英导子三种类型，其中石英导子主要用于体腔照射。

（二）治疗方法

1. 生物剂量的测定 不同个体对紫外线的敏感程度不同，因此在治疗前需要对患者进行紫外线照射敏感程度的测定，我们一般选用生物剂量作为紫外线照射的计量单位。生物剂量是指人体的一定部位在紫外线照射后一段时间内的反应程度而确定的剂量。以出现肉眼可见的最弱红斑反应所需的时间为标准，即灯管垂直照射一定部位（垂直距离高压水银灯一般50cm，低压水银灯一般1～2cm），皮肤局部出现最弱红斑所需的时间，计量单位为秒，简称MED。

扫码“看一看”

如患者病情较急，可采用平均生物剂量，即15～30名患者的生物剂量的平均值来确定首次治疗剂量，照射后根据红斑反应情况进行调节。

（1）生物剂量测定器 不透光的长方形（或圆形）薄金属板或硬布料做成盲袋，中间挖8个2.0cm×0.5cm的长方形孔，孔距＞0.5cm，盲袋内放一个可遮盖和暴露各孔的可移动的活动板。

（2）测量部位 选择人体对紫外线较敏感的部位，一般下腹部（男士）或前部屈侧（女士）。

（3）测量方法 患者取舒适体位（多卧位）将紫外线灯垂直对准测定器，然后打开第1个孔，照射一定时间后再打开第2个孔，依次类推直到第8个孔，照射完毕，第1孔照射时间最长，第8个孔照射时间最短。如每个孔照射5秒，从第8个孔开始到第1个孔，每个孔的照射时间依次为5秒、10秒、15秒、20秒、25秒、30秒、35秒、40秒。

（4）红斑反应 照射后6小时、8小时、10小时、12小时、24小时分别观察红斑反应情况。临床常用24小时后所见的最弱红斑的后一孔为一个生物剂量。如第6个孔出现最弱红斑，则选择第7个孔10秒为该患者的生物剂量。如果8个孔均没有出现红斑反应或都出现红斑反应，则应延迟或缩短照射时间重新测量。

在测量过程中不宜做任何冷、热治疗，不可洗澡，以免影响效果。

2. 生物剂量的分级 根据紫外线照射引起皮肤的红斑反应，将紫外线照射剂量分为如下等级（表6-1）。

表6-1 紫外线照射生物剂量及红斑等级

红斑等级	生物剂量	红斑颜色及持续时间	自觉症状	间隔照射	皮肤脱屑	色素沉着	复照增加剂量
亚红斑	＜1	无	无	1天/次	无	无	10%～100%
弱红斑（1级红斑）	2～4	淡红，24小时左右消退	灼烧感，瘙痒，微痛	2天/次	轻微	无，多次照轻微	25%～30%
中度红斑（2级红斑）	5～6	鲜红，皮肤微肿，3天内可退	明显灼烧感，刺痛	3～4天/次	轻度	轻度	50%
强红斑（3级红斑）	7～10	暗红，水肿，4～5天可消退	较重刺痛灼烧，可有全身反应	1周/次	明显脱屑	明显	75%
超强红斑（4级红斑）	＞10	暗红伴水疱，1周可消退	重度刺痛及灼烧感，全身反应	2周/次	重度脱屑	明显	100%

3. 局部照射方法

（1）病变部照射法 患者舒服体位，照射病变区及周围5～6cm，8～10个生物剂量开始。

（2）领域照射法 紫外线照射身体的相应部位，反射性的引起该领域控制的身体某部分内脏功能的变化，如照射领域引起中枢神经的变化。一般从3～4个生物剂量开始，根据病情酌情增减。

（3）分段照射法 针对面积较大的病变，将治疗部位分成若干区域，分段照射，如坐骨神经痛分四节段照射，先照腰骶段，再照臀部，后照大腿后部，最后小腿后部。8～10生物剂量开始，根据病情酌情增减。

（4）穴位照射法 需要自制直径约1.5cm孔洞的遮光板，孔的位置及数量可根据照射的穴位设计，4～6生物剂量开始。

4. 全身紫外线治疗舱 特制紫外线灯管，主要输出长波紫外线和中波紫外线，两者可混合进行也可独立进行。照射剂量完全由电脑控制，安全可靠，精准度高，强度可调，操作方便。主要用于治疗全身性玫瑰糠疹、银屑病等病症。

四、临床应用

（一）适应证

各种开放性及闭合性皮肤创伤、局部感染、急性神经痛、关节痛，软骨病、佝偻病、白癜风、银屑病、免疫系统疾病、带状疱疹等。

（二）禁忌证

恶性肿瘤、红斑狼疮、光敏性疾病、出血倾向、活动性肺结核、严重动脉硬化、急性湿疹、光过敏者、脏器衰竭等患者。

（三）注意事项

1. 照射产物 紫外线照射产生臭氧，应注意通风。

2. 清理照射部位 照射部位涂有药物时应清洗干净，以防光敏反应。如是开放性创面应清洁干净，头部应剃光头发。

3. 照射反应 对初次照射的患者应告知照射后的反应（发红、瘙痒），禁忌手挠和水洗。

4. 照射保护 治疗过程中患者与治疗师都应佩戴防护眼镜。

5. 灯管保洁 每日用95%的酒精擦拭灯管，保持清洁，防止灰尘沉积。

第五节 激光疗法

激光是受激发射器放大而产生的一种相干光辐射，应用激光技术防治疾病，促进机体康复的治疗方法称为激光疗法（laser therapy）。激光疗法在临床上应用非常广泛，它有气化、固化、焊接、灼烧等治疗应用，目前还利用激光治疗心血管、肿瘤等疾病。

知识拓展

激光发展史

激光早在1917年爱因斯坦就提出受激辐射理论，但直到1960年美国科学家梅曼才成功获得人类历史上第一束激光，并研制成第一台红宝石激光器。不久相继研制成多种不同波长的相干光辐射的激光器，如氦－氖激光器。1961年坎贝尔、扎雷特等相继用激光对视网膜进行焊接剥离，很快应用到临床。1964年，我国科学家钱学森建议将“光受激发射”改成“激光”。20世纪80年代形成了一门新的交叉学科——激光医学。目前在临床可治疗的疾病达300多种。激光是20世纪继计算机、原子能、半导体之后的人类又一发明。

一、物理特性

激光本身与其他普通的光没有区别，都具有反射、折射、透射、吸收等特性。但激光又不同于普通的光线，普通光线是自发辐射，而激光是受激发射，因此具有本身的一些特点。

1. 高方向性 激光与向四面八方发射的光不同，它的散射角非常小（通常以毫弧度来计算），几乎是平等准直的光束，具有高度的方向性，如氦－氖激光只有 1 毫弧度，红宝石的散射角只有 0.18 度。激光的方向性好说明其在空间中能量分布也是高度集中的，能够凝聚成光点，这也是临床外科、细胞外科使用光刀的决定条件。

手电筒照射时，由于其散射角大，数十米后光散开并形成大而暗的光盘，激光散射角小可以准直地射向远距离的目标。

2. 高单色性 具有单一频率的光称为单色光。但临床所谓的单色光并非单一波长的光，而是一定范围内的光谱，光谱越窄，单色性越好。激光是受激辐射产生的光子流，依靠发光物质内部的规律性，使光能在光谱上高度地集中起来，得到单一能级间所产生的辐射器，因此激光是同波长或同频率的单色光。氦－氖激光被称为单色光之冠。

3. 高相干性 两列频率相同、振动方向相同且具有相同位差的波称为相干波。相干波是一切波动的现象。一般光源（像日光、灯光）发射出来的光波长不等、杂乱无序，这样的波合成会形成杂乱无章、毫无规律的曲线，找不出规律。激光受激发射，辐射出的光子与诱发光子特征完全相同，即受激原子所发出的光波方向、频率、振动方向与相关波具有高度一致性，因此激光具有高相干性。具有波的叠加原理，两列相同的波同时作用到一点上，则该点受力为每列波单独作用之和，相关波叠加也具有次效果。合成的波波长、相位、方向均没有变化，只是振幅加大了，因此通过叠加后的光色不变，只是光的强度增强了。

4. 高亮度性 光的亮度是光在单位面积或立体角内发射的功率输出的大小，输出功率越大，能量密度越高，光的亮度越高。激光能量分布高度集中，又具有高方向性，亮度比太阳光要高出数万倍，因此具有很高的亮度。激光的高亮度性能够使聚焦点上瞬间产生数千甚至数万摄氏度的温度，瞬间熔化或汽化熔点高、硬度大的材料。

二、治疗作用

1. 低强度激光的生物刺激效应 低强度的激光照射不会直接对组织造成不可逆的损伤，主要利用光的生物化学效应产生治疗效果。

（1）促进代谢及组织修复 低强度激光照射可改善局部组织血液循环，加速代谢产物排出；促进蛋白合成及胶原纤维、成纤维细胞形成，促进组织代谢及生物合成，加速组织修复。有利于伤口、溃烂的修复愈合，促进骨折愈合。

（2）镇痛 低强度激光对组织产生刺激、激活作用，可改善组织血液循环，加速代谢，抑制致痛物质合成，提高痛阈，达到镇痛效果。

（3）调节神经功能 低强度激光照射加速神经刺激作用，并将刺激逐次积累，影响中枢神经的代谢和功能，促进周围神经再生或调整自主神经功能平衡。

（4）调节心血管功能 低强度激光照射能够使血管扩张，改善血液循环，促进血细胞功能恢复。

（5）抗炎 低强度激光虽然不能杀死细菌，但可以加强机体细胞和体液免疫功能，增加白细胞功能，提高局部抗感染能力，有明显抗炎效果。

（6）光针作用 低强度激光照射穴位时，通过对经络的影响，改善内脏功能，起到治疗效果。

2. 高强度激光作用 高强度的激光主要用于手术，利用高强度激光的高能、高压、高温及灼烧作用，对病变组织进行切割、汽化、黏合，具有出血少、组织损伤小、精度高、术后感染低、疼痛轻、副作用少等优点。

（1）心血管方面　激光可用于治疗周围血管、心脏节律点消融、冠状动脉粥样斑块，进而治疗危重、难治的心律失常。激光心机打孔利用二氧化碳激光从心包面向心内膜面击穿许多微孔，使心壁与心腔相同，改善心肌供血；激光血管吻合快速、可靠。

（2）耳鼻喉方面　激光配合腹腔镜进行胆囊切除术、激光胆道吻合术，对肝癌等容易出血的肝组织做激光切除。用于治疗耳硬化症、镫骨切除后的固定修复等。

（3）口腔科方面　激光广泛应用于口腔科，如口腔肿瘤切除，治疗牙周、牙体、牙髓病，融合固定义齿上的金属及正常牙的矫形器等。

（4）眼科方面　世界第一台激光仪器，红宝石激光治疗仪主治视网膜方面的疾病。激光在治疗眼科疾病方面已经积累的丰富经验，形成独特的激光眼科学。目前主要应用：虹膜切除术、视网膜剥离与凝结、眼底血管瘤激光凝固，二氧化碳激光治疗眼睑结膜上的小赘生物、色素痣等。

（5）妇科方面　激光在妇科肿瘤早期诊断方面发挥了重要作用，腹腔镜下激光切除卵巢囊肿、肿瘤、子宫肌瘤、子宫内膜异位、输卵管粘连切除等。具有经济、简单和痛苦少的优点，易被患者接受。

（6）神经外科方面　利用激光热作用气化肿瘤治疗脑及脊髓肿瘤，具有比手术刀切除方便、出血少等优点。对神经再生具有对位好、恢复快、不产生吻合处神经纤维瘤等特点。

知识链接

激光的治疗原理

激光照射组织可在极短的时间内产生200～1000℃以上高温，组织表面脱水、收缩，内部水分急剧蒸发而使组织受到破坏，造成坏死。激光照射皮肤时，随温度升高相继出现温热、红斑、水疱、凝固、炭化、燃烧、汽化等反应，临床炭化、燃烧可用于手术，汽化破坏肿瘤细胞。

激光与相应生物分子作用后引起组织内部一系列的化学反应，其可导致蛋白质、核酸、酶、氨基酸变形失活。加入适当的光敏剂能够加速化学效应的进行，产生光敏反应，治疗银屑病、恶性肿瘤、白癜风等疾病。

大强度激光照射时，会产生明显电磁效应，电磁场会引起组织内原子、分子的运动，加速生化反应，改变组织的电化学特性。

三、治疗技术

（一）治疗设备

1. 低强度激光器

（1）氦-氖（He-Ne）激光器　应用最广泛的激光器，输出波长632.8nm的红光，连续输出功率为1～30毫瓦。临床上常用于穴位照射、局部治疗和五官科疾病的治疗。

（2）砷化镓（GaAs）半导体激光器　输出波长904nm的红外激光，功率数十毫瓦到数百毫瓦。

（3）镓铝砷（GaAlAs）半导体激光器　输出波长820nm、830nm的红外激光，输出功率5～50mW，可直接进行体表照射或通过光导纤维进行体腔或体表照射。

2. 高强度激光器

（1）二氧化碳（CO_2）激光器　输出波长1060nm的单色红外激光，可用于灼烧、散焦照射治疗，以及外科手术切割肿瘤、美容消除色素痣和瘢痕等。

（2）红宝石激光器　最早应用于医学的激光器，波长694.3nm的单色红光，主要用于治疗眼科疾病。

（3）掺钕钇铝石榴石激光器　波长1060nm的近红外线激光，常用功率10～80W。通过光纤耦合产生热效应，可封闭稍深组织的细小血管。Q－开关的脉冲式掺钕钇铝石榴石激光对真皮的色素细胞、深在性的色素增加效果较好。波长532nm的倍频Q－开关掺钕钇铝石榴石激光，对浅在性、表皮或真皮上层的色素性损害效果较好。

（二）治疗方法

临床上常用的激光器种类繁多，操作方法略不相同，目前常用的有氦－氖激光器、砷化镓半导体激光器、二氧化碳激光器。

1. 低、中强度激光疗法　这些激光器功率均为毫瓦级，可直接照射，每次15～20分钟，穴位或伤口每部位3～5分钟，每日或隔日一次，15～20次为一疗程。

2. 高能量激光疗法　采用二氧化碳激光器、掺钕钇铝石榴石激光器，输出红外激光。进行治疗时，对准病患部位，瞬间产生组织固化、炭化，较小病灶可一次消除，较大病灶分批次处理。

四、临床应用

（一）适应证

1. 低、中强度激光治疗器

（1）外科疾病　软组织挫伤、肩周炎、腱鞘炎、扭伤、肱骨外上髁炎（“网球肘”）、压疮、慢性伤口、慢性溃疡、痈、疖、烧伤创面、滑膜炎、甲沟炎、静脉炎等。

（2）眼科疾病　睑腺炎、中心性视网膜炎、病毒性角膜炎。

（3）皮肤科疾病　带状疱疹、湿疹、皮炎、斑秃、瘙痒等。

（4）内科疾病　神经性炎症、肺炎、类风湿关节炎、神经衰弱、白细胞减少症、小儿脑性麻痹、肿瘤等。

（5）妇科疾病　卵巢功能紊乱、阴道炎、盆腔炎性疾病、痛经、宫颈炎等。

（6）口腔科疾病　增强抗脱钙能力、慢性唇炎、舌炎、创伤性口腔溃疡、药物过敏性口炎等。

（7）耳鼻喉科疾病　慢性鼻炎、咽炎、喉炎、扁桃体炎、耳聋、耳鸣、耳软骨膜炎等。

2. 高强度激光治疗器

（1）输出功率10～30W　急性疾病多用10W以下，慢性疾病多用20W左右。能够治疗疾病如下：肩周炎、腱鞘炎、扭伤、“网球肘”、压疮、伤口感染、慢性溃疡、慢性腹泻、牙质过敏、宫颈炎、附件炎、鼻炎、盆腔炎性疾病、神经性皮炎等。

（2）输出功率30～80W　治疗疾病有宫颈癌、鸡眼、寻常疣、疣状痣、色素痣、血管瘤、子宫颈糜烂、舌癌、唇癌、皮肤原位癌等。

（3）输出功率 100～300W　主要聚焦作为“光刀”施行手术，较多用于切除肿瘤，扁桃体切除术、瘢痕或痂皮的切除等。

考点提示 激光疗法临床适应证。

（二）禁忌证

恶性肿瘤（光敏治疗除外），心、肺、肾功能衰竭，活动性出血，严重心脏病，皮肤癌、色素瘤等相关的皮肤病变，皮肤急性炎症，孕妇，正服用光敏药物者，凝血功能障碍或服用抗凝药物者等。

（三）注意事项

1. 了解激光治疗仪性能，熟悉流程。

2. 创面用生理盐水清除表面坏死组织及分泌物，治疗过程中应随时询问患者的感受，以舒适为宜，患者不能随意调整位置。

3. 治疗过程中，激光治疗仪会产生异味，保持治疗室空气流通，或安装排风装置，防止对患者及医务人员的伤害。

4. 治疗室窗户玻璃应用黑色窗帘遮住，操作人员需穿白色工作服，带白色工作帽，并注意保护患者及操作人员眼睛，避免激光直射。

5. 光敏治疗者于注射药物一个月内居于暗室，严禁日光直晒，以免引起光敏反应。

本章小结

光疗法是临床常用的物理因子，主要包括红外线疗法、紫外线疗法、可见光疗法、激光疗法。通过本章的学习主要掌握四类光疗法的操作方法和临床应用。为了能与患者及家属进行良好的沟通还应熟悉治疗原理及光的物理特性，对治疗过程中出现的症状给出合理的解释。本章内容操作简单，但应用广泛，尤其一些独特的理化效应是药物无法替代的，如蓝紫光治疗新生儿黄疸，光动力疗法治疗白癜风、银屑病等疑难杂症，均有较好效果。因此，光疗法有着较好的发展前景及广泛的适用人群，需要我们认真学习并掌握。

习　题

扫码“练一练”

一、选择题

（一）A_1 型题

1. 能够治疗新生儿黄疸的光疗法是（　　）。

A. 红外线　　B. 激光疗法　　C. 蓝紫光疗法　　D. 可见光疗法　　E. 紫外线疗法

2. 红外线治疗效果应用的主要原理是（　　）。

A. 温热效应　　B. 电磁效应　　C. 光化效应　　D. 光电效应　　E.光敏效应

3. 银屑病患者口服甲氧沙林 1～2 小时后，用长波紫外线可起到治疗作用原理是（　　）。

A. 荧光反应　B. 抗过敏反应
C. 光敏反应　D. 促进维生素 D 生成
E. 调节机体免疫功能

4. 应用可见光治疗疾病的波长范围是（　　）。
A. 180～400nm　B. 180～280nm
C. 320～400nm　D. 400～760nm
E. 760～1500nm

5. 紫外线照射皮肤后出现红斑的潜伏期是（　　）。
A. 1.5～2 小时　B. 2～3 小时
C. 3～4 小时　D. 2～6 小时
E. 6 小时以上

6. 长波（远）红外线照射人体时可透入达到（　　）。
A. 表皮　B. 皮下组织
C. 浅层肌肉　D. 深层肌肉
E. 骨

7. 下列治疗方法中有热射线之称的是（　　）。
A. 紫外线疗法　B. 可见光疗法
C. 激光疗法　D. 红光疗法
E. 红外线疗法

8. 人体皮肤对紫外线照射红斑反应最敏感的部位是（　　）。
A. 胸腹部　B. 上臂屈侧
C. 上臂伸侧　D. 手背
E. 足背

9. 下列光疗法中具有杀菌作用的是（　　）。
A. 长波紫外线　B. 中波紫外线
C. 短波紫外线　D. 可见光疗法
E. 红外线疗法

10. 下列激光器中主要用来治疗眼科疾病的是（　　）。
A. 氦－氖激光器　B. 砷化镓激光器
C. 二氧化碳激光器　D. 红宝石激光器
E. 掺钕钇铝石榴石激光器

11. 张某，男性，64 岁。因喝酒后出现嘴角左倾斜，右眼闭合不全 2 天就诊，经检查：示齿口角向左倾斜，右侧额头纹路消失，右眼闭目露白、鼻唇沟平坦，鼓腮右漏气，患者自述患糖尿病 5 年。诊断为面神经炎，我们可选用的光疗法是（　　）。
A. 激光疗法　B. 可见光疗法
C. 红光疗法　D. 蓝紫光疗法
E. 紫外线疗法

12. 李某，女性，32 岁，下地干活过劳，右侧胸壁疼痛 3 天就诊，咳嗽、喷嚏时疼痛加重，心前区无不适症状。体健皮肤未见明显异常，胸骨右侧第二肋间压痛，X 线片、胸片未见异常。初步诊断为助软骨炎，我们可选用的光疗法（　　）。

A. 口服抗生素疗法
B. 红光疗法
C. 红外线疗法
D. 激光疗法
E. 紫外线红斑疗法

13. 近红外线照射皮肤深度是（　　）。

A. 表皮　B. 真皮　C. 皮下　D. 肌肉　E. 骨骼

14. 下列部位对紫外线照射红斑反应最不敏感的部位是（　　）。

A. 胸腹部　B. 上臂屈侧　C. 上臂伸侧　D. 手背　E. 背部

15. 下列光疗中被称为“晒黑段”的是（　　）。

A. 近红外线
B. 远红外线
C. 短波紫外线
D. 中波紫外线
E. 长波紫外线

16. 下列波段中杀菌作用最强的是（　　）。

A. 254～257nm
B. 220～300nm
C. 220～250nm
D. 240～257nm
E. 260～290nm

（二）B 型题

（17～20 题共用备选答案）

A. 红外线疗法
B. 激光疗法
C. 蓝紫光疗法
D. 红光疗法
E. 紫外线疗法

17. 新生儿黄疸治疗首选的光疗法是（　　）。

18. 急性睑腺炎感染首选的光疗法是（　　）。

19. 治疗背部的皮赘首选的光疗法是（　　）。

20. 软骨病治疗首选的光疗法是（　　）。

二、案例分析

患者，女性，61 岁，因摔倒致右髋股骨颈骨折，在家卧床 1 个月，半个月前开始出现皮肤破损现象，在家处理无效入院。查体 8 处压疮，位于肩胛部、背部、髋部、足部等，医生通过采取治疗措施减轻皮肤压迫，清洗创面。

问题：1. 该患者应选择何种光疗仪器治疗？

2. 治疗时应注意哪些问题？

（刘福泉）

第七章

超声波疗法

扫码“学一学”

扫码“看一看”

学习目标

1. **掌握** 超声波疗法的常规剂量治疗法及临床应用。
2. **熟悉** 超声波疗法的物理特性；治疗参数的选择，超声波的治疗原理及治疗作用。
3. **了解** 超声波疗法的设备；超声波的大剂量治疗法。
4. 学会根据患者的具体情况选择合适的参数，并正确实施超声治疗技术。
5. 具有良好的人文关怀精神和良好的沟通能力，能与患者及家属进行沟通，开展健康教育。

第一节 概 述

案例讨论

【案例】

患者，女性，47 岁，因右踝关节扭伤伴踝关节肿胀 2 天入院。查体：踝关节稍肿胀，外侧副韧带处压痛。诊断为“右踝关节扭伤”，医生建议行超声治疗。

【讨论】

1. 该患者应选择何种治疗模式？
2. 对该患者的治疗频率、治疗强度如何选择？
3. 进行超声治疗时应注意哪些问题？

超声波作为治疗因子治疗疾病已有 70 多年的历史，国际上在 1928 年就有关于超声波治疗疾病取得疗效的报道。我国有些医院于 20 世纪 50 年代初开展了超声波疗法。由于超声波疗法有减轻疼痛及促进组织愈合修复等作用，临床广泛用于治疗软组织损伤、骨关节炎引起的疼痛和运动能力丧失。近年来，随着现代科学技术的进步，超声波的使用范围日益广泛，不仅用于诊断和治疗，还已广泛应用于基础研究及实验医学，从而形成了一门新兴学科——超声医学，以专门研究超声波对机体的作用及反作用规律，并应用于医学诊断和治疗。

一、概念

正常人耳能听到的声波频率为 16～20000Hz，超声波是指在 20000Hz 以上，不能引起正常人听觉反应的机械振动波。超声波疗法是应用超声波作用于人体以达到治疗疾病目的的一种物理治疗方法，一般常用频率为800～1000kHz。

二、物理特性

（一）超声波的产生

超声的发生有机械振动法及电变换法。前者利用强烈的气体或液体激起固体振动产生超声，多用于除尘和清洁等。电变换法均是利用高频电振荡经换能器把电能转化为机械振动，发生超声波，其原理主要包括压磁效应和压电效应。

1. 压磁效应 某些磁性物质如铁铝合金及一些特殊的陶瓷材料在磁场中，可因磁场变化而相应产生体积大小的变化，利用这一原理，可在变化的磁场中，放入具有压磁效应的物质即可获得超声波。

2. 压电效应 具有压电效应性质的晶体受到压缩或拉伸时在其受力面上就会产生数量相等而符号相反的电荷，这种物理现象称为压电效应。由于压电效应是可逆的，如对这些晶体施加交变电场则可引起晶体机械变形（压缩或伸长），这种将电能转变为机械能的现象称为逆压电效应（或称电致伸缩现象）。

医用超声波主要利用逆压电效应，由超声波发生装置产生。装置中主要有块石英晶体薄片，在相应频率的高频电场作用下，晶体薄片能迅速地随着交变电场频率而周期性地改变其体积（压缩或伸长），形成高频率的机械振动波即超声波。换能器是指能将一种形式的能量转换成另一种形式能量的器件，而超声换能器（超声探头）可将声能量转换成电能，也可将电能转换成超声能，它是超声治疗仪中的重要部件。

（二）超声波的性质

超声波与声波的本质相同，均为振动物体（声源）引起周围固体、液体或气体物质（介质）的机械振动，并且沿着介质向前传播形成连续的波动。因此超声波同样具有其他波动的共性，也具有速度、波长、周期频率、振幅等因素。

1. 超声波的速度 是指声波在介质中单位时间内传播的距离，单位为米/秒（m/s）。声波的传播速度与超声波的频率无关，而取决于介质弹性和密度。不同频率的声波在同一介质中传播的速度相同，但同一频率的声波在不同介质中传播的速度不同。声波在空气中的传播速度约为340m/s，在水中约为1400m/s，在固体金属中约5000m/s，在人体软组织中与在水中相似，为1400～1500m/s，在人体骨骼中约为3380m/s。声波的传播速度并非一成不变，还与介质的温度及压力等因素有关。一般情况下，声波的传播速度随介质温度的上升而加快，大约每增加1℃，速度增加0.6m/s。

2. 超声波的频率 即每单位时间内超声波波动的次数，单位是周/秒（赫兹），符号为Hz。常用的单位有千赫（kHz）、兆赫（MHz）。超声波频率对许多性能如传播形式、穿透能力、吸收作用及理化性能等均有很大影响。

3. 超声波的波长 波长是指两个相邻接的波峰或波谷之间的距离。频率与波长的乘积等于速度。在同一速度的情况下，频率与波长的关系如下式：$\lambda=v/f$。λ为波长，v为速度，f为频率。从公式可以看出，频率越高，波长越短，而频率低的超声波，其波长也相应地增长。

4. 超声波的周期 波动一周所需的时间，周期与频率互为倒数，即 $T=1/f$（T为周期，f为频率）。

5. 超声波的振幅　振幅是超声波波动的幅度，也就是超声波振动时压力变化的幅度。超声波传播过程中，有介质疏密的相位变化、介质的压力变化及其质点运动的能量变化。

（三）超声波的声场和声束

1. 声场　超声波在介质中传播的空间范围，即介质受到超声振动能作用的区域称为超声波的声场。由于超声波的频率高，具有与光线相似的束射特性，因而其传播可集中成束状，成束状传播的超声波即声束。实际上由于晶片弹性的不均匀，振动晶体周围的绕射现象及横波的产生等等因素，由超声声头发射的超声场并不似光束那样的均匀分布。接近声头的一段为平行的射束，称之为近场区，随后射束开始扩散，称之为远场区。因此，在超声波治疗时，为了克服能量分布不均，需把超声声头在治疗部位做缓慢的移动。

2. 声束　呈束状分布传播的超声波叫声束。由于超声传播的定向性，使其辐射呈束状分布，其成束的性能与声源直径及频率有关，频率越高，分散角度越小，能量越集中，作用越强。因此，从超声能量利用率看，成束越强、效率越高。因此，超声治疗时要求超声束扩散角度不得大于 15°，这样才能达到能量集中、效率高、部位选择性强的目的。

（1）声压　即指介质中有声波传播时的压强与没有声波传播时的静压强之差。测量单位为微巴。声波在介质中传播时，介质中出现稠密区和稀疏区，在稠密区的压强大于原来的静压强，声压为正值；在稀疏区的压强小于原来的静压强，声压为负值；这种正或负的压强所形成的声压，随声波周期而改变，因此也具有周期性变化。

（2）声强　声强代表单位时间内声能的强度，即每秒钟内垂直通过介质中 $1cm^2$ 面积的能量，单位为 $1erg/(cm^2 \cdot s)$，即每秒每平方厘米有一尔格能量。对超声声头，以每秒辐射总能量表示其总功率，单位为 W（瓦特），用 W/cm^2（瓦/平方厘米）作为治疗剂量单位。声强与声压的平方、超声波频率的平方、振幅的平方和介质密度的乘积成正比。因此声波频率越大，声能越强。由于超声波的频率甚高，因此其声压亦特别的大，声强则更大。临床常用的超声治疗剂量为 $0.1\sim2.5W/cm^2$，而震耳欲聋的大炮声其声强只相当于 $0.01\sim0.0001W/cm^2$。

（四）超声波的传播

超声波与声波相同，是一种机械振动引起介质质点运动的波动，是压缩波，所以，超声波必须依靠介质进行传播，可在固体、液体、气体中传播，但不能在真空中传播。高频率超声波定向传播，具有光波传播的相同性质，如在同介质构成的界面上的界面上产生反射和折射现象，这些现象的发生规律与光波相同。

1. 反射　声波由一种介质传播到另一种介质时，在界面处会有一部分声波反射回到第一种介质中，这种现象称为反射。反射的程度决定于入射角的角度和介质的特性。入射角是指在两个介质构成的界面上，入射声束与法线的夹角即入射角等于法线与反射声束的交角即反射角。

声波在界面被反射的程度完全取决于两种介质的声阻差。声阻（Z）=介质的密度（ρ）×声速（C），单位为瑞利（rayls），1rayls=1g/（$cm^2\times s$）。声阻相差愈大，反射程度也愈大；声阻相同的两种介质，反射程度最小。由于空气和液体或固体的声阻相差很大，声波很难由空气进入液体或固体，也很难由液体或固体进入空气；因此，为了使声头与治疗部位能密切接触，避免空气层，必须在治疗体表部位与声头之间加上耦合剂。

超声传播规律也影响到第二介质对超声能量的吸收，即声束折射方向与被投射物体的表面愈近于垂直，即入射角度愈小，能量反射愈小，作用效率愈高；与此垂线（法线）偏离度愈大，反射愈多，超声能损失也愈大。因此，在临床治疗时，为了使更多超声能量进入治疗部位（第二介质），则超声波传播方向应集中并垂直于治疗部位表面，从而达到较好的治疗效果。

2. 折射 声波由一种介质传播到另一种介质时，除使界面处发生反射外，部分声波透过界面进入第二种介质，但声波的传播方向发生偏转，这种现象称为折射。折射的发生亦与投射角有关，投射的能量为入射能与反射能之差。

3. 散射、束射和聚焦 当声波在传播过程中遇到厚度远远小于声波波长的微小粒子时，微粒吸收能量后会向四周各个方向辐射声波形成球面波，这种现象称为散射。但是，当声源的直径大于波长时，声波即呈直线传播；声波频率愈高，愈集中成束射。医用超声的声头直径一般为其波长的 6 倍以上，愈接近声头的中心，声束的强度愈强并形成束射。利用声波的反射、折射特性，通过透镜和弧面反射将声束聚焦于焦点以产生强大的能量，称为聚焦。聚焦技术目前已应用于超声外科及医学实验的研究。

4. 超声波的穿透与吸收 超声波在介质中传播时，因克服介质内摩擦阻力，其能量逐渐衰减，损耗的声能被介质吸收转变为热能，强度随其传播距离而减弱，称为超声波的吸收，又称为超声波的衰减。穿透就是超声波在介质中的行进，吸收就是超声波在介质中能量的转换，二者是超声传播过程中同一事物的两个方面。穿透能力强，则介质吸收能量小；吸收能量多则影响其穿透深度。我们可以用超声波在介质中传播的距离来反映其穿透能力。影响超声波穿透与吸收的因素主要有以下几个方面。

（1）介质对超声波的吸收　超声波的吸收与介质的密度、黏滞性、导热性及超声波的频率有关。超声波在固体中被吸收最少，液体中被吸收较多，气体中被吸收最多；超声波在空气中衰减剧烈，其吸收系数比在水中的吸收系数大 1000 倍；所以，在超声波治疗中应避免声头下有任何极小的空气泡。

半价层或半吸收层是用来表明一种介质对超声波的吸收能力或超声波在某一介质中的穿透能力。我们用超声波在某种介质传播中能量衰减到原能量一半时的厚度来表示该介质的吸收能力或该超声波的穿透能力，此厚度值即为该种超声波在介质中的半价层。通常不同组织对同一频率的超声波其半吸收层值不同，如频率 300 千赫的超声波，肌肉半吸收层值为 3.6cm，脂肪为 6.8cm，肌肉加脂肪为 4.9cm。同一组织对不同频率的超声波吸收也不同，超声频率愈高，吸收愈多，穿透愈浅。例如声强为 10W/cm^2 的束射超声波，当通过 3.6cm 厚的肌肉后将降低为 5W/cm^2，在经过 7.2cm 后将降低为 2.5W/cm^2。半吸收层厚度大，表明介质的吸收能力弱，超声波的穿透能力强；半吸收层厚度小，则相反。因此很高频率的超声波，除非用聚焦等特殊技术，否则不能在体内深部获得大的能量。

（2）超声波频率的影响　同一生物组织对不同频率的超声波吸收不同，其吸收系数与超声波频率的平方成正比，即超声波频率愈高，在同一生物组织中传播时被吸收愈多，半吸收层愈小，穿透能力愈弱。由于过高频率的超声波穿透能力弱，用在深部治疗时剂量则太小；而过低频率的超声波穿透能力强，以致被治疗部位吸收的声能太少，不足以产生有效的治疗作用。因此，目前常用于物理治疗的超声波频率为 800～1000kHz，穿透深度约为 5cm。

（3）生物组织成分的影响　不同生物组织对同频率超声波的吸收不同。组织的平均吸收值由大到小排列为：肺＞骨＞肌腱＞肾＞肝＞神经＞脂肪＞血液＞血清。水的超声波吸收系数比软组织低得多，含水量较多，固体成分较少的组织(如血液）就表现出较低的吸收系数，超声波穿透力就强，反之则相反。

第二节　治疗原理和作用

一、治疗原理

超声波的生物学作用机制主要包括超声的机械作用、温热作用以及由超声机械作用和温热作用促发的物理、化学作用三个基本作用。超声波在这三个因素有机联系、相互作用的基础上，通过复杂的神经体液－调节途径来治疗疾病。

（一）机械作用

1. 机械作用的产生　机械作用是超声波的一种基本的原发作用。超声波在介质内传播过程中，介质质点在其平衡位置附近做交替压缩与伸张形成交变声压，不仅可使介质质点受到交变压力及获得巨大加速度而剧烈运动，相互摩擦，而且能使组织细胞产生容积和运动的变化，可引起较强的细胞质运动（原浆微流或称环流），从而促进细胞内容物的移动，改变其中空间的相对位置，显示出超声波对组织内物质和微小的细胞结构的一种“微细按摩”的作用。微细按摩作用是超声波治疗疾病的最基本的机制，超声波对机体的其他作用都是在超声波的机械作用基础上产生的。

2. 生物效应　超声波的机械作用的主要生物效应主要在以下几个方面。

（1）镇痛　可使脊髓反射幅度降低，反射传递受抑制，神经组织的生物电活动性降低，因此，超声波具有明显的镇痛作用。

（2）软化瘢痕　可使坚硬的结缔组织延长、变软。因此，临床用于治疗瘢痕、硬皮症、挛缩等。

（3）改善组织营养　超声波对细胞的微细按摩作用可以改变组织细胞的体积，减轻肿胀，改善膜的通透性，促进代谢物质的交换，从而改善细胞的功能和提高组织细胞的再生能力。因此，临床上可用于营养不良性溃疡等局部血液循环障碍患者的治疗。

知识链接

超声疗法让糖尿病患者摆脱截肢厄运

糖尿病患者由于腿部知觉和血液循环的丧失，四分之一的患者患有皮肤溃疡，尤其是脚溃疡，严重者不得不忍受截肢的痛苦。国外科学家们发现，通过低强度超声治疗法，可唤醒伤口处的细胞，帮助刺激和加速愈合过程，使皮肤溃疡和压疮的愈合时间缩短三分之一，并能减少伤口感染发生率，对治疗糖尿病患者和老年人特别有效。因此，低强度超声治疗法为广大遭受慢性难愈合创伤的患者带来了福音，也为政府减轻了医疗支出。

（4）杀菌　当应用大剂量的超声波时，可引起生物体破坏性改变。因此，可用于杀灭细菌，常用于饮水消毒。对超声波最敏感的是丝状菌，其次是杆菌，球菌最不敏感，这与细菌形态有关。

（二）温热作用

1. 温热作用的产生 超声波作用于机体时可产生热，有些人甚至称为“超声透热疗法”。超声波在机体中传播时，由于其机械作用使介质质点之间相互摩擦产热，从而将超声波的机械能转变为热能。由于超声波是直线传播的，在机体中产生热作用的部位是以声头为基底面向组织深处延伸的圆柱体。

2. 影响超声波的热作用的因素 主要与超声的频率、剂量及介质性质等因素有关。

（1）超声的频率 不同频率的超声在介质内穿透深度不同，超声的频率越高，穿透越浅，吸收越多，产热作用越多。

（2）超声的剂量 超声的剂量越大，声强越大，受作用生物组织产热作用越强。因此，临床治疗常用剂量为0.1～2.5W/cm^2，且治疗时不时移动声头，以防局部作用时间过长、剂量过大而导致的升温过高。

（3）介质的物理特性和界面 在人体组织中，神经组织吸收声能最多，肌肉次之，脂肪较差；在不同组织的界面处产热较多，如皮下组织与肌肉组织的界面、肌肉组织与骨组织的界面产热较多。

3. 生物效应 与高频电和其他温热疗法相比，超声的温热作用有以下特点。

（1）产热不均匀 在两种不同组织的界面上，产热较多。如在机体内的肌腱韧带附着处、关节的软骨面、骨皮质、骨膜等处产热较多；接近骨组织、远离声头的软组织比远离骨组织、接近声头的软组织产热更多。这在运动创伤的治疗上有重要意义。

（2）血液循环影响局部升温 虽然超声波有很好的热作用，但产生的热量都随血液循环散发，少数通过组织传导散失；因此，超声波治疗过程中一般不会引起人体组织局部的烫伤。因此，当超声波作用于缺少血液循环的组织时，如角膜、晶状体、玻璃体、睾丸等应十分注意，防止损伤。高强度聚焦超声产生的高热可用于恶性肿瘤的治疗。

（三）理化效应

基于超声波的机械作用和温热作用，可继发许多物理的或化学的变化。

1. 空化作用 超声波在液态介质中传播时产生声压。当产生的声压超过液体的内聚力时，液体中可出现细小空腔，即空化现象。空腔分为稳定的空腔和暂时的空腔两种。稳定的空腔在声压的作用下来回振动，使空腔周围产生局部、单向的液体流动，形成微流，微流在超声治疗中起到重要的作用，可改变细胞膜的通透性，改变膜两侧的钾、钙等离子的分布，从而加速组织修复过程，改变神经的电活动，缓解疼痛等。

2. 弥散作用 超声波可以提高生物膜的通透性，超声波作用后，细胞膜对钾、钙离子的通透性发生较强的改变。从而增强生物膜弥散过程，促进物质交换，加速代谢，改善组织营养。

3. 触变作用 在超声波的作用下，可使组织胶体由凝胶状态转化为溶胶状态，对病变的肌肉、肌腱具有软化作用，使其组织形态发生细微改变与组织缺水状态发生改变，引起液化反应。临床上可用于类风湿关节炎病变和关节、肌腱、韧带的退行性病变的治疗。

4. 聚合作用与解聚作用 水分子聚合是将多个相同或相似的分子合成一个较大的分子过程。大分子解聚，是将大分子的化学物变成小分子的过程，可使关节内水解酶和原酶活性增加。

5. 氢离子浓度的改变 炎症组织中伴有酸中毒现象时，超声波可使pH向碱性方面变化，可缓解炎症组织局部中的酸中毒，减轻疼痛，有利于炎症的修复，超声波还可使细胞膜通透性增高，促进药物解聚，因而超声波作用下药物容易透入菌体。

6. 对酶活性、蛋白质合成的影响 超声波能使复杂的蛋白质解聚为普通的有机分子，影响许多酶的活性。此外，细胞线粒体、核酸对超声的作用非常敏感。低强度超声波，可使细胞内的胸腺核酸含量增加，从而影响蛋白质合成，刺激细胞生长，促进物质代谢。

考点提示 超声波的治疗原理。

二、治疗作用

（一）对神经系统的作用

神经系统对超声波非常敏感，且中枢神经敏感性高于周围神经，神经细胞的敏感性高于神经纤维和胶质细胞。大剂量的超声波可引起神经系统的不可逆损害；但小剂量超声波能使神经兴奋性降低，传导速度减慢，因而对周围神经疾病，如神经炎、神经痛，具有明显的镇痛作用。小剂量超声波（0.75～1.25W/cm^2）作用于大脑可刺激神经细胞的能量代谢，使脑血管扩张、血流加快，从而加速侧支循环的建立与脑细胞功能的恢复，故小剂量的超声波对脑卒中、脑外伤等具有一定疗效。超声波作用于间脑可使心跳加快、血压升高；作用于脊髓可改善感觉、运动神经的传导功能；作用于自主神经系统可引起血液循环加快、皮温升高等。因此，可通过超声波对自主神经的作用来治疗支气管哮喘和胃十二指肠溃疡等疾病。

知识拓展

超声聚焦神经调节疗法

神经–精神失调疾病一直是临床治疗的难题。近年来，国外科学家将超声聚焦丘脑切除术用于治疗应用药物不奏效的特发性震颤患者，取得较好的效果。超声聚焦神经调节疗法是使用磁共振（MRI）来引导超声波聚焦于患者大脑的特定区域，用来治疗疾病的新技术。虽然经颅磁刺激（rTMS）和经颅直流电刺激已经能够利用磁场或直流电来治疗神经–精神失调疾病，但是在穿透能力和聚焦方面有相对局限性。超声波可以高精度地瞄准病变部位，在不杀死神经元的情况下，增强或抑制神经元活性，因此治疗抑郁症等神经–精神障碍极具潜力，且简单便捷、无痛无创。

（二）对肌肉与结缔组织的作用

骨骼肌对超声波非常敏感，治疗剂量的超声波可降低挛缩肌肉的张力，使肌纤维松弛而解除痉挛；小剂量超声波具有刺激结缔组织增生的作用；对过度增生的结缔组织，中等剂量超声波则可使其软化消散，临床上常用来治疗瘢痕。

（三）对骨骼的作用

超声波在骨与周围组织界面上反射明显，易产生较强的局部热作用，剂量过大时可引起骨膜疼痛。小剂量超声波（连续超声波 0.1～0.4W/cm^2、脉冲超声波 0.4～1.0W/cm^2）治疗可以促进骨痂生成，故低强度超声可用来促进骨骼的生长；中等剂量超声波（1～2W/cm^2）可引起骨发育不全，因此对幼儿骨骺处禁用超声；大剂量超声波可延缓骨折愈合。一般认为超声移动法大于 3.25W/cm^2 的治疗剂量为危险剂量。

（四）对消化系统的作用

小剂量超声波可以促进胃肠蠕动，增加胃酸分泌；大剂量超声波可造成胃肠局部水肿、出血，甚至坏死穿孔。小剂量超声波可促进肝细胞再生，改善肝脏功能，促进胆汁排出；大剂量超声波对肝脏有损害作用。

（五）对心脏血管的作用

心脏对超声波比较敏感，大剂量超声波可引起心包膜下出血、心肌点状出血、心律失常，甚至心跳停止，因此在心前区应用超声波治疗时应格外小心。小剂量脉冲超声波（0.75～1.25W/cm^2）可以增强心肌收缩力，使痉挛的冠状动脉扩张，促进侧支循环的建立及心肌细胞的修复，缓解冠心病患者的症状。超声波对血管的作用是使血管扩张，血流速度加快，血管壁通透性增加，血压下降。

（六）对生殖系统的作用

适量的超声波可使精子数目增加，精子活动性增强；大剂量超声波可使精子萎缩。小剂量的超声波可促进卵巢滤泡形成，还可防止盆腔附件组织渗出物机化，保持输卵管通畅、减少粘连及软化瘢痕，临床常用来治疗慢性盆腔炎；大剂量超声波则使卵泡变性，导致胚胎畸形、流产。因此，对孕妇不宜做腹部治疗。

（七）对皮肤的作用

人体不同部位皮肤对超声波的敏感性为：面部＞腹部＞四肢。治疗剂量的超声波作用于皮肤，可提高皮肤血管的通透性，使皮肤轻微充血，但无红斑，改善皮肤的营养、促进真皮的再生。超声波可增强皮肤汗腺的分泌，促进皮肤排泄功能，增强真皮再生能力。大剂量超声波可引起皮肤损害，疼痛是超声波治疗剂量超过阈值的标志。因此，超声治疗时应询问患者有无疼痛，尤其是皮肤感觉障碍患者，更应注意观察，防止皮肤灼伤。

（八）对眼睛的作用

眼具有球体形态、液体成分、层次多等解剖结构特点，决定了它对超声波反应敏感，容易产生热积聚而致损伤，引起结膜充血、角膜水肿、晶体和玻璃体混浊、眼底变性等。但小剂量的超声波治疗可使眼球血管扩张，促进前房与玻璃体内渗出和出血的消散吸收。

第三节　治疗技术

一、治疗设备

（一）超声治疗机

1. 主要结构原理　由高频振荡器和输出声头两部分组成。超声波治疗机由主机和声头两部分组成（图 7-1）。主机包括电源电路、高频振荡发生器、调制器和定时器四个主要部分。电源电路提供电功率和电压；高频振荡发生器产生振荡电压，使声头晶体产生机械振动；定时器用以调节治疗时间；调制器用以调节电压幅度，选择输出方式。声头（超声换能器）将电磁振荡转变为超声波。常用频率有 0.8MHz、1MHz、3MHz；声头直径有 1cm、2cm、5cm 等多种型号。

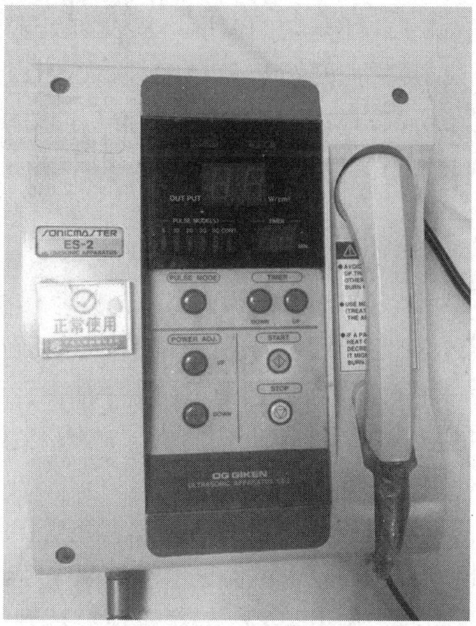

图 7－1 超声治疗机

2. 输出形式 主要有连续超声波和脉冲超声波两种输出方式。

（1）连续超声波 在整个治疗过程中，声头连续不断地辐射出声能作用于机体。它作用均匀，产热效应较大。

（2）脉冲超声波 在治疗过程中间断地辐射出声能作用于机体。脉冲通断比可以表示总的超声功率在脉冲过程中降低的倍数，如通断比为 1:10 的超声波其总功率为连续超声波的 1/10，但每次脉冲的声强并不减少。脉冲超声波的重要特点是由于休止期的时间间隔，减弱或消除了超声的热作用，即每次脉冲有足够的时间使组织吸收超声能而使组织产生的热消散掉。为了保证组织内热的消散，其间隔时间不得小于 5ms，因此脉冲超声波的通断比不得大于 1:5。脉冲超声波的热效应较小，既可减少发挥超声波的机械作用，又可避免在较大强度超声辐射下所引起的组织过热的风险。

（二）辅助设备

主要为特殊治疗需要或便于操作准备的附件。如水枕、水袋、水槽、水漏斗反射器、凹镜和凸镜、声头接管等。

（三）接触剂

接触剂是用于声头与皮肤之间，以填塞空隙，既能防上因有空气层而产生的界面反射，又有利于超声能量通过的一种液体，又称耦合剂。选择的耦合剂声阻应介于声头材料与皮肤之间，以减少超声波在皮肤界面的反射消耗。常用耦合剂有煮沸过的水、液状石蜡、甘油、凡士林、蓖麻油，还有按一定比例配制的各种复合乳剂（水、油、胶的混合物）、液体凝胶等。

二、治疗参数的选择

超声波疗法为一种个体化治疗。操作者必须根据牵涉的组织种类、受伤组织的深度、性质及受伤后炎症过程的阶段，并结合治疗部位上方的皮肤和组织以及超声的物理特性与组织之间的交互作用等相关因素，才能做出安全有效的临床决策。超声有四个参数可以自主调节，包括频率、通断比、作用强度、治疗时间。

1. 频率 频率的选择取决于作用部位的深度。浅表和深层组织的分界线有很多分界标准，常用的以 2cm 为分界线。最常见的频率是 1MHz 和 3MHz。3MHz 被组织吸收更迅速，因此多作用于浅表组织的损伤，而 1MHz 多作用于较深层的组织。因此，皮肤以下 2cm 以内（1 英寸）的损伤组织，3MHz 是最有效的治疗；作用于皮下（2cm）以上的更深组织则选择 1MHz 更有效。

2. 通断比 指的是在一个周期内，超声发射时间和关闭时间的比值。关于通断比的选择，多是由组织损伤所处时期决定的，组织损伤所处时期不是根据受伤时间长短来判断，而应该通过受伤组织的激惹性决定。组织损伤急性期，组织敏感性强，故急性期一般采用通断比为 1:4；随着组织激惹性下降，可以接受更加集中的能量作用，逐步提高通断比。通断比改为 1:3、1:2；最后使用 1:1 或者连续波。因此，临床上急性期患者使用 1:4；亚急性期使用 1:2 和 1:1；慢性期使用 1:1 和连续波。

3. 强度 超声的作用强度取决于受伤组织所处时期和受伤组织的深度。急性期的受伤组织激惹性高，低强度的超声波非热效应可促进组织修复。慢性期激惹性下降，较高强度刺激引起生理性修复反应。因此，作用强度一般根据所要达到的治疗目标来决定。如治疗目标是使用超声的热效应，则患者需要在短时间内感受到温热感但不能产生不适。超声波常用治疗强度一般小于 $3W/cm^2$，可分为三种剂量：$0.1 \sim 1W/cm^2$ 为小剂量；$1 \sim 2W/cm^2$ 为中等剂量；$2 \sim 3W/cm^2$ 为大剂量。在实际应用中多采用低、中等剂量，不同的治疗方法其强度等级也有不同，脉冲法、水下法、水枕法时剂量可稍大。当使用 1MHz 频率时，强度通常需要 $1.5 \sim 2.0W/cm^2$；当使用 3MHz 时，$0.5W/cm^2$ 即可达到。强度的大小可通过患者自身的感觉进行调节，如果患者在 2～3 分钟内未感受到温热感，则需要增加强度，如果患者有不适，则降低强度。

4. 治疗时间 超声的治疗区域大小和所选用的通断比将会影响超声的作用时间。一般来说治疗面积越大，则超声治疗时间要求越长。临床上最常见的方法是通过计算治疗部位需要多少个超声探头面积覆盖来计算时间。每个探头覆盖的面积需要超声在合适的强度和频率下作用 1 分钟。如果一个治疗部位需要 3 个超声探头面积覆盖，则治疗时间为 3 分钟。这个方法可以不用计算探头的面积，只需要知道探头和治疗部位面积所成的倍数。

三、治疗方法

超声波疗法主要有常规剂量治疗法、超声综合治疗法、大剂量超声治疗法。下面主要介绍前两种方法。

（一）常规剂量治疗法

常用治疗方式有直接治疗法和间接治疗法两种方法。

1. 直接治疗法 患者取舒适体位，充分暴露治疗部位，涂上耦合剂，接通电源后，将声头置于治疗部位，有固定法和移动法两种方式。

（1）固定法 此法用于痛点、穴位、神经根和病变部位很小的超声治疗。操作方法：①治疗部位涂上耦合剂，用适当压力将声头固定于治疗部位；②治疗剂量宜小，连续波的剂量一般为 $0.1 \sim 0.5W/cm^2$；③一般每次治疗 3～5 分钟，治疗结束时，将超声输出调回“0”位，关闭电源，取出声头。固定法易在不同组织的分界面上产生强烈的温热作用及骨膜疼痛反应，治疗时如果出现治疗部位过热或疼痛，移动声头或降低强度，避免发生灼伤（图 7-2）。

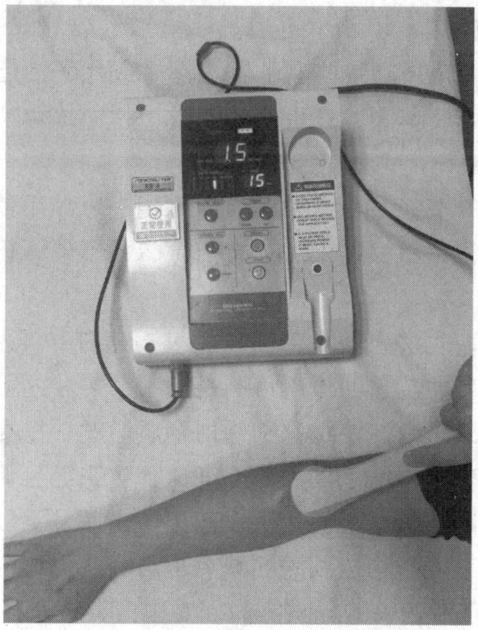

图 7-2　超声波治疗

（2）移动法　移动法是将声头紧密接触治疗部位，做缓慢往返或圆圈移动。移动法是超声波治疗中最常用的方法，适用于治疗部位皮肤平坦、范围较广的病灶治疗。具体操作方法为：①治疗部位涂上耦合剂，使声头与皮肤紧密接触。②接通电源，调节治疗时间及输出剂量后，在治疗部位缓慢往返回旋移动。③常用的强度为 0.5～2.5W/cm^2，移动速度根据声头面积及治疗面积进行调整，一般声头移动速度以 2～3cm/s 为宜。如果探头移动过快，则皮肤与探头不能很好地接触，超声波不能很好地作用于组织。如果探头不移动或移动速度过慢，则探头中心以下的组织接收到的强度远大于探头边缘的组织，持续超声波的作用可能导致组织的过热和损伤，所以超声探头应该以适当速度和轨迹移动使探头中心改变，使所有的治疗区域可以得到相同的治疗量。④治疗结束时，将超声输出调回“0”位，关闭电源，取出声头。⑤一般每次治疗 5～10 分钟。急性期患者 5～10 次为一个疗程，慢性病患者 10～15 次为一个疗程，每日或隔日一次，疗程间隔 1～2 周。如需治疗 3～4 个疗程，则第 2 个疗程以后间隔时间应适当延长。

2. 间接治疗法　间接治疗法指声头通过水、水袋等介质或辅助器间接作用于治疗部位的一种治疗方法，主要用于表面凹凸不平的、细小的和痛觉敏感的部位。常用的方法有水下法和水囊法。

（1）水下法　水下法的优点是声波不仅能垂直且倾斜成束状辐射到治疗部位，还可通过水使超声波传导完全，常用于治疗表面形状不规则、局部剧痛、不能直接接触治疗的部位，如手指关节、开放性创伤、皮肤溃疡等。操作方法：①使患者身体与手足等治疗部位进入 36～38℃温开水，声头距治疗部位 1～5cm；②接通电源，调节治疗时间输出剂量，做往返移动；③治疗剂量、时间、疗程关闭电源顺序，与直接治疗法的移动法相同。

（2）水囊法　将不含气体的水囊置于体表凹凸不平的治疗部位，水囊、皮肤、声头之间都涂以接触剂，以适当的压力将声头压在水囊上，按直接接触的固定法进行治疗。

考点提示　超声波的治疗技术。

（二）超声综合治疗法

超声综合治疗法是将超声波治疗与其他物理因子或化学治疗技术相结合，共同作用于机体以治疗疾病，从而达到比单一治疗更好的疗效。超声综合治疗法包括超声药物透入疗法、超声雾化吸入疗法和超声－间动电疗法等。

1. 超声药物透入疗法 将药物加入耦合剂，利用超声作用使药物经过皮肤或黏膜透入人体，达到治疗的目的。超声药物透入法具有药源广、不破坏药性、操作简单、对皮肤无刺激、患者无痛苦的优点。

（1）作用机制 超声药物透入法是将药物加入接触剂中，通过超声波的作用将药物分子透入人体，以达到治疗目的。它的作用机制是利用超声波的机械振动，组织中各质点受到交替变化的压力（声压）作用，使组织细胞内物质运动，提高细胞膜的通透性，有利于药物进入体内，而且在超声波作用下，局部毛细血管扩张，也促进了药物的透入。超声药物透入法的药物不限于水溶性和电解质，所以药源广，而且不破坏药性、操作方便，对皮肤无刺激，患者无痛苦。超声药物透入法的缺点是药物透入体内的剂量和深度不易测定，影响药物透入的因素及超声对药物的影响等尚需要进一步研究。

（2）常用药物 常用的西药主要有维生素 C、水杨酸、氢化可的松、抗生素消炎止痛软膏和瘢痕软化剂等。中药制剂有丹参等活血化瘀的中药等，应避免使用刺激性强和容易过敏的药物。

（3）影响药物透入因素 药物透入量与超声波各参数有关，超声频率低时透入药量多且深；治疗强度范围内超声作用的强度越大，透入量越多；作用时间长，透入药量也多。理想的超声透入用药条件是声阻低、不被超声破坏，而且透入的深度和透入的药量明确。

（4）操作程序 治疗前保证机器各导线连接正常，所有按键、旋钮处于正常位置，指示为零。患者选舒适治疗体位，暴露需治疗部位，在治疗部位如果需要用水下法，准备水槽，将患者治疗部位浸入水中，如果需用辅助器，将其与皮肤密切接触。将超声声头与患者治疗部位皮肤或辅助器紧密接触。打开超声波治疗仪电源开关，选择输出波形的类型、输出强度和治疗时间。固定法超声强度应$<0.5W/cm^2$，移动法为$0.5 \sim 1.5W/cm^2$，治疗时间为 5～10 分钟。治疗中询问患者的感觉，治疗部位应有温热酸胀感，不应有痛感或灼热感。治疗结束时，先按照与开机相反的顺序关闭仪器的按键、旋钮，用温热毛巾清洁患者治疗部位。治疗后用 75%的乙醇溶液消毒声头，再将声头置于声头架上。

2. 超声雾化吸入疗法 超声雾化吸入疗法系气雾吸入疗法的一种，是利用超声的空化作用，使液体在气相中分散，将药液变成雾状颗粒（气溶胶），通过吸入直接作用于呼吸道病灶局部的一种治疗方法。

（1）作用 应用超声雾化器产生的气雾，其雾量大、雾滴小（直径为 1～8μm）而均匀，吸入时可深达肺泡，使药物在呼吸道局部的浓度远远高于其他给药方法。吸入一定的雾化剂，可解除支气管痉挛，减少黏膜水肿和液化支气管分泌物，促进分泌物自呼吸道排出，从而改善肺通气功能。其优点是药物可直接作用于呼吸道局部，使局部药物浓度高，药效明显，对呼吸道疾病疗效快、用药量小、全身反应少。

（2）治疗设备 治疗设备包括高频振荡器、超声换能器、水槽、雾化罐和雾化液。

1）超声雾化器 使用 1.3～2.0MHZ 超声能通过以水为介质的耦合槽，传递到雾化罐内，超声振动作用于罐内液体，破坏其表面张力与惯性而产生雾滴，供患者吸入。

2）雾化液 常用的雾化液由药物（如糜蛋白酶等化痰剂，庆大霉素等抗生素，平喘剂、激素）等加生理盐水 20～30ml 稀释而成。对药物的要求为有效成分为水溶性，能适应组织的胶体渗透压、无强烈刺激性、无毒性，不引起过敏反应，有较好的雾化效果与稳定性，pH 接近中性。

（3）治疗方法　常用的吸入方式有开放式面罩吸入、呼吸器吸入和手捏加压吸入等方式。①开放式面罩：最常用，将面罩置患者口鼻前，不完全密闭。②呼吸器：超声雾化器与呼吸器送气管串联应用。③手捏加压吸入：超声雾化器与带有呼吸阀门及手捏开关的加压吸入装置相连，由患者自己控制，作间歇正压吸入。

（4）操作步骤

1）水槽内加冷蒸馏水 250ml，雾化罐内放稀释的药液，成人约 30ml，儿童约 15～20ml，将雾化罐放入水槽内嵌紧。

2）打开电源开关后，调节雾量旋钮，一般用中档（2ml/min），嘱患者将口含嘴放入口中，紧闭口唇深吸气，吸入气雾。

3）使用中，水槽内水温超过 60℃ 应关机换冷蒸馏水。雾化液减少不必关机，可从雾化罐盖上的小孔加药液即可。

4）吸入时间：通常每次吸入 10～20 分钟，治疗中密切观察患者有无呛咳、支气管痉挛等不适反应。一般每日 2～3 次，7～10 次为一个疗程。

5）治疗完毕，先关雾化开关，再关电源开关，否则电子管易损坏。

6）然后消毒雾化罐、螺纹管、口含嘴、面罩等用具，防止交叉感染。

（5）适应证　临床上常用于急慢性呼吸道感染以及呼吸道湿化不良、慢性阻塞性肺疾病、全身疾病引起的肺部并发症如肺不张、肺部感染；胸外科手术后、声带息肉术后；呼吸道烧伤；痰液黏稠不易排出以及痉挛性咳嗽等的对症治疗，但禁用于重度肺囊肿、大量咯血、严重心血管疾病、自发性气胸以及不能耐受者。

（6）注意事项　使用超声雾化吸入应注意以下事项。

1）雾化液每日新鲜配制，每次吸入药量用蒸馏水或生理盐水 30～50ml 稀释后加入雾化罐内。

2）治疗前先将痰液咳出或吸尽，以免妨碍雾滴深入。

3）治疗时嘱患者进行深而慢的吸气，吸气末停片刻，使雾滴吸入更深。

4）治疗开始后要注意有无呛咳和支气管痉挛。如雾量过大、雾化吸入时间过长、水分过多或应用对呼吸道有刺激的药物时，可引起支气管痉挛或水中毒。

5）治疗后 1～2 小时内注意拍击患者胸背，并鼓励患者咳嗽，或行体位引流以有利于呼吸道分泌物排出。

6）每日治疗结束时，面罩、雾化罐及管道要清洗，并用消毒液浸泡消毒。

（三）大剂量超声治疗法

应用大剂量及损伤性剂量超声波作用于机体以治疗疾病的一类方法。大剂量治疗剂量一般超过治疗量，主要是指具有损伤性的治疗，包括超声治癌、超声碎石、超声手术刀等。

1. 超声治癌　聚焦超声波疗法就是利用凹镜和透镜将超声波高度集中在某一部位，利用焦点处产生的巨大能量，进行肿瘤的治疗或其他特殊治疗。

2. 超声外科　利用高强度的超声波对组织产生的破坏作用代替手术刀切除病变组织的治疗方法称为超声外科疗法。与传统手术相比，具有无需开刀、不留疤痕、创伤小、恢复快等优点。可用于皮肤美容及外科手术，临床应用尚在摸索及试用中。

知识链接

超声波为什么能碎石?

超声碎石原理是超声碎石装置的探头产生高频振荡进而引发出超声波，是将强力超声波转换为机械振动从而将结石击碎，产生的热量，对肾及黏膜组织无明显损伤。其优点是安全性大，结石碎片可由吸引器吸出，视野清晰。缺点是要求很粗的肾镜，而且只能在硬性肾镜下使用。由于对患者不用手术，也不会对身体造成伤害，超声波碎石这项技术已经广泛用于泌尿系结石的临床治疗。

第四节　临床应用

一、适应证

1. 外科疾病　主要包括软组织扭挫伤、肌肉劳损、瘢痕组织、注射后硬结、冻伤、腱鞘炎、骨关节炎、颈椎病、肩周炎、腰椎间盘突出症、骨折、肱骨外上髁炎、颞颌关节功能紊乱、前列腺炎、急性乳腺炎、肢体溃疡等。

2. 内科疾病　慢性支气管炎、支气管、哮喘、消化性溃疡、慢性胃炎、便秘、胆囊炎、冠心病、高血压等。

3. 神经科疾病　脑卒中和脑外伤后遗症、癫痫、急性脊髓炎、脊髓损伤、三叉神经痛、坐骨神经痛、神经痛、面神经麻痹等。

4. 眼科疾病　睑板腺囊肿、外伤性白内障、中心性视网膜炎等。

5. 妇科疾病　盆腔炎、附件炎、输卵管闭塞、痛经等。

6. 耳鼻喉科疾病　鼻窦炎、乳突炎、耳鸣、耳聋、耳硬化症。

二、禁忌证

1. 凡恶性肿瘤（超声治癌技术除外）、活动性肺结核、星状神经节、出血倾向、静脉血栓的病区均禁用。

2. 大剂量超声波作用于未骨化的骨骼，可致骨发育不全，因此对幼儿骨骺处禁用超声。

3. 局部感觉异常禁用。

4. 化脓性炎症、急性败血症。

5. 孕妇（早期）腹部及腰骶部。

三、注意事项

1. 熟悉仪器性能，定期测定超声治疗仪输出强度，确保超声治疗的剂量准确。治疗前，应先检查治疗部位感觉有无异常。

2. 治疗时声头不能空载。使用适量耦合剂，并适当用力压紧，使声头与皮肤表面紧密接触，不得有任何细微间隙，方可调节输出，以保证超声波能量有效地进入人体组织。切忌声头空载或碰撞，以防晶体过热损坏或破裂。声头正对治疗部位，并尽可能垂直于治疗部位皮肤。

3. 移动法时，声头的移动要均匀，使超声能量均匀分布。固定法治疗皮下骨突部位时，超声强度宜＜$0.5W/cm^2$。声头不能在骨突部位停留，治疗时应询问患者有无灼热感或疼痛等不适。

4. 超声药物透入时，禁用对患者过敏的药物，慎用对皮肤有刺激的药物。

5. 治疗仪器连续使用时，注意检查声头温度，避免烫伤患者或损坏仪器。

6. 眼部超声波治疗采用水囊法为宜，应严格掌握剂量。

7. 水下法治疗时要用去汽水，而且皮肤上也不得有气泡。水囊法与水下法所用的水必须是经过煮沸的水，冷却后缓慢灌注，以免激起水泡，使气泡进入水中。进行胃肠治疗时，治疗前应饮水300ml左右，坐位进行治疗。

8. 当需要使用到超声治疗的热效应时，不应把它安排在对感觉有损害的治疗后，如冷疗。当需要使用超声的热效应以增加胶原蛋白延展性，使牵伸长度达到最大时，超声需要在进行牵伸之前应用，也可以在牵伸状态下进行超声治疗。

9. 治疗过程中，不得卷曲或扭转仪器导线；应密切观察患者反应以及仪器的工作状态，如患者感觉疼痛或有烧灼感时，应立即停止治疗，找出原因并予以纠正。治疗结束时，将超声输出调回“0”位，关闭电源后方可将声头移开，并将声头清洁后放置于安全稳定的支架上，防止声头跌落。

10. 治疗人员应加强自我保护，如声头握柄无超声屏蔽设计，操作时应将声头边上用网套进行保护或戴双层手套操作，避免过量超声波引起疼痛。

本章小结

超声波治疗是临床上最常用的一种治疗方法。本章主要介绍了超声波的物理特性、治疗原理、治疗作用、治疗参数的选择以及操作技术。超声波的治疗原理主要有机械作用和温热作用。由于超声波疗法为一种个体化治疗，通过该章的学习，不但要系统地掌握理论知识，而且还要根据牵涉的组织种类、受伤组织的深度、性质及受伤后炎症过程的阶段来选择适合的方法以及治疗参数，以取得最佳的疗效。例如：急性期病症患者宜选用产热较少的脉冲超声波，通断比为1:4；慢性期病症患者可选择连续超声波，产热较多，通断比为1:1或连续波。

习题

扫码“练一练”

一、选择题

（一）A_1型题

1. 超声波是指在（　　）以上，不能引起正常人听觉反应的机械振动波。

A. 20000Hz　　B. 10000Hz　　C. 8000Hz　　D. 500Hz　　E. 3000Hz

2. 超声波疗法是应用超声波作用于人体以达到治疗疾病目的的一种物理治疗方法，一般常用频率为（　　）。

A. 500～1000kHz
B. 800～1000kHz
C. 100～1000kHz
D. 80～1000kHz
E. 100～1000kHz

3. 正常人耳能听到的声波频率为（　　）。

A. 16～20000Hz
B. 100～20000Hz
C. 160～20000Hz
D. 180～20000Hz
E. 30～20000Hz

4. 组织凹凸不平，细小、痛觉明显的部位超声治疗时宜选用（　　）。

A. 移动法　B. 固定法　C. 水下法　D. 连续法　E. 超声透入法

5. 目前常用于物理治疗的超声波穿透深度约为（　　）。

A. 10cm　B. 3cm　C. 4cm　D. 5cm　E. 8cm

6. 使用超声波治疗时，必须在治疗体表及声头之间加上接触剂，其主要目的在于（　　）。

A. 避免空气层
B. 减低局部温度
C. 减少超声波的反射
D. 减少超声波的散射
E. 润滑剂

7. 超声波采用脉冲波移动法时，其超声波最大不超过（　　）。

A. 1.5～2.0W/cm^2
B. 1.0～1.5W/cm^2
C. 0.5～0.7W/cm^2
D. 0.8～1.0W/cm^2
E. 2.0～2.5W/cm^2

8. 超声波具有（　　）。

A. 机械振荡作用
B. 电解作用
C. 内生热作用
D. 神经肌肉兴奋作用
E. 促进维生素 D 形成

9. 超声波治疗烧伤时的主要作用是（　　）。

A. 消炎作用
B. 抗感染作用
C. 软化瘢痕作用
D. 镇静作用
E. 解痉作用

10. 能对组织细胞产生“细胞按摩”效应的物理因子治疗是（　　）。

A. 紫外线疗法
B. 超声波疗法
C. 石蜡疗法
D. 干扰疗法
E. 中频疗法

11. 超声传播介质对超声波的吸收量存在差异，同种剂量下，产热最多的是（　　）。

A. 肝肾
B. 肌肉
C. 血液
D. 骨与结缔组织
E. 脂肪

12. 对骨表面治疗时，因超声波引起骨膜振动易致疼痛或热损伤，超声波强度不宜超过（　　）。

A. 0.8W/cm^2　B. 1.5W/cm^2　C. 0.5W/cm^2　D. 0.3W/cm^2　E. 1.0W/cm^2

13. 在超声波疗法的治疗作用中正确的是（　　）。

A. 放射作用　　B. 电离与电解作用
C. 辐射作用　　D. 润滑作用
E. 机械振动作用

14. 皮肤以 2cm 以内的损伤组织，采用超声波治疗时应选用（　　）。
A. 1MHz　　B. 3MHz　　C. 5MHz　　D. 1.5MHz　　E. 0.5MHz

15. 超声波治疗剂量超过阈值的标志是（　　）。
A. 皮肤明显热感　　B. 汗腺分泌增强
C. 疼痛　　D. 出现水疱
E. 皮肤明显红斑

（二）A_2 型题

16. 王某，盂肱关节关节囊前部损伤 3 个月，采用超声波治疗时，应选用（　　）的频率进行治疗。
A. 1MHz　　B. 3MHz　　C. 5MHz　　D. 1.5MHz　　E. 0.5MHz

17. 李某，女性，49 岁，因左踝关节扭伤半个月入院。查体：左踝关节轻度肿胀，压痛。通过检查可发现前距腓韧带损伤。此时，患者采用超声治疗时，应选择（　　）进行治疗。
A. 移动法　　B. 固定法　　C. 水下法　　D. 连续法　　E. 超声透入法

（三）A_3/A_4 型题

患者，女性，55 岁，因右肩疼痛 2 个月就诊。患者 2 个月前无明诱因出现右肩疼痛且逐渐加重，伴肩关节活动受限，不能完成梳头、上举、外展动作，夜间疼痛加剧影响睡眠。检查：痛苦面容，右肩关节 AROM 屈曲 0°～15°、外展 0°～20°、外旋 0°～20°，伴疼痛；肱二头肌长头肌腱附着处压痛，喙突下压痛，斜方肌有压痛。

18. 该患者采用超声波治疗时，通断比应选（　　）。
A. 1:3　　B. 1:1　　C. 1:2　　D. 1:4　　E. 1:5

19. 该患者采用超声波治疗时，应选用（　　）的频率进行治疗。
A. 1MHz　　B. 3MHz　　C. 5MHz　　D. 1.5MHz　　E. 0.5MHz

20. 该患者采用超声波治疗时，应选择（　　）进行治疗。
A. 固定法　　B. 移动法　　C. 水下法　　D. 连续法　　E. 超声透入法

二、案例分析

患者李某，男性，38 岁，因左侧腰部疼痛、不能活动 6 小时就诊，患者自诉上午在办公室搬抬重物时扭伤腰部，当时感到左腰痛，不能活动。查体：腰椎生理曲度存在，左侧腰部肌肉紧张，有明显压痛。直腿抬高试验（+），加强试验（+）。医生建议行超声波治疗。

问题：1. 根据患者情况，该患者超声治疗时应选用何种治疗方法？

2. 患者的治疗模式以及治疗频率该如何选择？

（颜益红）

扫码“学一学”

第八章

磁疗法

学习目标

1. **掌握** 磁疗法的剂量、静磁场疗法和动磁场疗法的定义、操作技术及注意事项。
2. **熟悉** 磁疗法的定义、治疗作用及临床应用。
3. **了解** 磁疗法的作用原理。
4. 学会根据患者的具体情况选择合适的参数，并正确实施各种磁疗法，对治疗时可能出现的问题能及时处理。
5. 具有良好的人文关怀精神和良好的沟通能力，能与患者及家属进行沟通并开展健康教育。

扫码“看一看”

第一节 概　　述

案例讨论

【案例】

患者，女性，77 岁，因右侧腰及下肢疼痛 2 个月，加重 2 天入院。患者自诉腰痛近 20 年，时轻时重。2 个月前自腰部向右侧臀部及下肢放射性疼痛，放射痛由大腿后外侧至小腿外方，偶伴麻木，呈阵发性发作，劳累和腹压增加（如咳嗽、喷嚏）时疼痛加重。近 2 天来，上述症状加重，伴右腿无力，行走受限，小腿发凉，夜晚疼痛难以入睡，影响生活和休息，来院求治。医嘱予以磁疗法治疗。

【讨论】

1. 该患者应选择何种磁疗法?
2. 治疗时应注意哪些问题?

一、概念

磁疗（magnetotherapy）法，是利用人造磁场施加于人体经络、穴位和病变部位治疗某些疾病的方法，磁石治病在我国有悠久的历史。早在二千多年前，我国西汉时代已利用磁石（Fe_3O_4 的天然矿石）来治病。国外应用磁石治病也有悠久历史。公元 2 世纪希腊有人利用磁石作为泻药，公元 15 世纪瑞士有人用磁石治疗水肿，以后又出现了磁性项圈，可以磁化血液治疗疾病。国外在 16 世纪末已制成各种磁疗器械，如磁椅、磁床、磁幅等用于临床。

200 年前，法国也有人用磁治疗疾病。1956 年日本制成磁性带、磁帽和磁床治疗高血压、失眠、神经衰弱和肩周炎等疾病。近 20 年来，国内外对磁场的生物学作用进行了广泛的研究，包括磁场的治疗和诊断疾病的应用，并且取得了明显的进展。近年来，重复经颅磁刺激技术广泛用于神经康复中，用来改善患者的运动功能或言语功能等。

二、物理特性

（一）磁性与磁化

能将周围的铁屑吸附其上的性质叫磁性；静止的金属铁屑经过磁场作用产生的磁性称为磁化。

（二）磁通量和磁感应强度

磁通量是通过单位面积的磁力线总数，用Φ表示，单位为韦伯（Weber），符号是 Wb。穿过单位面积的磁通量为磁感应强度，其计量单位为特斯拉（T）（旧用高斯 Gs），1T=10000Gs，毫特斯拉（mT）（1T=1000mT）。

（三）磁力线

描述磁场分布情况的曲线称为磁力线。曲线上各点的切线方向与该点的磁场方向一致。曲线疏密程度反映磁场强度。磁体周围的磁力线方向，规定从北极出来，通过空间进入南极。在磁体内从南极回到北极形成一闭合的曲线。磁力线也是同性相斥，异性相吸。

（四）磁阻与磁导

磁力线从北极出来进入南极的途径称为磁路。在磁路中阻止磁力线通过的力量称为磁阻，而导磁的力量称为磁导。磁性的大小用物质的磁导率大小（μ）来表示，真空时μ=1。所有物质根据磁导率分成三大类。

1. 顺磁质　磁导率略大于真空，即$\mu>1$，如空气、锂、镁、铝、铂、氧、硬橡胶等。

2. 反磁质　磁导率略小于真空，即$\mu<1$，如水、玻璃、水银、铍、铋、锑等。

3. 铁磁质　磁导率很大，即$\mu>1$，在外加磁场作用下极易被磁化，是良好的磁性材料如铁、镍、钴、磁性合金等，属恒磁质。人体组织多属反磁质，也有少数顺磁质如自由基等，人体的磁导率近于 1，即μH1。

（五）磁体与非磁体

能吸引铁、镍、钴和其他合金的物体成为磁体。不能吸引铁、镍、钴和其他合金的物体成为非磁体。磁体使用一段时间后，强度会减弱，需要重新使它磁化，叫充磁，使已具有磁性的物体失去磁性的过程，叫退磁。

（六）软磁材料和硬磁材料

软磁材料是容易被磁化，也容易失去磁性，能得到较强磁场的物体，适用于做电磁铁和继电器的铁芯。常见的有纯铁、钛合金等。而硬磁材料是外加磁场撤去后，仍保留较强磁性的物体，磁性不易消除，是一种永磁体，如碳钢、钨钢等。

（七）医用永磁材料分类

医用永磁材料要求有以下三方面特性。

1. 剩余磁感应强度大　永磁材料完全被磁化，除去外加磁场后，其磁感应强度降到一定点后即不再继续自行下降，余下的磁感应强度称为剩余磁感应强度。

2. 矫顽力大　对永磁材料施以反方向磁场时，永磁材料的剩余磁感应强度继续减退，当剩余磁感应强度减到零时，所需的外加磁场强度，称为该种永磁材料的矫顽力。也就是说，矫顽力大表明抗退磁能力强。

3. 最大磁能积 在退磁曲线上，某一处的磁感应强度与磁场强度的最大乘积叫最大磁能积，用 max 表示，其单位是高斯、奥斯特等。

（八）磁场与磁极

磁铁对与它接触或间隔一定距离的磁性物质表现出相吸或相斥的作用，这种磁体所及的范围成为磁场。磁场的基本特征是能对其中的运动电荷施加作用力。磁体中磁性最强的部分称为磁极。其中一极为南极（S 极），另一极为北极（N 极），磁极之间具有同性相斥、异性相吸的特性。磁场的强弱用磁场强度（H）来表示。磁场中某点的磁场强度在数值上等于在该点上单位磁极所受的力，单位为“安培/米”（A/m）。磁场方向，规定小磁针的北极在磁场中某点所受磁场力的方向为该电磁场的方向。

三、磁场的分类

磁场的类型有主要有恒定磁场、交变磁场、脉动磁场、脉冲磁场四类。

1. 恒定磁场 磁场强度和方向保持不变的磁场称为恒定磁场或恒磁场如铁磁片和通以直流电的电磁铁所产生的磁场。

2. 交变磁场 磁场强度和方向在规律变化的磁场，如异极旋转磁疗器产生的磁场。

3. 脉动磁场 磁场强度有规律变化而磁场方向不发生变化的磁场如同极旋转磁疗器、通过脉动直流电磁铁产生的磁场。

4. 脉冲磁场 用间歇振荡器产生间歇脉冲电流，将这种电流通入电磁铁的线圈即可产生各种形状的脉冲磁场。脉冲磁场的特点是间歇式出现磁场，磁场的变化频率、波形和峰值可根据需要进行调节。

恒磁场又称为静磁场，而交变磁场，脉动磁场和脉冲磁场属于动磁场。磁场的空间各处的磁场强度相等或大致相等的称为均匀磁场，否则就称为非均匀磁场。离开磁极表面越远，磁场越弱，磁场强度呈梯度变化。

第二节 治疗原理、机制和作用

一、治疗原理

磁性是物质的属性之一。人体也具有一定的磁性，现已发现人脑、心脏、皮肤和其他器官的电流活动都产生磁场。近年来由于现代磁学和生物学的发展，出现了生物磁学这门边缘科学，现已获知磁性物质和磁场对生物学的生理功能都有一定的作用和影响，这种作用和影响叫生物的磁效应。磁疗作用机制是通过磁场对机体内生物电流的分布、电荷的运行状态和生物高分子的磁矩取向等方面的影响而产生生物效应和治疗作用，从而调整和恢复人体内各种不平衡或不正常的功能状态来达到保健的目的。根据生物的磁效应，磁疗治病机制可以概括为以下几个方面。

1. 生命过程中的氧化还原反应、神经的传导、心肺的搏动等都与人体内部的电子传递有关，磁场可以影响电子的运动。

2. 生物膜的渗透性有极强的选择性，它对人体内部的脑电位及物质的交换和代谢有主要的作用。磁场能影响一些带电离子，如钾、钠、氧的渗透能力。

3. 人体中的各种酶和蛋白质都含有许多微量过渡金属，如铁、钴、锰、铜等。这些微量元素大多是各种酶和蛋白质的组成部分，同时又是酶和蛋白质的活动中心。磁场通过对过渡金属元素（磁性离子）的作用而改变这些酶和蛋白质的活动功能，加速酶系统的生化反应。

二、治疗机制

很多国内外学者通过较广泛的试验研究与临床观察，试图了解磁场是通过何种途径和方式来作用于人体。关于磁场的作用机制有以下几个方面。

1. 对心血管系统的影响

（1）对血管的作用 电磁场可改善血管张力，使血管扩张，血流加快，改善微循环，这也是其产生消炎、消肿、镇痛的基础。低频脉冲电磁场还可以促进血管内皮细胞增殖、迁移；促进内皮细胞分泌血管内皮细胞生长因子、成纤维细胞生长因子；促进内皮细胞增殖，抑制凋亡，从而促进内皮修复和血管再生；通过影响高脂血症患者脂蛋白的代谢，降低血脂水平，减少胆固醇和三酰甘油进入血管内皮下沉着的机会，减轻了高血脂状态下对血管壁的损害。

（2）对心脏的作用 动物实验表明，磁场对正常心脏无明显影响，但对病变的心脏，可增强左室收缩功能；通过抑制主动脉内壁粥样斑块的形成，延缓动脉粥样硬化病变的进展；预防心脏及肝脏发生脂肪变性。旋转磁场有调整心律的作用，磁场还可改善血管舒缩功能，并改善血液循环。此外，磁场可使乙酰胆碱降低心率的作用减轻，亦可对抗注射阿托品后心率加快的作用。

（3）对血液的作用 电磁场可降低血液黏度，改善血液流变特性，促进血液循环。这可能与加快红细胞的电泳速度，增大表面电荷密度，使细胞之间的相互排斥性增加，促进红细胞聚集体解聚等因素有关。

2. 对代谢的影响 磁场还可促进血中脂类物质的代谢，使血脂降低。在一定的磁场作用下，可以增强胃肠生物电活动，加快胃肠蠕动，促进胃肠吸收。磁场可激活多种酶的活性，如激活胆碱酯酶、乳酸脱氢酶的总活性及其同工酶、羧基歧化酶、谷氨酸脱氢酶、过氧化酶和胰蛋白酶的活性，还可加速天门冬氨酰胺酶催化的反应，抑制组胺酶催化的反应。

3. 对免疫内分泌系统影响 磁场能提高正常机体细胞免疫与非特异性免疫功能的生物学效应，能显著提高E花环形成率、白细胞吞噬率和提高总补体（CH50）水平。磁场可激活下丘脑–垂体–肾上腺系统，使其分泌物的合成与释放增加，使皮质醇含量增高。

三、治疗作用

（一）镇痛

磁疗的止痛作用明显而迅速，对创伤性疼痛、神经性疼痛、炎性疼痛制所致的疼痛都有较好的镇痛效果。磁场疗法的止痛主要跟以下机制有关：磁场降低了感觉神经末梢对外界刺激的反应，减少了感觉神经的传入，因而达到止痛效果；磁场改善血液循环和组织营养，提高致痛物质水解酶的活性，使致痛物质水解或转化，使聚集的致痛物如缓激肽、组胺等物质消除，减轻了肿胀对神经末梢的压迫作用；磁场刺激神经反射，降低末梢神经兴奋性，使平滑肌痉挛缓解。磁场刺激穴位，疏通经络，调和气血而达到止痛的效果。

（二）消炎消肿

磁场可使血管扩张，组织通透性增强，有利于渗出物消散、吸收，减轻组织水肿，改善组织酸中毒。另外，磁场能提高机体非特异免疫力，使白细胞活跃，吞噬能力增强。以上两个作用可对非生物性炎症（低温、高温、各种毒性、机械创伤）和生物炎症（细菌、病毒、寄生虫）均有消肿消炎作用。

（三）降压降脂

磁场能加强大脑皮质抑制过程，对自主神经有调节作用，调节血管舒缩机制，使高血压患者血压下降。磁场能使胆固醇的长碳氢链变成短碳氢链，分解改变胆固醇结构，故有降血脂作用。

（四）镇静

磁场对中枢神经系统的作用主要为增强抑制作用，可改善睡眠状态，促进入睡和延长睡眠时间，故临床常用来治疗失眠。

（五）抑制良性肿瘤

磁场使过渡性肿瘤（纤维瘤、脂肪瘤）缩小或消失；对恶性肿瘤（消化道肿瘤、淋巴肿瘤、肝癌、肾癌）可改善症状、抑制生长。其作用机制为异名磁极相吸产生的压力作用，使肿物缩小或消失；磁场可使肿瘤内的血管形成血栓，中断肿瘤的血供，使肿物缩小或消失。其次，磁场可以减少渗出，消炎消肿。

（六）止泻作用

磁场的止泻作用明显，其机制可能与酶的作用有关。在磁场作用下，ATP 酶活性增强，可使小肠的吸收功能加强；胆碱酯酶活性增强，使肠道分泌减少、蠕动减慢，有利于水分和其他营养物质在肠黏膜的吸收；磁场还有抗渗出的作用，有利于止泻。磁场的抗炎作用对于炎性腹泻有很好的治疗作用。

（七）软化瘢痕

磁疗可防止瘢痕的形成及软化瘢痕。在磁场作用下，血液循环改善，渗出物吸收和消散加速，为减少瘢痕形成创造了条件；磁场作用下成纤维细胞内水分和盐类物质增加，分泌功能障碍，成纤维细胞内溶酶体增加，促进细胞吞噬作用，阻止了瘢痕形成。

（八）促进创面愈合作用

在磁场的作用下，血管扩张、血流加快，血液循环改善，为创面提供了更多的血液，提供了更多的营养物质和氧，有利于加速创面愈合，故临床上用磁疗法来促进创面愈合。

（九）促进骨折愈合

磁场改善骨折部位的血液循环，改善局部营养和氧供，有利于骨组织细胞的新生和愈合；磁场产生的电流对软骨细胞和骨细胞有直接促进生长的作用，加速骨折愈合。

知识拓展

康复治疗新技术－重复经颅磁刺激技术

TMS 最根本的物理学原理是电磁场作用与电磁感应，利用刺激线圈里快速变化的电流产生的时变磁场刺激可兴奋细胞，瞬变的磁场在颅内引起感应电场，驱动神经组织内部的电流，使神经元膜电位发生去极化，从而产生一系列生理变化。目前，重复经颅磁刺激成为研究神经系统功能的一种手段，在临床与科研方面应用越来越广泛。由于经颅磁刺激技术无痛、无损、操作方便，已经广泛应用于临床上，用于治疗脑卒中、脊髓损伤、多发性硬化等，取得了较好的效果。

第三节 治疗技术

一、静磁场疗法

利用恒定磁场治疗疾病的方法为静磁场疗法。

1. 直接敷磁法 磁片与皮肤的距离越大，作用组织的磁场强度越弱。直接敷磁法是将磁片直接贴于治疗部位或穴位的静磁场疗法。

（1）用品 目前磁片的种类较多，有圆形磁片、长方形、正方形等，磁片的材料有稀土永磁材料、永磁铁氧体材料等。多采用直径 1～2cm，表面磁感应强度为 0.05～0.2T 的永磁体。磁针多采用稀土合金永磁材料，其尖端的表面磁场强度较高，可达 0.15～0.2T。

（2）操作方法

1）单磁片法 将磁片直接贴敷在患病部位或穴位，以胶布或伤湿止痛膏固定。为了防止损伤或刺激皮肤，可在磁片与皮肤之间垫一层纱布或薄纸。贴敷穴位时，一般多用直径 1cm 左右的磁片；贴敷患区时，根据患区的范围大小，选用面积不同的磁片。

2）双磁片法 同时应用 2 片磁片，病患范围较大较浅时，将两磁片的同名极并置敷贴；病患范围较大较深时则异名极并置贴敷；病变范围较小较深时将两磁片的异名极相对敷贴于病患部位的上下、左右或前后。

3）多磁片法 同时应用多片一般不超过 6 片，磁片敷贴于病患区，敷贴磁片的范围应超过病患区。

（3）注意事项

1）磁片不可互相撞击，以免破坏磁场，减弱磁场强度。

2）磁片表面可以用 75%乙醇溶液消毒，不得用火烤或水煮，以免退磁。

3）两片磁片磁感应强度相差较大时，在两磁片互相吸引的同时可能会发生强度小的磁片碎裂的后果。

4）磁片敷贴后，每 5～7 天检查一次敷贴磁片局部的皮肤反应，如无不良反应，休息 1～2 天后可继续在原位敷磁。

5）异名极敷贴于组织相对较薄处容易发生血管受压致缺血现象，应注意检查，并及时予以纠正。

6）磁疗时不要戴机械手表，以免损坏手表。

7）敷贴磁片处皮肤发生刺激疼痛出现水疱时，应立即取下磁片并更换敷贴部位，皮肤过敏及破损处应改用间接敷磁法，先用消毒纱布覆盖破损处，再敷贴磁片。为避免发生皮肤刺激，敷贴磁片时可在磁片下垫干净纸布、纱布、棉布。

8）永磁片可反复使用多年，疗程结束后可妥善保存备用。

2. 耳磁法 在耳廓穴位上贴敷磁珠的磁疗法，主要治疗内分泌失调、近视、高血压、失眠等疾病。

（1）用品 采用米粒大的圆形磁珠或小磁片，表面磁感应强度为 0.02～0.05T 或 0.1T 以上。

（2）操作方法 将磁珠或磁片直接敷贴于耳廓穴位上，以胶布固定，可连续敷贴，磁珠直径一般为 3～8mm，每次敷贴的穴位 2～4 个，不宜过多，避免磁场互相干扰。

（3）注意事项 异名极对置敷贴时对耳廓组织压力大，一般应贴 2 小时后松开 5 分钟，以免长时间压迫引起耳廓组织坏死。其他注意事项与直接敷磁法相同。

3. 间接敷磁法 磁片通过棉织物等材料间接作用于人体的静磁疗法。

（1）用品 将数片磁片缝制于衣服或物品上，成为特殊的磁疗用品，如磁疗乳罩、磁疗腰带、磁疗腹带、磁疗护膝、磁疗鞋等。

（2）操作方法：选用合适的磁疗用品，穿戴时使之紧贴皮肤，使磁片对应于病患部位，一般穿戴 1～2 周后休息 1～2 天再用。

（3）注意事项 体位变动，穿脱动作易致磁片移位而不能与治疗部位相对应，应注意纠正。

二、动磁场疗法

利用动磁场治疗疾病的方法称为动磁场疗法，包括旋磁法和电磁疗法。旋磁法是将高磁场强度的磁体安置在一个动力机械上，使磁片随之转动而产生脉动磁场或交变磁场。电磁疗法是铁芯线圈，通以交流电或直流电而产生交变磁场或脉冲磁场。

（一）旋磁法

利用旋磁机产生脉动磁场或交变磁场进行治疗的方法。本法主治血肿，皮肤溃疡，冻伤，小儿急慢性肠炎等疾病。

1. 设备 采用旋磁治疗仪器，治疗有两个治疗用磁头，每个磁头内有一个水平旋转的圆盘，盘上安装 2～4 片磁感应强度为 0.1～0.2T 的永磁体磁片，机内电动机起动后可带动磁片旋转而产生旋转的动磁场，工作时磁感应平均强度为 0.06～0.15T。

2. 操作步骤

（1）患者选取舒适的体位，并暴露治疗部位。

（2）先打开电源开关，等电源指示灯亮起，再打开电机开关，然后调节输出电压旋钮至所需电压强度。

（3）操作者或患者手持 1 个或 2 个磁头，或用砂袋加压固定，使磁头紧贴于病患部或穴位的皮肤。

（4）接通电源即开始治疗，治疗时磁头下面有振动感，每次 15～30 分钟，每日一次，10～20 次为一疗程。

（5）治疗过程中应询问患者感觉，观察机器有无异常，如有异常，及时处理。

（6）治疗完毕，缓慢地以逆时针方向转动电位器，将电压调至“0”，关闭电机开关，再关闭电源开关，最后移开机头。

注意： 一般使用 1 小时休息 10 分钟再用，使用旋磁机一般以不超过 60℃为宜，如发现火花应立即切断电源，进行检修。

（二）电磁疗法

电磁疗法是利用电流通过线圈铁芯所产生的动磁场进行治疗的方法。根据治疗仪所利用的电流种类不同，所产生的磁场类型亦不同，包括低频交变磁场、脉动直流电磁场、脉冲磁场。治疗仪可有多个磁头，磁感应强度可为 0.01T、0.1T、0.4T、0.8T、1.0T 不等。

1. 脉动磁疗法

（1）设备　脉动磁疗仪器。

（2）操作步骤

1）治疗前检查磁疗机运行是否正常及患者有无磁疗禁忌证，将机头置于治疗部位。

2）患者仰卧床上，将治疗部位置于两磁头之间，使磁力线垂直通过治疗部位。

3）调节上磁头的高度，使上磁头降到距皮肤最近距离或接触皮肤（有些型号的仪器可接触皮肤）。

4）检查机器面板开关应在关的位置，电流表指针应在“0”位。打开电源开关，接通电流，指示灯亮。根据病情需要，转动电流调节钮，增加电流强度，使患者受到一定强度的磁场作用。

5）治疗过程中注意观察患者有无不适，如有不适，及时处理。

6）治疗结束后，将电流强度调回到“0”位，然后把开关旋钮调到关的位置，升高磁头的高度，移开磁头。

7）每次治疗时间 20～30 分钟，每天治疗 1 次，15～20 次为一个疗程。

2. 脉冲磁疗法　脉冲电磁场根据频率的不同，分为低频脉冲电磁场（频率为 1000Hz 以下）、中频脉冲电磁场（频率为 1000～1000000Hz）、高频脉冲电磁场（1000000Hz）以上。应用脉冲磁场治疗，称为脉冲磁疗法。

脉冲电磁场常用的参数：脉冲频率为 40～100 次/分，磁场强度为 0.15～0.8T，每次治疗时间为 20～30 分钟，每日治疗 1 次，15～20 次为一个疗程。

（1）设备　脉冲磁疗仪器。

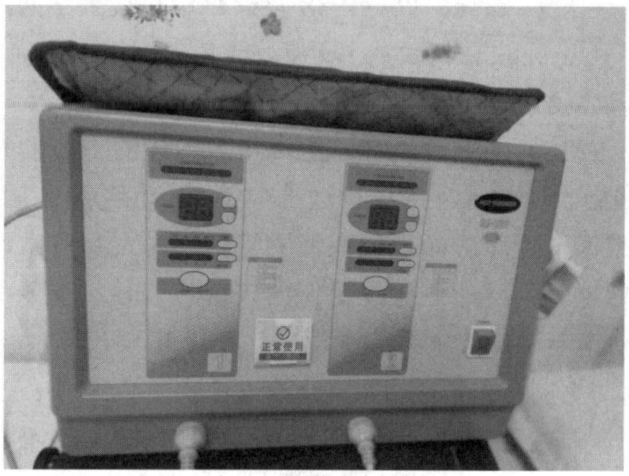

图 8-1　热磁电疗机

（2）操作方法

1）遵照医嘱，将磁头放在治疗部位。检查治疗机面板各旋钮，是否均在规定位置上。

2）旋动波段开关，指示灯亮，经过 1 分钟后，显示灯管亮，然后根据治疗需要调节治疗所需波段、磁场强度、波动脉冲频率及时间等参数。

3）按下定时按钮，经数秒钟后放开，磁头便可产生所需的磁场。

4）每次治疗时间 20～30 分钟，每天治疗 1 次。治疗结束时，按治疗的相反顺序关闭机器，旋回各钮，取下磁头。

（3）注意事项 长时间通电时磁头发热，可在磁头外套以布套，隔薄层衣服或隔一定空气间隙进行治疗，以免发生烫伤。

（三）低频交变磁疗法

低频交变磁疗法，治疗中同时有磁场、振动、热能 3 种效应。使用该疗法时，磁场的衰减与磁头和皮肤的间隙有关。空隙越大，衰减也增加，从而影响治疗效果。因此，治疗时应根据治疗部位的外形面积大小，选择合适的低频交变磁场磁头，使磁头的开放面与治疗部位皮肤密切吻合，使更多的磁力线通过患区组织。由于磁头面积较大，不易与穴位密切接触，故原则上本疗法采取病变部位局部治疗，辅以穴位治疗。

具体操作步骤如下。

（1）患者采取舒适体位，暴露治疗部位。

（2）根据患者的治疗部位面积大小选好合适的磁头，检查机器面板开关是否处于关闭状态。

（3）将磁头输出导线插入治疗机的插口，根据病情需要将旋钮调节到磁疗机的输出端口，根据治疗选择“弱”“中”或“强”档。

（4）将磁头置于治疗部位，接通电源，电流通过输出导线进入磁头线圈产生磁场。在治疗过程中，患者可有震动感及温热感，每次治疗时间 20～30 分钟。

（5）治疗结束，把开关旋钮调至关的位置，将磁头取下。

（四）经颅磁刺激技术

经颅磁刺激技术（transcranial magnetic stimulation，TMS）是一种利用脉冲磁场作用于中枢神经系统（主要是大脑），改变皮质神经细胞的膜电位，使之产生感应电流，影响脑内代谢和神经电活动，从而引起一系列生理生化反应的磁刺激技术。1985 年，英国科学家 Barker 成功研制出第一台经颅磁刺激仪。1988 年，华中科技大学同济医院成功研制出中国第一台经颅磁刺激仪。由于经颅磁刺激技术无痛、无创、无损三大优点，在神经心理科（抑郁症、精神分裂症）、康复科等各个方面都得到了广泛的应用。

经颅磁刺激技术（TMS）的原理是在一组高压大容量的电容上充电，用电开关向磁场刺激线圈放电，刺激线圈表面的脉冲磁场可达 1～4T。运动磁场产生感应电，感应电压与磁场变化速度成正比。根据电磁感应原理，在线圈下的颅内大脑皮质产生反向感应电流，改变细胞膜电位，当感应电流强度超过神经组织的兴奋阈值时，就会引起局部大脑神经细胞去极化，引起兴奋性动作电位，产生系列生理生化反应。

根据 TMS 刺激脉冲不同，可以将 TMS 分为三种刺激模式：单脉冲 TMS（sTMS）、双脉冲 TMS（pTMS）以及重复性 TMS（rTMS）。单脉冲 TMS（sTMS）由手动控制，无节律脉冲输出，也可以激发多个刺激，但是刺激间隔较长（例如 10 秒），多用于常规电生理检查。双脉冲 TMS（pTMS）以极短的间隔在同一个刺激部位连续给予两个不同强度的刺激，或者在两个不同的部位应用两个刺激仪，多用于研究神经的易化和抑制作用。重复经颅磁刺激（rTMS）是在某一特定皮质部位给予重复连续有规律刺激的过程，与磁刺激技术原理相同。重复连续有规律的刺激能够产生累积效应，能兴奋更多水平方向的神经元，影响刺激部位和功能相关的远隔区域的大脑功能，实现皮质功能区域性重建，并产生长时程效应。

rTMS 可以通过改变它的刺激频率而分别达到兴奋或抑制局部大脑皮质功能的目的。高频 rTMS 使大脑皮质兴奋性增加，低频 rTMS 可降低大脑皮质兴奋性。

1. 用物

（1）刺激器　目前刺激器大致上都可以分为单脉冲刺激、双脉冲刺激、重复性脉冲刺激等（图 8－2）。

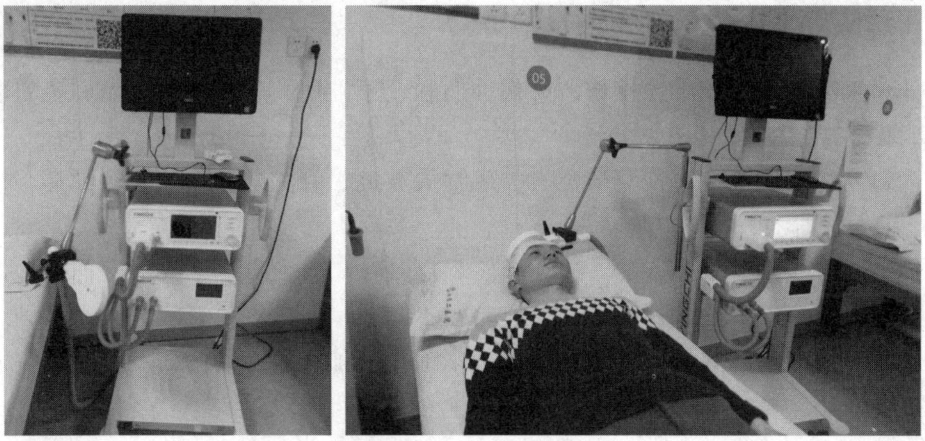

图 8－2　经颅磁刺激仪器

（2）刺激线圈　线圈也称为磁头或探头，国外统一称“Coil”。形状主要有两类：单线圈和双线圈。

2. 重复经颅磁刺激操作技术

（1）启动程序　打开主机电源→打开电脑电源→启动治疗程序→输入密码→在设备项中选择启动电源。

（2）信息录入　在信息管理项录入新患者，以前做过的患者直接进入患者选择。

（3）治疗部位　治疗皮层区需选帽，对于其他病灶可直接将线圈中的小方格置于治疗部位。

1）患者取坐位或卧位（卧位较舒适）。

2）选帽测量头围（大码/小码），有“logo”标志的为前端。

3）将线圈放置测试部位，在确定了治疗部位后通过旋动固定杆的旋钮进行固定。

（4）参数设置

1）通过手动刺激确定强度，选定后即可点击触发或按下拍子上的按钮。阈值的测量根据刺激反应定时调节刺激位置，测试出大于 50μV 诱发电位（MEP）时确定最小头部磁刺激强度。连续 10 次刺激运动皮层，引起目标肌肉收缩的最小输出强度或连续 5 个幅值超过 50μV 的运动诱发电位的刺激强度，设置好强度后点击“确定”。

2）刺激选择：可选择厂家提供的方案，点击“开始”即开始治疗，治疗途中可随时暂停，暂停后能继续或停止。

（5）关机　治疗后，关闭治疗后的小窗口，进入设备电源管理→关闭电源→再关闭电脑→关闭总开关。

（6）做好记录　在记录本上进行登记，当线圈使用结束后，应放到吊架上，不要随便放置，特别不能放置在任何金属表面，金属可将线圈弹出或损坏。磁刺激器在不使用时应及时关机。

第四节 临床应用

由于磁疗安全有效，副作用少，使用方便；因此，在临床应用很广。

一、适应证

1. 外科系统疾病 软组织挫伤、外伤性血肿、颈椎病、腱鞘囊肿、肩周炎、乳腺炎、血管瘤、术后痛等。

2. 内科系统疾病 风湿性关节炎、类风湿关节炎、骨关节炎、三叉神经痛、神经性头痛、高血压、胆石症、婴幼儿腹泻等。

3. 妇科系统疾病 月经紊乱、痛经等。

4. 五官科疾病 耳鸣、耳聋等。

5. 精神系统疾病 经颅磁刺激技术可用来治疗抑郁症及情绪障碍、精神分裂症、脑卒中、脊髓损伤、脑瘫、帕金森病等疾病。

二、禁忌证

静磁场疗法和动磁场疗法均未发现绝对禁忌证，但对以下情况可以不用或慎用。

1. 严重的心、肺、肝及血液疾病，体质极度衰弱者。
2. 有体虚、神经衰弱患者，使用后症状反而加重，甚至出现剧烈头痛、盗汗。
3. 孕产妇应尽量不要使用磁性用品，以免对胎儿、婴儿的发育产生不良影响。
4. 体内植入心脏起搏器者以及妇女有节育金属环禁用。
5. 经颅磁刺激禁用于头颅内置有金属异物者、带有心脏起搏器者、有耳蜗植入物者，有颅内压增高者等。高频强刺激有引发惊厥的风险，对于有癫痫病史、癫痫家族史的患者禁止使用高强度磁刺激。

三、剂量及疗程

（一）剂量分级

根据磁场的不同，治疗剂量的分级也不同。静磁场的治疗剂量是以永磁体的表面磁场强度为准。在动磁场疗法中，磁场强度随时间发生变化，或者磁场的方向与磁场的强度均随时间发生变化。一般是以治疗时最大的磁场强度作为磁疗剂量的定量标准。静磁场和动磁场的治疗剂量都可分为一般分为小剂量、中剂量、高剂量 3 个级别。

1. 小剂量或弱磁场 是指在静磁场疗法中，磁片表面磁场强度之和的总磁场强度＜0.3T；而在动磁场中，小剂量是指磁场强度＜0.1T 以下。

2. 中剂量（中磁场） 是指在静磁场疗法中，磁片表面磁场强度之和的总磁场强度为 0.3～0.6T，而在动磁场中，中剂量是指磁场强度为 0.1～0.3T。

3. 大剂量（高磁场） 是指在静磁场疗法中，磁片表面磁场强度之和的总磁场强度＞0.6T，而在动磁场中，大剂量是指磁场强度在 0.3T 以上。

磁疗时，磁场强度越高，治疗效果越好，但是引起的不良反应也随之增大。一般来说，应用场强大小应视病情而定，一般可依据下列几点。

（1）病人情况　年老体弱、久病、儿童、磁敏感者及白细胞、血压低者宜用小剂量，而年轻体壮者可用中、高剂量。

（2）病变性质　急性疾病开始时可用小或中场强，慢性疾病开始即可用中或高场强。风湿性、类风湿关节炎、坐骨神经痛，剂量可大些。高血压、失眠等，剂量宜小。

（3）治疗部位　头、颈、胸宜用小剂量，背部、腰腹部及四肢宜用中剂量，臀部及大腿可用较大剂量。

考点提示　磁场疗法的剂量。

（二）疗程

1. 静磁法　一般2～3个月为1个疗程。

2. 动磁法　每次治疗20～30分钟，每天1次，15～20次为1个疗程。

四、注意事项

1. 磁疗法禁用于置有心脏起搏器者、金属异物处、严重心肺功能不全、孕妇下腹部、出血倾向，慎用于体质虚弱者、老人、幼儿、高热、治疗后不适反应严重者。

2. 治疗前要检查危险品，注意勿使磁卡、手机、手表、录音磁带、录像带等接近磁片、磁头。

3. 磁片、磁头不得撞击，以免磁场破坏、磁感应强度减弱。

4. 眼部、头面部、胸腹部、老人、幼儿、体弱者、高血压病患者宜用低强度磁场，不宜用高磁场强度治疗，不宜长时间治疗。

5. 由于个体差异，有些人对磁疗敏感，磁疗时应注意观察患者有无不良反应，如心慌、头晕、恶心、盗汗、剧烈头痛等，磁疗前无此表现，在磁疗过程中出现非治疗的不适反应，应及时处理或停止治疗。

6. 不同疾病选择不同的磁片。磁片要消毒，以免发生感染；保管时注意防氧化、防震动、防高温。定期检查永磁体的磁感应强度，强度减弱时应及时充磁。

7. 经颅磁刺激治疗还需注意以下几点

（1）专业人员操作　经颅磁刺激治疗仪器需要由经过专业训练的医务人员进行操作，错误操作仪器可能引起患者的损伤。

（2）外部物体　如听力设备、手表、计算器、信用卡及计算机磁盘等要远离正在工作的线圈。

（3）检查机器　使用前注意检查电源线是否完好，插头是否牢固，开机要确保超过10秒，仪器距离墙面要＞30cm。

（4）严格的工作环境　经颅磁刺激治疗仪器为精密仪器，工作环境温度需维持5～35℃，湿度45%～75%。仪器内有高压储能电容，严禁设备进水、雨淋、受潮，使用中远离水池，不能在露天使用

（5）严密监护　治疗时应严密观察患者有无不良反应，常见的不良反应有头痛、头晕，但持续时间多较短暂，可自行缓解，若持续时间较长或难以忍受时，应及时报告医生进行处理。

（6）远离易燃易爆物品　产生脉冲强磁场的高压电容回路因接触不良或者集尘受潮可能会产生火花，为避免发生危险，周围不允许有易燃易爆物品。

（7）治疗中佩戴耳塞　应避免靠近耳部刺激，治疗中应佩戴耳塞。

（8）注意线圈温度　如果线圈的温度过高可致皮肤烧伤，在进行治疗过程中要注意线圈的温度。

本章小结

磁疗法是利用人造磁场施加于人体经络、穴位和病变部位治疗某些疾病的方法。本章主要介绍了磁疗的治疗原理、治疗作用、治疗技术及临床应用。磁疗的主要作用有消炎、消肿、镇静、止痛、促进骨折愈合、止泻及软化瘢痕等。根据磁场特性的不同，磁疗法可分为静磁疗法及动磁疗法，动磁疗法可分为旋磁疗法和电磁疗法。经颅磁刺激技术是近年来应用较广的新技术，既可用于电生理检查，也用于临床治疗，主要用于精神疾病如睡眠障碍、精神分裂症的治疗，康复科主要用于脑卒中、脊髓损伤、脑瘫、帕金森病等病的治疗。磁疗法安全有效，不良反应少，在治疗中需掌握好剂量，并注意观察有无不适，及时处理，注意体内有心脏起搏器及金属患者不能用磁疗法。

习　题

扫码“练一练”

一、选择题

（一）A_1 型题

1. 关于磁疗，以下叙述不当的是（　　）
   A. 旋磁场对于急性扭挫伤优于贴磁片　B. 年老体弱者从弱剂量开始
   C. 勿使手机靠近磁场　D. 磁疗疗程依病情决定
   E. 带有心脏起搏器者可做磁疗
2. 小剂量是指动磁场强度小于（　　）
   A. 0.1T　B. 0.2T　C. 0.4T　D. 0.3T　E. 0.05T
3. 磁疗法不包括（　　）。
   A. 直接敷磁法　B. 间接敷磁法　C. 旋磁疗法　D. 电磁疗法　E. 磁化水
4. 具有减轻疼痛，减少渗出作用的治疗方法是（　　）。
   A. 磁疗　B. 生物反馈疗法
   C. 紫外线　D. 蓝紫光
   E. 功能性电刺激
5. 以下哪项不是磁疗的作用（　　）。
   A. 提高痛阈，镇痛作用
   B. 改善血循环，促进渗出吸收，有消肿作用
   C. 使血管通透性增高，促进炎症产物排除，有消炎作用
   D. 降压降脂
   E. 磁辐射作用
6. 动磁场中，中剂量或中磁场是指磁场强度为（　　）。
   A. 0.1～0.3T　B. 0.2～0.3T　C. 0.05～0.1T　D. 0.5～0.5T　E. 0.5～1T

7. 磁疗法的禁忌证为（　　）。

A. 胆石症　　B. 关节炎

C. 高血压　　D. 支气管哮喘

E. 严重心功能不全

8. 磁场的治疗作用不包括（　　）。

A. 镇痛、消炎、消肿作用　　B. 镇静作用

C. 止咳作用　　D. 提高骨密度

E. 促进骨折愈合

9. 动磁场可以用于治疗骨质疏松症，其作用机制不包括（　　）。

A. 促进成骨细胞的活性　　B. 抑制破骨细胞活性

C. 促进骨基质的合成　　D. 直接促进雌激素的合成

E. 提高骨质疏松患者的骨密质，缓解骨痛

10. 大剂量（强磁场）是指磁场强度在（　　）。

A. ＞0.1T　　B. ＞0.2T　　C. ＞0.4T　　D. ＞0.3T　　E. ＞0.5T

11. 静磁场的适应证不包括（　　）。

A. 软组织挫伤　　B. 肌纤维组织炎

C. 关节炎　　D. 神经痛

E. 局部金属异物

12. 以下关于磁力线的说法正确的是（　　）。

A. 磁力线的方向是任意的

B. 磁力线是开放性的曲线

C. 磁力线从北极出来进入南极的途径

D. 在磁路中阻止磁力线通过的力量称为磁导

E. 磁力线的疏密程度与磁场强度无关

13. 以下关于磁导率的说法正确的是（　　）。

A. 磁性的大小用物质的磁导率大小（μ）来表示

B. 真空的磁导率为 0

C. 顺磁质的磁导率略小于 1

D. 铁磁质的磁导率略小于 1

E. 磁导率大的物质，在外加磁场作用下不易被磁化

14. 采用磁片贴敷穴位时，磁片大小一般为（　　）。

A. 直径 1cm　　B. 半径 1cm　　C. 半径 1.5cm　　D. 半径 2cm　　E. 直径 2.5cm

15. 低频脉冲电磁场的频率为（　　）。

A. 频率为 1000Hz 以下　　B. 频率为 2000Hz 以下

C. 频率为 1500Hz 以下　　D. 频率为 2500Hz 以下

E. 频率为 1200Hz 以下

（二）A_2 型题

16. 患者王某，踝关节扭伤 4 天，软组织稍胀，局部压痛，拟用低频脉冲磁疗治疗。关于低频脉冲磁疗法，下列哪个说法不正确（　　）。

A. 脉冲电磁场的脉冲频率为 40～100 次/分

B. 磁场强度常为 0.5～1T

C. 每日治疗 1 次，15～20 次为一个疗程

D. 每次治疗时间 20～30 分钟

E. 频率为 1000Hz 以下

17. 李某，肩周炎患者，局部疼痛，拟采用直接贴敷法治疗，关于直接贴敷法的注意事项中，下列说法不正确的是（　　）。

A. 磁片不可互相撞击，以免破坏磁场，减弱磁场强度

B. 磁片表面可以用 75%乙醇溶液消毒

C. 磁片敷贴后，每 5～7 天检查一次敷贴磁片局部的皮肤反应

D. 两片磁片磁感应强度相差较大时，在两磁片互相吸引的同时可能会发生强度小的磁片碎裂的后果

E. 用过的磁片可用水煮消毒，以备下次再用

（三）X 型题

18. 磁疗法的治疗作用主要有（　　）。

A. 消炎消肿　　B. 降血压

C. 促进骨折愈合　　D. 止泻作用

E. 缓解疼痛

19. 磁疗法的禁忌证有（　　）。

A. 严重的心、肺、肝及血液疾病　　B. 体质极度衰弱者

C. 体内植入心脏起搏器者　　D. 孕产妇

E. 三叉神经痛患者

20. 下列磁场中属于动磁场的是（　　）。

A. 交变磁场　　B. 耳穴贴磁法

C. 脉冲磁场　　D. 旋磁法产生的磁场

E. 脉动磁场

三、案例分析

患者曾某，男性，68 岁，因左侧肢体无力 3 个月余入院。头颅 CT 示右侧基底节区脑出血。专科检查：神志清楚，构音不清，查体部分合作，四肢肌张力正常，左上肢肌力Ⅱ级，左下肢肌力Ⅲ级，右上肢肌力Ⅴ级，右下肢肌力Ⅴ级。

1. 可采用哪种磁疗法治疗？

2. 简述其治疗方法。

（颜益红）

第九章

传导热疗法

学习目标

1. **掌握** 石蜡疗法、泥疗法及湿热袋敷疗法的治疗技术及临床应用。
2. **熟悉** 石蜡疗法、泥疗法及湿热袋敷疗法的治疗原理及治疗作用。
3. **了解** 传导热疗法的概述及其他传导热疗法。
4. 学会根据患者的具体情况选择合适的传导热疗法，并能够为患者实施正确治疗。
5. 培养高尚的职业道德和良好的敬业精神，提高学习能力和创新能力。

第一节 概 述

扫码“学一学”

案例讨论

【案例】

患者，女性，51 岁，左侧肩关节周围疼痛、活动受限半年，因近 2 日加重就诊。经检查患者的左肩关节前屈、后伸、外展、内旋及外旋活动均受限，关节僵硬，在肩峰下有明显压痛点，基本生活自理。查体：ROM 评定：肩关节前屈 100°，后伸 15°，外展 120°，内旋 50°，外旋 50°。X 线检查无明显异常。诊断为：肩关节周围炎。

【讨论】

1. 可采取哪种传导热疗法？
2. 简述其治疗作用及治疗方法。

传导热疗法历史发展悠久，早在我国的《史记》中就有应用传导热疗法治疗疾病的记载；国外，在古埃及时期就有人用涂泥的方法治疗疾病。随着传导热疗法的不断进步和发展，临床中应用的传热介体也越来越丰富，包括石蜡、地蜡、泥、酒、醋、坎离砂、热气流、中药及化学热袋等；由于其介体来源广泛，设备简单，操作方便，适应证多，疗效确切，在各级医疗机构及家庭中得到了广泛的应用。

一、概念

传导热疗法（conductive heat therapy）是指以各种热源为介体，将热直接传导于机体，从而达到治疗疾病以促进康复的一种治疗方法，又称温热疗法。常用传导热疗法的种类主要有石蜡疗法、湿热袋敷疗法、蒸汽疗法、泥疗、地蜡疗法及沙疗等。传导热疗法，除了各种传热介体的温热作用外，某些介体尚有机械的和化学的刺激等综合因素作用，从而达到治疗疾病的目的。

二、物理特性

（一）热作用的物理基础

1. 热与内能的概念

（1）热　是分子、原子、电子等物质微粒的一种无规则的运动状态。

（2）内能　是物体的动能与势能之和。动能由分子的无规则运动产生，势能由分子之间的相对位置所决定。

“热”和“内能”有着不可分割的联系，物体变热表示其内能在增加，变冷表示其内能在减少；对物体加热是用热传递的方式使其内能增加。

2. 热传递的三种方式　在热传递实际过程中，三种方式往往是伴随出现的。

（1）对流　即依靠液体或气体的流动来传播内能的方式。

（2）传导　使物体的内能由高温部分传至低温部分的过程。传导为固体内能传递的唯一方式。

（3）辐射　是指物体发热的能量以光的速度沿直线向周围传播的过程。依靠辐射可以把能量从一个物体传给别的物体。例如太阳传给地球的热量就是以热辐射方式通过宇宙空间进行的。

在热传递实际过程中，这三种方式往往是伴随出现的。

3. 热量、热容量与比热

（1）热量　指由温差所引起的内能转移的量度，热量单位为 J（焦耳）。

（2）物体的热容量　表示物体吸热或放热性能的物理量。热容量是指物体温度升高（或降低）1℃所需要吸（或释放）的热量。

（3）物质的比热　指单位质量的物质，温度变化 1℃时吸收或放出的热量。比热的常用单位为 kcal/（kg·℃），1cal（卡）=4.184J。

4. 热平衡　温度不同的物质相互接触时，会发生内能从高温物体向低温物体的传递，且内能的总和保持不变，即高温物体放出的热量等于低温物体吸收的能量，这种现象称为热平衡。

5. 物态的变化

（1）熔解和凝固　①熔解：是指物质从固态变成液态的过程，晶体只有达到一定的温度才能熔解，这个温度称为熔点。②凝固：是指物质从液态变成固态的过程，晶体只有达到一定的温度才能凝固，这个温度称为凝固点；同一种物质的凝固点与其熔点相同。③熔解热：是指单位质量的固体在熔点变成同一温度的液体时所吸收的热量，单位为 J/kg。④凝固热：是指单位质量的液体在凝固点变成同一温度的固体时所放出的热量，单位为 J/kg。

（2）汽化和液化　①汽化：指物质从液态变成气态的现象。汽化有两种方式：蒸发和沸腾；蒸发是指在液体表面进行的汽化过程，沸腾是指在液体内部和表面同时进行汽化的过程。②液化：指物质从气态变成液态的现象。③汽化热：指单位质量的液体变成同一温度的气体时所吸收的热量，单位为 J/kg。

（二）生物学效应和治疗作用

传导热疗法对机体的生物学效应及治疗作用主要有以下几方面。

1. 对神经系统的影响

（1）降低肌张力　在皮肤组织内的各种神经末梢感受器基本上都对热的刺激起反应。但专门感受热刺激的神经末梢感受器对热刺激更敏感。当皮肤局部感受到热刺激时，可影响局部自主神经纤维和躯体神经纤维的传导速度，还能影响脊髓上下段的自主神经中枢、甚至脑皮质的功能，引起复杂的脊髓相应节段反应和全身反应，降低肌张力。

（2）镇痛作用　在热刺激作用下，周围神经的疼痛阈值增高，并可减轻因肌紧张而致的疼痛，从而起到较好的镇痛作用。

2. 对血液循环的影响

（1）促进水肿吸收　由于某些传热介体具有压缩作用，能防止组织内淋巴液和血液的渗出，从而减轻表层组织肿胀，防止出血和促进渗出液的吸收，有助于水肿消散，因而可治疗扭伤初期的局部软组织肿胀。

（2）改善组织营养　在热刺激作用下，通过局部皮肤温热感受器中的神经轴突反射，释放的组胺和前列腺素、血管舒缓素，使毛细血管扩张、血流加快，促进局部血液及淋巴循环，进而改善组织营养，加快组织再生过程。

（3）增强心功能　当身体大范围皮肤受到温热作用时，内脏血管和血流可能出现与皮肤血管相反的变化。外周血管扩张时，除心、肾血管以外的内脏血管收缩，使心率增快、心脏功能加强、全身血液循环加速，且不伴有血压明显改变及淋巴循环的明显改变。

3. 对皮肤及软组织的影响

（1）促进创面愈合　温热刺激可刺激上皮组织的再生过程，改善皮肤营养，刺激上皮生长，减轻疼痛；热作用于体表创口时，浆液性渗出物增多能协助清除病理产物及清洗创口，并可防止细菌繁殖，促进创面的愈合。

（2）软化瘢痕　由于某些传导热介质是油质，冷却凝固时对皮肤的压力作用，以及润滑作用，能使皮肤保持柔软而富于弹性，防止皮肤过度松弛而形成皱褶；对瘢痕组织和肌腱挛缩等有软化及松解的作用，因而能缓解由于瘢痕挛缩引起的疼痛。

（3）松解挛缩关节　温热刺激结合牵拉可以增加结缔组织的弹性和塑性。如关节损伤后，不做充分的活动，结缔组织产生进行性缩短，出现关节挛缩；当局部组织温度升高到 40～45℃时，同时进行按摩和适当的牵拉，可改善挛缩关节的活动度，促进关节功能的恢复。

4. 对组织代谢和炎症的影响

（1）促进组织代谢　传导热疗法能加强组织代谢过程，使皮肤局部及深部组织温度升高，增加组织摄氧量，一般认为，温度每升高 1℃，氧化率增加 2.5 倍。因此，由于组织摄氧量的增加，进而改善组织营养，促进组织代谢和愈合，并有减轻疼痛和加强组织营养的作用。

（2）对炎症的影响　热对化学介质有重要影响，可加剧急性炎症反应，但对慢性炎症则有明显的治疗作用。这是因为热刺激能增强组胺、缓激肽、前列腺素、白细胞趋化因子等化学介质对炎症反应的作用，并使周围血液中的白细胞总数增加和核左移，促进单核－巨噬细胞系统的吞噬功能；此外，由于热刺激使血管扩张、血管通透性增强，有利于组织代谢产物的排除和对营养物质的吸收，从而起到抑制炎症发展、促进组织愈合的作用。

扫码"看一看"

第二节　石蜡疗法

石蜡疗法（paraffin therapy or paraffinotherapy）是利用加热熔解的石蜡作为传导热的介质，将热能传至机体，以预防和治疗疾病的方法。

一、物理特性

1. 石蜡的化学结构及特点　石蜡由高分子碳氢化合物所构成，是一种白色或淡黄色半透明的无水、无臭、无味的固体，其化学结构式为 C_nH_{2n+2}，含有16～35个碳原子的正烷烃，有少量的异构烷烃和环烷烃。石蜡呈中性，不易与酸、碱发生反应，在一般情况下不与氧化物发生反应。不溶于水，微溶于酒精，易溶于乙醚、汽油、苯、煤油、三氯甲烷等。

2. 石蜡的熔点　石蜡是石油的蒸馏产物，熔点为30～70℃，沸点为350～560℃。治疗用石蜡的比重为0.9，熔点为50～56℃，沸点为110～120℃。当石蜡加热到110℃或更高时，在与氧气充分接触的条件下，容易被空气中的氧气氧化变质。医用高纯度石蜡含油量0.8%～0.9%，我国已大量生产高纯度医用石蜡，供医疗工作应用。

3. 石蜡的比热　石蜡的比热为0.5～0.78cal/（g・℃），热容量大（表9－1），故为良好的带热体。导热性小（导热系数 0.00059），易被人体所接受。由于石蜡不含水分，且气体和水分不能透过，使热不能对流、热量不易向四周扩散，因而其蓄热性能好。

表9－1　石蜡在不同温度时的热容量

熔点（℃）	温度（℃）								
	50	55	60	65	70	75	80	90	100
45.9	0.553	0.581	0.616	0.650	0.681	0.692	0.746	0.779	0.832
50.5	—	0.553	0.561	0.589	0.638	0.668	0.709	0.764	0.832
53.1	—	—	0.612	0.642	0.695	0.708	0.732	0.799	0.872
61.3	—	—	—	0.573	0.611	0.639	0.660	0.699	0.810

4. 石蜡的溶解热　加热的石蜡冷却时，能释放出大量的热能。每千克石蜡熔解或凝固时，吸收或放出的热（熔解热或凝固热）平均为39cal（表9－2）。蜡层越厚，熔解石蜡的温度越高，由液态变为固态的过程就越慢，保存温热的能力也就越强。

表9－2　不同熔点石蜡的熔解热

熔点（℃）	熔解热（cal/kg）	熔点（℃）	熔解热（cal/kg）
52.2	38.9	60.9	41.7
57.3	40.6	65.4	43.9

5. 石蜡的特性　石蜡具有良好的可塑性、黏滞性和延展性。常温下为固体，加热到熔点时即变为液体，再冷却到一定温度时便凝固成半固体。凝固后的石蜡能在70～80分钟内保持 40～48℃，且能随意伸缩变形紧贴于体表各部。石蜡向人体的热传导是缓慢进行的，蜡疗时可使局部皮肤温度升高并保持在40～45℃。

二、治疗作用

1. 改善局部血液循环，促进水肿、炎症消散　蜡疗的温热作用使局部毛细血管扩张、血流加快，改善局部血液及淋巴循环，有利于组织代谢产物的排除和对营养物质的吸收，从而起到抑制炎症发展、促进组织愈合的作用。石蜡治疗的机械压迫作用也可使皮肤毛细血管轻度受压，能防止组织内淋巴液和血液的渗出。用于治疗急性扭挫伤，可减轻软组织肿胀，促进炎性浸润消散吸收，并有良好的止痛作用。

2. 促进上皮组织生长、创面愈合，软化松解瘢痕组织及肌腱挛缩　石蜡本身的油质和其冷却凝固时对皮肤的压缩，可使皮肤保持柔软、弹性，防止皮肤过度松弛和形成皱褶，提高皮肤紧张度。对瘢痕、肌腱挛缩等有软化及松解作用，并可减轻因瘢痕挛缩引起的疼痛。蜡疗可使局部皮肤代谢增高，营养改善。石蜡中的某些碳氢化合物能刺激上皮生长，加速表皮再生过程和真皮结缔组织增生过程，故能促进创面愈合。此外，石蜡治疗的机械压迫作用对新鲜创面有一定的止血作用，长时间的蜡敷可促进溃疡愈合及骨痂生长。

知识拓展

蜡疗的治疗原理

石蜡的热容量大、蓄热性能好、导热性小，能使皮肤耐受较高温度（55～60℃）的温热作用，且保持较长时间。石蜡的温热作用较深，可达皮下0.2～1.0cm。治疗后局部温度很快升高8～12℃，经过5～12分钟后皮温缓慢下降，在30～60分钟内保持较高的温度。石蜡具有良好的可塑性与黏滞性，能与皮肤紧密接触，同时随着温度降低、冷却凝固、体积缩小（体积可缩小10%～20%），产生对组织轻微的挤压，起到机械压迫作用，从而促进温热向深部组织传递。石蜡对人体的化学作用很小，其化学作用取决于石蜡中矿物油的含量和成分。医用高纯度石蜡，含油量0.8%～0.9%，对皮肤、瘢痕有润泽作用，可使之柔软、富有弹性。如向石蜡中加入某种化学物质或其他油类物质，用于治疗时能产生相应的化学作用。

三、治疗技术

（一）治疗准备

1. 基本设备　需要准备熔点为50～56℃的白色医用石蜡；电热熔蜡槽，上层为蜡液，底层为水，在槽底以电热法加热熔蜡，也可以采用双层套锅（槽）隔水加热熔蜡；以及其他一些物品，如耐高温塑料布、木盘或搪瓷盘、铝盘、搪瓷筒、搪瓷盆、铝勺、毛刷、保温棉垫、0～100℃温度计、刮蜡小铲刀、毛巾等（图9－1）。

注意：治疗室中应单设熔蜡室，以避免石蜡的气味对患者造成不良刺激；室内要有良好的通风设备，地面应是地砖或是水泥，墙面应刷防火漆，同时应设有防火设备。目前，随着智能蜡疗机的使用，蜡疗在临床应用中更加方便。

2. 石蜡的选择　选择医用高纯度石蜡（图9－2），无杂质、外观洁白，pH为中性，含油量不大于 0.9%，不含有水溶性酸碱，黏稠性良好。其中，熔点在 54～56℃，最适宜蜡饼治疗，蜡浴用的蜡熔点可低些。

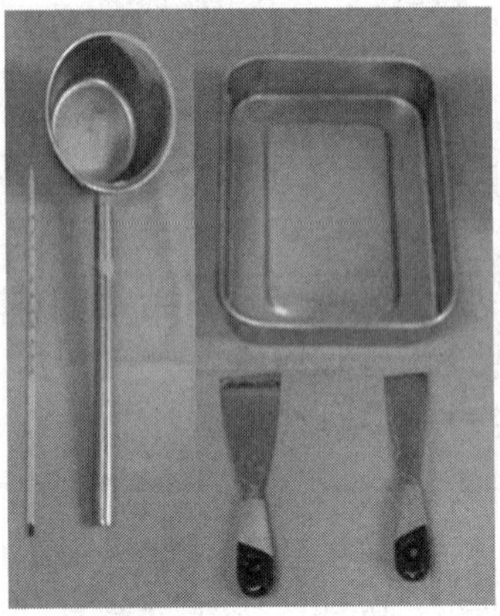

图 9－1　基本蜡疗设备

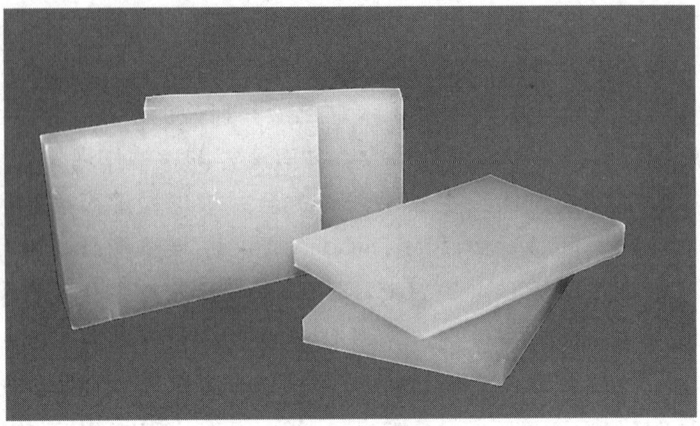

图 9－2　医用石蜡

3. 石蜡的加热

（1）熔蜡量　每次熔解的石蜡量，根据不同的蜡疗方法和部位的需要而定，一般按每次治疗用蜡 300～500g 计算。

（2）加热方法　加热熔解石蜡一般采用水浴加热法。如隔水加热法，将石蜡加热熔化到 60～65℃。如果加温过度或超过 100℃均能使石蜡氧化变质，可刺激皮肤产生皮炎，并影响石蜡的可塑性与黏滞性。同时，应注意避免水浴锅中的水或锅内蒸汽所凝结的水流滴入蜡中，由于水的导热性比蜡大，当同样温度的水和石蜡同时作用于皮肤时，就会因水滴而引起烫伤；如果水滴进入蜡中，可采用煮沸的方法使水分蒸发出去。注意不可将熔蜡锅直接放在炉上加热，这样不仅可以导致石蜡氧化变性，还可使底层石蜡烧焦变味，甚至引起燃烧。

4. 石蜡的重复使用　石蜡在重复使用过程中，由于每次蜡疗都会造成总量 5%～10%的损失量；因此，一般每 1～3 个月加入一次 15%～25%的新石蜡；建议重复使用的次数一般不要超过 5～7 次。若应用在创面、溃疡面及体腔部的被污染石蜡不可重复使用。

5. 石蜡的清洁　石蜡在反复使用后，会有汗液、皮屑、尘埃等杂质混入蜡中，故而降低蜡的热容量、导热性、可塑性及黏滞性，影响蜡疗的治疗作用；因此，须对使用后的石蜡定期进行清洁，以清除其中的杂质维持其较好的治疗效果，一般每周或每半月清洁 1 次。常用的石蜡清洁方法有以下几种。

（1）清洗法　每次治疗后，将取下的蜡立即用急流水冲洗，以清除黏附在蜡表面的汗液、皮屑等污物杂质。

（2）沉淀清洁法　用几层纱布或细孔筛等对熔化的石蜡进行过滤，将过滤后的石蜡静置冷却；或将蜡熔解后搅拌使污物下沉，上层为清洁的石蜡，凝固后切除沉积于石蜡底部比重较大的杂质。

（3）水煮清洁法　加等量水于石蜡内煮沸 30 分钟，使蜡中杂质溶于水中沉淀于蜡底层，冷却凝固后将污蜡切去。

（4）白陶土清洁法　向熔解的石蜡中加白陶土或白土 2%～3%，加热到 90℃并搅拌 30 分钟，蜡内污物杂质即被吸附并沉积于底部，凝固后将污蜡切去。

（5）滑石粉清洁法　向熔解的石蜡中加滑石粉 2%～3%，静置后将澄清的蜡液倒出或等蜡液凝固后将下层污蜡切除。

6. 石蜡的消毒　石蜡加热到 100℃达到 15 分钟即可达消毒目的。

（二）治疗方法

1. 蜡饼法　治疗方法如下：①将加热后完全熔化的蜡液倒入铺有塑料布或橡胶布的搪瓷盘或铝盘中，使蜡液厚 2～3cm，自然冷却至石蜡初步凝结成块（表面温度为 45～50℃）。②患者取舒适体位，暴露治疗部位，下垫棉垫与塑料布。将蜡块取出，敷于治疗部位，外包塑料布与棉垫保温。③每次治疗 20～30 分钟。④治疗完毕，将取下的蜡块用急流水冲洗后，放回蜡槽内。⑤每日或隔日治疗 1 次，15～20 次为一个疗程。

本法适用于较大面积的治疗，蜡饼面积的大小，根据治疗部位而定，一般用于大腿和脊柱部的蜡饼为 50cm×30cm；腰、腹部的蜡饼为 40cm×20cm；关节部位可小一些。

2. 蜡袋法　治疗方法如下：①用厚为 0.3～0.5mm 的透明聚乙烯薄膜压制成大小不等的口袋，将溶解的石蜡倒入口袋至容积的 1/3 处，排除袋内空气封口备用。②治疗时将蜡袋放入热水中加热，使蜡吸收热量至 60℃熔解，水温不要超过 100℃，取出后放于治疗部位，可代替蜡饼。③本法的优点是温热作用比蜡饼法强，操作简单易行，容易保持蜡的清洁，并易于携带，且不浪费石蜡。④其缺点是不能够充分发挥石蜡的理化特性，如机械压迫作用和润泽作用等。

3. 刷蜡法　治疗方法如下：①将熔蜡槽内的蜡熔化并恒温在 55～60℃。②患者取舒适体位，暴露治疗部位，用毛刷浸蘸蜡液后在治疗部位迅速而均匀的涂抹，使蜡液在皮肤表面冷却形成一层导热性低的蜡膜保护层。③再在保护层外反复涂刷，直至蜡厚 0.5cm 时，外面再包一块热蜡饼，然后用塑料布、棉垫包裹保温。④每次刷蜡层的边缘不要超过第一层，以免烫伤。⑤每次治疗 20～30 分钟。⑥治疗完毕，将蜡块取下、蜡膜层剥下，清洁患者皮肤及蜡块，把蜡块放回蜡槽内。⑦每日或隔日治疗 1 次，10～20 次为一个疗程。

该法能够加强石蜡的机械压迫作用，如治疗亚急性挫伤、扭伤等，以防止继续渗出及促使渗出液吸收。该治疗方法适用于四肢的治疗，操作较为方便。

4. 浸蜡法　治疗方法如下：①将熔蜡槽内的蜡熔化并恒温在 55～60℃。②患者取舒适体位，先将需治疗的手或足按刷蜡法涂抹形成一层蜡膜保护层后，再浸入蜡液并立即提出，反复浸入、提出多次，直到体表的蜡层厚达 0.5～1cm 成为手套或袜套样，然后再持续浸于蜡液中。③注意再次浸蜡时蜡的边缘不可超过第一层蜡膜边缘，以免烫伤。④治疗完毕，患者将手或足从蜡液中提出，将蜡膜层剥下清洗后放回蜡槽内。⑤每次治疗时间和疗程与蜡饼法相同。⑥该治疗方法的优点是保温时间长，适用手或足部的治疗。

5. 蜡垫法　治疗方法如下：本法是石蜡的综合治疗法，将浸有熔解蜡的纱布垫冷却到皮肤能够耐受的温度时，放于治疗部位上，然后再用较小的纱布垫浸有 60～65℃高温的石蜡放在第 1 层纱布垫上，再放上油布棉垫保温。

考点提示　蜡疗的治疗方法。

四、临床应用

（一）适应证

1. 外科疾病　软组织扭挫伤、腱鞘炎、腰背肌筋膜炎、滑囊炎、颈椎病、肩周炎、腰椎间盘突出症、慢性关节炎及外伤性关节疾病；术后、烧伤、冻伤后软组织粘连、瘢痕及关节挛缩、关节纤维性强直等。

2. 内科疾病 慢性肝炎、慢性胆囊炎、慢性胃肠炎、胃或十二指肠溃疡、慢性盆腔炎等。

3. 神经系统疾病 周围神经外伤、神经炎、神经痛、神经性皮炎等。

知识链接

中药蜡疗技术在骨科中的应用

中药蜡疗技术是一种简便、价廉、作用迅速、毒副作用小且安全有效的绿色治疗手段，无创伤、无痛苦、疗效显著，体现了中医治疗疾病“简、便、效、廉”的原则。研究表明，蜡疗对骨性关节炎有确切疗效，疗法简单易行，值得在骨科推广。石蜡热容量大，导热率低，能阻止热的传导，散热慢，气体和水分不易丢失。热蜡具有很强的可塑性和柔韧性，可随意贴敷身体的任何部位；但是单纯蜡疗的治疗方法存在局限性，联合中药湿敷可强化治疗效果，中药处方可根据病种及病性做出调整，灵活性及针对性强。另外，中药湿敷在热蜡的作用下加速了皮肤对中药的吸收，二者联合，相辅相成，打通人体经络，将体内病邪逼到体外，快速治愈顽疾。

（二）禁忌证

1. 皮肤对蜡疗过敏者。
2. 高热、急性化脓性炎症、厌氧菌感染、有出血倾向患者。
3. 甲状腺功能亢进、恶性肿瘤、结核病、心肾功能不全患者。
4. 妊娠、温热感觉障碍者，1 岁以下的婴儿。

（三）注意事项

1. 石蜡加热的注意事项

（1）不得直接加热熔解，以免石蜡烧焦、变质。

（2）石蜡易燃，保存及加热时应注意防火。

（3）反复使用的石蜡，应定时清洁、消毒、加新蜡，以保证蜡质。

（4）石蜡在加热过程中释放出的有毒气体能够对人体造成伤害；因此，治疗室内要保持空气流通，要具备通风设备。

（5）定期检查加热仪器及电线，恒温器失灵及电线老化时应及时更换，以免过热引起燃烧。

2. 治疗的注意事项

（1）根据不同的治疗方式，嘱患者取舒适体位，例如卧位或坐位。

（2）治疗部位要清洗干净，如有长毛发可涂凡士林，必要时可剃去。

（3）治疗时准确掌握蜡的温度，严格执行操作常规，防止烫伤。

（4）在治疗过程中，患者不得任意活动治疗部位，以防止蜡块或蜡膜破裂后蜡液流出而致烫伤。

（5）治疗时要注意观察患者反应，若患者感觉过烫时应及时中止治疗，检查原因并给予处理。

（6）在皮肤感觉障碍、血液循环障碍等部位蜡疗时蜡温宜稍低；骨突部位可垫小块胶布，以防止烫伤。

（7）若患者应用蜡疗后治疗部位出现皮疹、瘙痒等过敏反应，应立即停止蜡疗，休息观察 15 分钟左右，并对症处理。

第三节　泥 疗 法

采用各种泥类物质加热后作为介体，涂敷在人体一定部位上，将热传至体内，以达到治疗作用的方法称为泥疗法（mud therapy）。治疗泥的分类有：淤泥、泥煤、腐植土、黏土和人工泥等。治疗泥在自然界广泛存在，资源非常丰富。泥疗法主要用于保健及一些慢性病的治疗。

一、物理特性

在应用泥疗治疗疾病过程中，主要应用的是泥的以下物理特性。

1. 矿物质　占泥重量的 49%～92%，主要为硅酸盐，并含有大量氧化物、磷酸、氯、氟、硫、氮、氨等无机物质。当直径大于 0.25mm 以上的泥颗粒重量超过 10%时，可降低治疗用泥的可塑性与黏滞性。含颗粒人的泥，由于其导热性不同，在治疗过程中可导致皮肤损伤。

2. 微生物　有 100 多种微生物与治疗泥形成有关，其中硫化氢弧菌、脱硫螺菌和各型白硫菌属等在治疗泥形成过程中起主要作用。

3. 胶体　由各种无机盐物质和有机盐物质组成，占泥重的 4%～20%，腐植土中占 80%。

4. 泥浆　主要由溶于泥浆中的矿物盐、胶体及氧、二氧化碳、氯、氮等气体构成，其中含盐类浓度愈高，对皮肤的刺激愈强，占泥重的 35%～97%。

5. 其他　某些治疗泥中尚含有维生素、激素、氨基酸、抗生素、噬菌体和放射性物质等。

二、治疗作用

泥疗的治疗作用主要有以下几个方面。

1. 改善局部血液循环，促进机体新陈代谢。
2. 促进机体对糖、维生素及蛋白质的吸收及脂肪的代谢。
3. 加强机体代谢，改善皮温的作用。
4. 改善消化系统及血液系统功能。
5. 调节内分泌系统功能。
6. 改善组织营养，促进组织再生的作用。
7. 其他，如泥中的抗菌物质有抗菌功能，生物原刺激可治疗营养性溃疡等。

知识拓展

泥疗的治疗原理

泥中所含的矿物质，如钙、镁、钠等能够附着体表影响散热，并能调节自主神经系统功能，磷酸可促进皮肤组织对水分的吸收；如含有单宁酸和铁、铅等金属化合物则有收敛作用。泥疗的温热作用是治疗疾病的主要因素，治疗泥的热容量小，并有一定可塑性与黏滞性，并且几乎无对流，故导热性低，保温能力好，与皮肤接触时向机体传热缓慢，对机体起到温热作用；而且，治疗泥具有一定的抗剪力强度，黏滞度与比重；因此，当治疗泥与皮肤接触时，对机体产生一定压力而起到机械作用。

三、治疗技术

（一）治疗准备

1. 基本设施 应设有专门的更衣室、治疗室（妇科治疗室）、冲洗室、泥加温室及储泥室。

2. 泥的选择 在治疗用泥的选择上，要求不含致病菌，且不具感染性，有良好的腐败分解度（50%～60%）、可塑性及黏稠性。

3. 泥的加热 泥的加热方法主要有自然方法和人工方法两种。临床中常用人工加热方法。

（1）天然加热法 利用日光将泥晒 2～3 小时，使泥的温度达到 38～45℃。

（2）人工加热法 将盛泥的铁桶放置于加热的水浴中，水浴内通 60℃热水或蒸汽，加热过程中注意温度的变化，过高的温度可以影响泥的胶体性能，并可使泥中的微生物死亡；同时注意在加热过程中要随时搅拌。

（二）治疗方法

1. 全身泥疗法 分泥浴法与泥敷法两种。

（1）泥浴法 ①用热盐水或矿泉水将泥稀释到要求的稠度。②患者浸入泥浆中达乳头平面，将头外露，在前额和心区放置冷湿布。③泥浴温度 34～43℃。④治疗时间 15～20 分钟，每日或隔日 1 次，10～15 次为一个疗程。

（2）泥敷法 全身泥敷法分为日光加热泥敷法和人工加热泥敷法两种。①指用不同形式加热的泥，在床上铺成厚度为 4～8cm 泥饼，让患者裸体躺在泥上，然后用泥涂布患者全身至胸部乳头高度，再依次包裹布单、胶布、棉布或毛毯。②泥敷温度在 37～42℃。③治疗时间 15～20 分钟，隔 1～2 天治疗 1 次，10～15 次为一个疗程。④全身泥疗结束后，用温水洗净，卧床休息 30～60 分钟。

2. 局部泥疗法 包括局部泥疗、泥浴、泥罨包和间接泥疗等。

（1）局部泥浴 在特制的木盆或瓷盆中，用水将泥调稀后，将治疗部位浸入，主要用于治疗手、前臂、足及小腿。

（2）局部泥疗 根据治疗部位，如耳部、领区、腰腹部、短裤区、腰与下肢部、脊柱部、关节部以及手腕部的不同，将加热的泥放到调泥台上搅拌制成比所需温度高 1℃的泥饼，再置于需要治疗的部位上。

四、临床应用

（一）适应证

根据泥疗的治疗原理及其治疗作用，泥疗在临床中可应用于以下疾病。

1. 周围神经系统疾病、神经炎、神经痛及周围神经损伤后遗症。

2. 各种原因的局部水肿、烧伤后遗症、创面及愈合不良的溃疡、冻伤、血栓性静脉炎、术后粘连、外伤后的瘢痕。

3. 慢性肝炎、胆囊炎、胃炎、胃肠功能紊乱、胃及十二指肠溃疡、肠炎、结肠炎、早期高血压病、小儿消化不良等。

4. 各种类型的肌炎、关节炎（非结核性）、肌腱和韧带的扭伤、滑囊炎、腱鞘炎。

5. 其他，如眼及眼眶外伤性瘢痕、虹膜睫状体炎、慢性盆腔炎、附件炎、子宫周围炎等。

（二）禁忌证

1. 恶性肿瘤、活动性结核、出血倾向、体质虚弱及高热患者。

2. 心脏功能不全、急性传染病、甲状腺功能亢进患者。

3. 温热感觉障碍者、妊娠及婴儿等。

（三）注意事项

1. 选择符合各项指标的治疗泥，保证治疗用泥的质量。

2. 测泥温时应准确、均匀。

3. 治疗时应随时观察患者的反应，若发现患者有大量出汗、头昏等不良反应时，应立即采取措施；轻者可在密切观察下继续治疗，重者应立即停止治疗。

4. 泥疗后，患者应注意休息，不要做日光浴、游泳及长时间散步。

5. 注意保持泥疗室的温度及湿度，并做好通风。

6. 由于泥疗能够促进机体蛋白质和碳水化合物代谢，因此，建议患者应该增加蛋白质、糖和维生素 B_1 等食物的摄入。

第四节　湿热袋敷疗法

湿热袋敷疗法是利用热袋中的硅胶加热后散发出的热和水蒸气作用于机体局部治疗疾病的一种物理疗法，也称热袋法。该疗法具有较好的保温和深层热疗作用，治疗方法简单易行，在国内外已广泛应用于临床。

一、物理特性

布袋中的可塑性硅胶、皂黏土和亲水硅酸盐，这些填充物都具有吸水性；其中，硅胶颗粒中含有许多微孔，因此，在水箱中加热时，会吸收大量的热和水分，并且释放缓慢。在治疗时，将布袋置于患部，缓慢释放出热和水蒸气，起到温热敷的作用。湿热袋释放热量，通过组织传导使皮下组织温度升高，其热效应与其他热源相似，能够起到温热作用，湿热袋温度可保持 30 分钟。

二、治疗作用

根据湿热袋敷的特点，对人体的治疗作用主要有以下几个方面。

1. 使局部血管扩张，血液循环加强，促进代谢，改善组织营养。
2. 使毛细血管通透性增高，促进渗出液的吸收，消除局部组织水肿。
3. 软化、松解瘢痕组织和挛缩的肌腱。
4. 降低末梢神经的兴奋性，降低肌张力，缓解疼痛。

三、治疗技术

（一）治疗准备

根据治疗部位的不同，用粗帆布或亚麻布制成不同大小的方形、矩形、长带形的湿热袋（在湿热袋两角各缝制一个布条吊环，以备加热时悬吊于加热温水箱），内装二氧化硅凝胶颗粒备用；还需毛巾、毛毯以及专用恒温水箱。

（二）治疗方法

1. 恒温水箱的准备 先向恒温水箱放水至水箱的 3/4 容量，加热至 80℃恒温，再将湿热袋悬挂浸入水中加热 20～30 分钟。

2. 患者体位 嘱患者取舒适体位，并帮助患者充分暴露治疗部位。在治疗部位上覆盖数层清洁干燥的毛巾，面积稍大于拟治疗部位。

3. 治疗方法 取出湿热袋并拧出多余水分（以热袋不滴水为度），将热袋置于治疗部位的毛巾上，再盖以毛毯保温；随湿热袋温度的下降，逐步抽出所垫的毛巾至治疗完毕。

4. 治疗疗程 每日或隔日治疗 1 次，或每日 2 次，每次治疗 20～30 分钟，15～20 次为一个疗程。

考点提示 湿热袋敷疗法的治疗方法。

四、临床应用

（一）适应证

软组织扭挫伤恢复期、肌纤维织炎、肩关节周围炎、慢性关节炎、关节纤维强直、关节挛缩僵硬、坐骨神经痛等。

（二）禁忌证

同本章“石蜡疗法”中的“禁忌证”。

（三）注意事项

1. 注意检查恒温水箱内的水量，避免干烧。
2. 注意检查恒温器是否正常工作，以保证准确的恒温。
3. 检查湿热袋有否裂口，以免加热后硅胶颗粒漏出引起烫伤。
4. 注意不要将湿热袋压在患者身体的下面进行治疗，以免挤压出袋内水分而引起烫伤。
5. 注意观察、询问患者的反应；当湿热袋过热时增加其与患者体表间的毛巾。
6. 对老年人及局部有感觉障碍、血液循环障碍的患者不宜使用温度过高的热袋；对意识不清的患者，慎用湿热袋敷治疗。

扫码“学一学”

第五节　其他传导热疗法

一、蒸汽疗法

蒸汽疗法是利用蒸汽作用于身体来防治疾病和促进康复的一种物理疗法。主要的治疗方法有全身蒸汽浴和局部熏疗法。

（一）物理特性

由于蒸汽对身体的蒸腾作用，能够促进血液循环，故使药力经皮肤到达内部脏腑，对肌肤及脏腑的多种疾病起到有效的治疗作用。蒸汽疗法能够起到滋养皮肤，调理脾胃功能，增强肾脏功能的作用。同时，由于蒸熏时可适当的使用中草药，又可有解表散寒、消肿除湿等功效。因此，蒸汽法可用来治疗多种病证，并可用于养生保健、治疗肥胖症等。

（二）治疗作用

1. 有利于血肿的吸收，加速水肿的消散。
2. 促进新陈代谢，加强巨噬细胞的吞噬能力，具有消炎作用。
3. 可软化、松解瘢痕组织和挛缩肌腱。
4. 可降低末梢神经的兴奋性，减低肌张力，具有解痉、镇痛作用。
5. 配合药物治疗，达到消炎、消肿、镇痛等治疗作用。

（三）治疗技术

1. 治疗准备　需设立单独的蒸疗室，室内设备包括全身熏蒸仪，并配有洗浴室及休息室。

2. 治疗方法

（1）全身药蒸汽浴疗法　可以按照患者病情而定。①常用的两周剂量为鸡血藤 210g、防风 120g、射干 120g、桑寄生 120g、艾叶 12g、石菖蒲 120g、青木香 230g、荆芥 120g、淫羊藿 120g、桂枝 120g、香樟 12g，可酌情加减。②将配好的药物放入熏蒸仪的药槽中，加水煮沸 30 分钟后，嘱患者穿着内衣躺入熏蒸仪内，头部需暴露。③蒸汽温度从 30～35℃开始，渐增至 40～45℃，一般蒸熏时间 15～30 分钟。④治疗后患者要在温暖、宽敞、干燥的休息室内休息 1 小时，同时补充水分，以温度适中的果汁和淡盐水为宜。⑤治疗每日或隔日 1 次，10～15 次为一个疗程，休息 2 周后可进行第二个疗程。

（2）局部熏疗法　本法一般用于口鼻或患部。利用蒸汽或药物蒸汽作局部熏法，将配伍成方的中草药煮沸后先熏，后用药液洗擦局部，并可用药渣热敷局部，以治疗局部病变。因药物蒸汽兼有热和药物两种作用，故药物通过温热作用渗入局部，有利于药物的吸收，优于单纯的蒸汽浴热疗法。

1）蒸熏法　①将配好的药物放入熏蒸仪的药槽中，加水煮沸 30 分钟。②患者将需治疗部位直接在蒸汽上熏；腰腿痛或肢体活动不便的患者可采取卧位治疗。③每次治疗时间为 20～40 分钟，每日 1 次。④急性炎症及扭挫伤等患者治疗 3～7 次为一个疗程，慢性炎症、腰腿痛等患者治疗 15～20 次为一个疗程。

2）喷熏法　①先将药物煎取滤液，放在蒸汽发生器内。②加热蒸汽发生器，将喷出的药物蒸汽直接对准患部体表喷熏进行治疗。③每次治疗时间为 20 分钟，每日 1 次。④疗程同蒸熏法。

3）常用方药　①用于腰椎间盘突出症：红花、透骨草、刘寄奴、土鳖虫、秦艽、荜拨、川芎、艾叶各 10g，功能活血通络止痛。②用于急性风湿性关节炎、急性扭挫伤等：鸡血藤 20g、川木瓜 10g、 川芎 10g、牛膝 10g、五加皮 10g、乌药 15g、三桠苦 30g、豹皮樟 30g、过江龙 30g、半枫荷 30g、山大颜 30g、络石藤 30g。该方药物用量可用 20 人次，可根据病情酌情加减。③用于慢性关节炎、慢性肌肉劳损、关节功能障碍等：桂枝 30g、艾叶 15g、川柳 15g、细辛 15g、炙川草乌 15g、仲翁草 15g、威灵仙 15g、茜草 15g、透骨草 15g。上述药量一般可用 2 周左右。

（四）临床应用

1. 适应证　感冒、急性支气管炎、神经衰弱、营养性水肿病、高血压病Ⅰ期和Ⅱ期、皮肤瘙痒症、结节性红斑、荨麻疹、慢性盆腔炎、扭挫伤、瘢痕挛缩、风湿性关节炎、颈椎病及腰肌劳损等。

2. 禁忌证　①高热患者、癫痫、孕妇，恶性贫血、月经期、活动性肺结核、严重心血管疾病者禁用。②年老、体弱者慎用。③急性炎症已化脓者不宜进行治疗，以免炎症扩散；急性扭伤有出血倾向时，最好在 24 小时后再做治疗。

3. 注意事项

（1）治疗前　治疗师要仔细阅读熏蒸仪的使用说明书，调整好蒸汽的温度以适宜为度，以免过热引起烫伤，严格按其要求进行操作。掌握蒸汽疗法的适应证，同时，治疗室应备有急救药品，以防患者出现休克、虚脱等意外。

（2）治疗中　要随时观察和询问患者反应，若患者出现心慌、头昏、恶心等不适时，应立即停止蒸疗，给予静卧等对症处理。

（3）治疗后　洗浴室和休息室温度必须适宜，治疗后患者应注意保温，以防感冒。

二、热气流疗法

热气流疗法又称干热空气疗法，是利用强烈的干燥热气作用于治疗部位或全身来防治疾病和促进康复的一种物理疗法。

（一）物理特性

干空气随着温度的升高，密度逐渐减小，导热系数增加，黏度增加，定压比热容增大；又由于干热空气的特点是不含水分；因此，在治疗过程中患者更易耐受高温治疗。热气流能够使局部毛细血管扩张、血液循环加速、细胞的通透性加强；气流中微小的固体颗粒对患处起到按摩、刺激、摩擦等机械治疗作用；采用高科技制造的、具有特殊成分的悬浮粒子，则可在患处产生生化作用。例如，一些矿物质，如钙、镁、钠等可以调节自主神经系统功能；磷酸可以促进组织对水分的吸收；铁有触酶作用等，可以加速患处痊愈。

（二）治疗作用

1. 有利于血肿的吸收，加速水肿的消散。

2. 有软化及松解瘢痕组织及肌腱挛缩的作用。

3. 促进新陈代谢，加强巨噬细胞的吞噬能力，具有消炎作用。

4. 可降低末梢神经的兴奋性，减低肌张力，具有解痉、镇痛作用。

5. 热气流治疗机具有连续、间断两种工作模式。在间断模式下，可以进行关节功能训练，增加关节的活动度。

6. 其他，如有些干热介质对皮肤有一定的脱敏作用。

（三）治疗技术

1. 局部热气流疗法

（1）开机后预热、待机 ①在主电源开关开启状态下，2 小时后预热模式将被自动激活，将风速设置为 50%，治疗时间 30 分钟，预热悬浮颗粒。②待机模式 主要在能够自动切断预热模式或者在治疗定时结束后使用。在待机模式下，风速保持不变，治疗温度波动在±3℃范围内。

（2）设置治疗参数 ①治疗时间：为 10～20 分钟。②治疗温度：从 40～45℃开始，随着患者对热的耐受性提高，可逐渐升高温度。③治疗风速：根据治疗需要进行调整，风速范围从 5%～100%可调。④治疗模式：根据治疗需要选择脉冲模式，设定与调整治疗－间歇周期。

（3）固定治疗套 将患肢放入治疗套内，并将袖带绕紧，以免悬浮颗粒溢出；再将患肢放入治疗室内。

（4）治疗频率及疗程 根据设定的治疗参数进行。每天 1 次，20～30 次为一个疗程。

（5）注意事项 ①移出患肢的同时，将治疗套口封闭，避免悬浮颗粒泄漏。②每日对风口过滤器，每周对所有的治疗套进行清洁处理。③定期对悬浮颗粒进行更换，一般每 2 年更换 1 次。

2. 全身热气流疗法 此法采用特制的全身浴箱，向浴箱内通入大量的干热空气，即可进行全身治疗。为了保持箱内空气干燥，避免空气在闭塞的空间内迅速被人体散发的蒸汽所湿润，应使箱内保持足够的通风。治疗温度和时间与“局部热气流疗法”相同，根据不同患者的耐受程度进行温度的调整。治疗频率每天 1 次。

（四）临床应用

1. 适应证 类风湿关节炎、局部疼痛、皮肤过敏，关节僵直、肌肉痉挛、水肿等。

2. 禁忌证 急性炎症部位、严重感染的局部、禁止热疗的病变局部、开放性创伤局部，皮肤感觉障碍、恶性肿瘤、心功能不全的患者，不明确病因或未被确诊的局部疼痛。

3. 注意事项

（1）在治疗前要仔细阅读仪器的使用说明书，严格按其要求进行操作，以适宜为度调整好温度，避免过热引起烫伤。严格掌握治疗适应证，治疗室备有急救药品，以防患者发生休克、虚脱等意外。

（2）在治疗过程中注意随时观察并询问患者反应，若患者出现心慌、头昏、恶心等不适症状，应立即停止治疗，给予静卧等对症处理。

（3）急性炎症已化脓者不宜进行治疗，以免炎症扩散。

（4）在进行全身热气流疗法时，要求浴箱内保持足够的通风，以保持箱内空气干燥。

三、坎离砂疗法

坎离砂疗法是利用氧化铁与醋酸作用生成醋酸铁时所放出的热能作为热源达到治疗作用的方法。坎离砂的制备是将净铁末烧红后倒入中药煎液（防风、川芎、透骨草和当归四味中药）及少量醋中而成。

（一）物理特性

将坎离砂用 2%冰醋酸或食醋调拌后，最高产热温度在 87～92℃之间，热作用持续时间长，温度在 70℃以上的时间可长达 98～145 分钟，这是其他传导热疗法所不能及的。本疗法的热作用特点是温度逐渐升高、达最高点后下降缓慢，使机体对这种温度变化较易适应，进而起到较好的治疗效果。

（二）治疗作用

坎离砂的主要治疗作用是热作用加药物作用。

1. 促进局部血液循环，改善组织营养；能够使局部皮肤温度显著升高，促进汗液大量分泌、毛细血管显著扩张、血流量增加，从而改善局部血液循环及营养。

2. 坎离砂疗法还能够降低末梢神经的兴奋性，具有消炎和镇痛作用。

（三）治疗技术

1. 治疗准备 根据治疗部位的大小不同，制备不同规格的布袋和棉垫备用；并准备面盆、小铁铲及温度计各 1 个。

2. 操作方法

（1）坎离砂制备　将坎离砂倒入盆中，加 2%冰醋酸或醋拌匀，按每 750g 加醋 40ml 拌匀，使其潮湿即可，然后按治疗部位不同分别装于大小不同的布袋中。用浴巾或毛毯包好。

（2）温度控制　用温度计及时测量温度，当坎离砂温度升至 60℃以上时，在治疗部位上先放置棉垫或纱布垫，再在其上放置坎离砂布袋，然后用毛巾或毛毯包好。

（3）治疗疗程　以每日或隔日治疗 1 次为主，每次治疗时间在 40～60 分钟，15 次为一个疗程。

考点提示 坎离砂的制备方法。

（四）临床应用

1. 适应证 主要治疗关节、肌肉及韧带扭挫伤、慢性风湿性关节炎、腰椎间盘突出症、腰肌劳损、肌纤维织炎、关节手术后功能障碍、肩关节周围炎、慢性肠炎、肥大性脊柱炎等。

2. 禁忌证 同本章“石蜡疗法”中的禁忌证。

3. 注意事项

（1）注意防止坎离砂潮湿失效，若坎离砂最高温度达不到 70℃，就不宜应用，否则热作用时间太短。

（2）坎离砂可重复使用 10～15 次，随着使用次数的增加，产生热效应的时间延长，应合理安排患者，提高利用率。

（3）治疗前须检查皮肤有无破损、感觉有无异常；在治疗过程中应询问患者有无不适感，以免灼伤。

（4）在治疗过程中，患者和工作人员须戴口罩，防止吸入金属灰尘。

本章小结

本章系统讲述了传导热疗法中常用的石蜡疗法、泥疗法、湿热袋敷疗法及其他传导热疗法的基本设备、治疗作用、操作技术及临床应用等内容。其中，蜡疗法及湿热袋敷疗法为康复治疗师（士）职业考试大纲要求熟练掌握的内容，且在临床中应用广泛，要求学生对该疗法的操作技术重点记忆。同时，各项疗法临床应用中的适应证、禁忌证及注意事项是重点内容，需要同学们在学习的过程中系统掌握，为今后从事临床工作奠定理论基础。传导热疗法应用于临床各领域，发展相对成熟，并在各种疾病治疗上取得较好疗效。本章内容在编写过程中参考了职业考试大纲的相关内容及要求，能够满足学生的考试需要。

扫码“练一练”

习　题

一、选择题

（一）A_1 型题

1. 以下不属于传导热疗法治疗作用的是（　　）。

A. 降低肌张力　　B. 镇痛

C. 促进水肿吸收　　D. 加强心功能

E. 降低组织代谢

2. 石蜡的温热作用较深，可达皮下（　　）。

A. 0.2～1cm　B. 1～1.5cm　C. 1.5～2cm　D. 2～2.5cm　E. 2.5～3cm

3. 石蜡的熔点是（　　）。

A. 20～30℃　B. 15～30℃　C. 30～70℃　D. 70～80℃　E. 80～100℃

4. 以下不属于蜡疗禁忌证的是（　　）。

A. 甲状腺功能亢进、恶性肿瘤、结核病、心肾功能不全患者

B. 皮肤对蜡疗过敏者

C. 妊娠、1 岁以下的婴儿

D. 高热、急性化脓性炎症、厌氧菌感染、有出血倾向患者

E. 瘢痕及关节挛缩、慢性盆腔炎

5. 以下不属于蜡疗治疗作用的是（　　）。

A. 改善局部血液循环　　B. 促进上皮组织生长

C. 软化松解瘢痕组织　　D. 降低创面愈合速度

E. 促进水肿、炎症消散

6. 湿热袋敷疗法的治疗作用描述错误的是（　　）。

A. 软化、松解瘢痕组织和挛缩的肌腱

B. 降低末梢神经的兴奋性，减低肌张力，缓解疼痛

C. 加强血运，促进代谢

D. 促进渗出液的吸收，消除局部组织水肿

E. 促进机体对糖、维生素及蛋白质的吸收及脂肪的代谢

7. 以下不属于湿热袋敷疗法注意事项的是（　　）。

A. 注意检查恒温水箱内的水量，避免干烧

B. 注意检查恒温水箱是否正常工作，以保证准确的恒温

C. 检查湿热袋是否裂口，以免加热后硅胶颗粒漏出引起烫伤

D. 注意观察和询问患者的反应

E. 对意识不清患者禁用湿热袋敷疗法治疗

8. 温热袋敷疗法中，恒温水箱的准备：放水至水箱的3/4容量，加热至恒温（　　）。

A. 50℃　B. 60℃　C. 70℃　D. 80℃　E. 100℃

9. 以下不属于泥疗治疗方法的是（　　）。

A. 泥浴法　B. 刷泥法　C. 泥敷法　D. 局部泥疗　E. 间接泥疗法

10. 泥浴的温度及治疗时间是（　　）。

A. 35～50℃、30～40分钟　B. 34～43℃、15～20分钟

C. 45～60℃、10～15分钟　D. 55～75℃、15～20分钟

E. 38～60℃、1小时

11. 泥疗能够促进机体蛋白质和碳水化合物代谢，建议患者应该增加（　　）等食物的摄入。

A. 盐类、高蛋白　B. 蛋白质、糖、维生素B_1

C. 脂肪、蛋白质、水　D. 高膳食纤维、维生素B族、谷类

E. 高热量、高蛋白

12. 蒸汽疗法是利用蒸汽作用于身体来防治疾病和促进康复的一种物理疗法，这种疗法属于是（　　）。

A. 水疗法　B. 热疗法

C. 辐射热疗法　D. 传导热疗法

E. 对流热疗法

13. 热作用持续时间长的传导热疗法是（　　）。

A. 蜡疗　B. 温热袋敷疗法

C. 泥疗　D. 蒸汽疗法

E. 坎离砂疗法

14. 坎离砂疗法中，制备好的坎离砂可重复使用（　　）。

A. 2～5次　B. 5～10次　C. 10～15次　D. 15～20次　E. 25～30次

（二）A_2型题

15. 杜某，腰痛伴右侧臀部疼痛1周，辅助检查：腰椎间CT：腰4/5、腰5/骶1椎间盘正后突出，压迫硬膜囊。采用蜡饼法治疗时，蜡饼的厚度为（　　）。

A. 0.5～1cm　B. 1～2cm　C. 2～3cm　D. 3～4cm　E. 4～5cm

16. 王某，因左手疼痛，左中指掌指、指间关节晨起时活动不利，屈伸功能障碍，伸直疼痛明显3个月入院。检查：左侧中指掌面肌腱部有明显压痛，皮温无升高。正位片提示：双手部诸骨退变。诊断为腱鞘炎，治疗：口服药消炎止痛、泥疗。在为患者准备调制治疗泥时应备比所需温度（　　）的泥饼，再置于需要治疗的部位上。

A. 高5℃　B. 高4℃　C. 高3℃　D. 高2℃　E. 高1℃

（三）A_3/A_4型题

患者，女性，45岁，财务人员，主诉：颈项不适伴头晕、左手麻木3个月余，加重4天就诊。患者3个月前伏案工作后出现颈项不适，同时伴有左手麻木，肩背疼痛，头晕、恶心，颈部活动受限。4天前外出受凉后上述症状加重。查体：颈部僵硬，活动受限，颈3/4、4/5、5/6棘突压痛明显，臂丛神经牵拉试验阳性，击顶试验阳性，椎间孔挤压试验阳性。辅助检查：颈椎X线片：颈3/4、4/5椎体前缘均可见骨质增生。

17. 该患者采用蜡疗治疗时，需要准备白色医用石蜡熔点为（　　）。

A. 45～60℃　B. 50～56℃　C. 55～75℃　D. 85～90℃　E. 95～100℃

18. 石蜡的加热过程中，如果水滴进入蜡中，可采用（　　）使水分蒸发出去。

A. 自然晾干的方法　B. 烘干的方法

C. 直接放在炉上加热的方法　D. 煮沸的方法

E. 不必理会

19. 该患者出现（　　）症状，应停止蜡疗。

A. 腰背发麻　B. 全身微汗　C. 口渴、咽干　D. 皮疹、瘙痒　E. 腹痛

20. 治疗结束后，将石蜡加热到（　　），经过（　　）即可达消毒目的。

A. 56℃、15 分钟　B. 56℃、30 分钟

C. 100℃、15 分钟　D. 100℃、30 分钟

E. 120℃、30 分钟

二、案例分析

患者，男性，55 岁，腰部酸痛及活动受限 2 个月，近 2 日加重来就诊。患者自诉腰部疼痛与天气变化有关，阴雨天气时疼痛加重；休息时轻，劳累后重；晨起时重，经常改变体位时轻。查体示：患者骶棘肌横突部、腰骶及其两旁酸痛，双侧腰肌痉挛；X 线检查无明显异常。诊断为：腰肌劳损。

问题：1. 可采取哪种传导热疗法？

2. 简述其治疗方法。

（陈　轶　孙　丽）

第十章

低温疗法

学习目标

1. **掌握** 冷疗法和冷冻疗法的概念、治疗技术、适应证及禁忌证。
2. **熟悉** 冷疗法和冷冻疗法的治疗作用、影响因素。
3. **了解** 冷疗法和冷冻疗法的治疗原理。
4. 学会根据患者具体情况选择合适的冷疗及冷冻方法，正确实施冷疗及冷冻疗法技术。
5. 具有良好的沟通能力及良好的人文关怀精神，使患者能够很好的配合治疗。

低温疗法是利用低于体温的物质作用于人体以达到治疗目的的物理治疗方法。可分为冷疗法和冷冻疗法。一般情况下冷疗法治疗温度在0℃以上，冷冻疗法治疗温度在0℃以下。

扫码“学一学”

第一节 冷疗法

案例讨论

【案例】

患者，男性，30岁，因“打篮球时不慎摔倒，右踝肿胀疼痛1小时”就诊。查体：右踝明显肿胀，局部皮肤青紫，局部压痛（+），关节活动受限。右踝关节X线片：右踝骨质无异常改变。

【讨论】

1. 该患者初步诊断是什么疾病？
2. 该患者首先应进行什么物理治疗？

冷疗法（cold therapy）是指利用低于人体温度的物理因子，刺激皮肤或黏膜以治疗疾病的一种物理治疗方法。此种寒冷刺激因子一般为0℃以上，主要是冷水、冰块等。通过冷疗，可以达到止血、止痛、消炎和退热的作用，是一种有效、简便、廉价、安全的物理治疗方法。

冷疗法历史悠久。古代民间已有用冷水敷后枕部治疗鼻衄的方法，并记载在《五十二病方》中。随着医疗技术的发展，冷疗法在多个领域均取得较好的临床疗效，广泛应用于外科、眼科、神经科、皮肤科、口腔科等疾病当中。

考点提示 冷疗法的概念。

一、物理特性

冷疗法主要利用温度刺激原理，通过寒冷刺激引起机体发生一系列功能改变。一般冷疗的治疗温度低于体温但不低于0℃，作用深度能达到皮下5cm。常用于冷疗的物理因子有冰、冷水、冷气体等。水的热容量大，导热性能强，能与身体各部位密切接触，是传递冷热刺激的极佳介质。在一个标准大气压条件下，0℃为水的冰点，0℃以下为固态冰，0～100℃为液态水。通过低于体温的寒冷刺激作用于皮肤、黏膜，除了能造成体温降低，还会逐渐造成局部小动脉收缩、降低基础代谢率、减慢血液循环和降低血管通透性，从而达到止血、止痛、消炎和退热的作用。

二、治疗作用

（一）治疗原理

冷刺激作用于人体皮肤或黏膜，通过直接刺激作用和神经体液反射作用，引起人体局部组织或全身功能变化，从而起到治疗疾病的作用。

冷疗时，不同的温度、不同治疗时间及不同的治疗方法，所产生的生物学作用亦不同，甚至相反。一般情况下，在瞬时的或短时间的冷刺激下，引起组织的兴奋性增高，在持续、长时间的冷刺激下，导致组织的兴奋性降低。冷作用于不同部位会对局部及全身产生如下作用。

1. 对局部组织的影响　冷疗作用于皮肤黏膜，通过热传导作用可使局部组织温度下降，起到降温的作用。冷刺激所致的温度变化幅度高于热刺激。

2. 对血液循环的影响　冷疗具有强烈的收缩血管的作用，可使周围血管收缩，血管通透性降低，渗出、漏出减少，起到减轻和预防局部水肿的作用。有助于减少水肿，防止渗出。长时间冷疗（＞30分钟），使血管收缩力消失，毛细血管和小静脉扩张，血流淤滞，皮肤发绀变冷。局部或全身冷刺激可引起血压升高。在正常人，血压变化幅度小，一般不超过10mmHg，但对于高血压患者，则可导致血压明显升高。

3. 对神经系统的影响　瞬时冷刺激对神经系统有兴奋作用，提高神经敏感性。例如急救时用冷水刺激头面部有助于昏迷患者的苏醒。持续冷刺激可减慢神经传导速度、降低神经兴奋性，起到抑制作用，可降低感觉神经的敏感性，并且冷刺激向中枢的传导可掩盖或阻断痛觉的传导，从而起到减轻疼痛、解痉、麻醉的作用。

4. 对肌肉的影响　瞬时冷刺激可兴奋肌组织，促进肌肉收缩。长时间冷刺激则可降低肌肉的兴奋性和肌张力，故可缓解肌痉挛。

5. 对胃肠道的影响　间接刺激如腹部冷敷一定时间（4～8分钟）可促进胃肠蠕动，促进胃肠液分泌，但腹部用冷易导致腹泻。直接刺激如饮用冷水可使胃血流量下降，胃液分泌减少，胃的蠕动排空功能减弱，临床上可用于治疗上消化道出血。

6. 对皮肤的影响　皮肤的冷觉感受器比热觉感受器数目多，所以对冷刺激更为敏感，并通过反射机制引起局部和全身反应。短时间冷刺激使皮肤出现刺激感，随着冷疗时间延长，皮肤会出现麻木感，敏感性逐渐降低，超长时间冷疗可造成皮肤冻伤，产生水疱。

7. 对代谢的影响　冷疗可使局部组织细胞代谢降低，耗氧量减少，代谢产物的蓄积减少。

8. 对炎症的影响 冷疗对急性炎症有较好的治疗作用。在低温情况下，细菌和病毒的代谢活力降低，适当的冷疗可促使局部血管收缩、组织代谢率降低、抑制炎性渗出、减少炎症介质的释放，控制炎症的扩散。而对于亚急性炎症及慢性炎症，冷疗有引起局部组织损伤的可能。

9. 继发效应 持续冷疗 1 小时后，即出现 10～15 分钟的小动脉扩张，这种冷刺激超过一定时间，所产生的与生理反应相反作用的现象称为继发效应。这是机体为了组织免受损伤而产生的防御作用。因此，一般情况下冷疗时间限制在 30 分钟以内以防继发效应的产生。

（二）治疗作用

1. 消肿止血 冷疗可使局部毛细血管及小血管收缩，从而减少局部血流量、减少渗出，减轻肿胀，血流速度减慢、血小板聚集，有助于加速止血。临床上常用于急性软组织损伤、表浅外伤、鼻衄等，还可应用于消化道出血的辅助治疗。

2. 镇痛 冷疗可以抑制神经兴奋性，使神经末梢敏感性降低，提高疼痛阈值，减轻疼痛。另外，通过冷疗的消肿作用，缓解因神经受压所致的疼痛。可用于治疗偏头痛、牙痛、急性损伤的疼痛等。

3. 消炎 冷疗通过降低局部温度、抑制病原微生物的生长代谢，临床上可用于急性炎症的辅助治疗。另外，冷疗还有收缩血管、消肿、止痛作用，可用于类风湿关节炎的对症治疗。

4. 降低体温 制冷因子直接作用于皮肤，可将体内的热传导散发于体外而达到降温的作用，临床上常用于高热、中暑、颅脑损伤等患者，从而减少高热对机体造成的损害。

5. 解痉 冷疗可以降低肌肉兴奋性，有效缓解肌痉挛，可用于治疗急性腰扭伤、落枕、肌张力增高等。

6. 刺激骨骼肌 瞬时及短时间的冷刺激可增加骨骼肌兴奋性，临床上常用于治疗假性球麻痹所致的吞咽障碍及构音障碍。

7. 镇静止痒 冷疗通过降低皮肤敏感性，可以起到止痒效果，用于治疗瘙痒性皮肤疾病。冷疗还可以起到镇静作用。

8. 减少继发性损伤 继发性损伤是指原发性损伤后组织由于缺血、缺氧、自由基大量增多而引发的损伤。冷疗可使组织温度下降，降低细胞代谢，减少细胞对氧的需求，降低化学反应速度，减少自由基产生。所以在相对缺氧环境下冷疗可减少继发性损伤。

知识拓展

低温疗法对脑保护的作用机制

低温疗法的临床应用和研究由来已久，自 20 世纪 90 年代起，亚低温对颅脑损伤的脑保护作用逐渐引起关注。很多研究认为亚低温状态（32～35℃）有良好的脑保护作用，而低温对脑保护的机制包括：抑制有害基因的表达、减少自由基的释放、抑制炎性相关因子和炎症反应、减少脑组织结构的破坏、抑制细胞的凋亡。这些研究推动了亚低温脑保护技术在卒中、新生儿缺血缺氧性脑病、肝性脑病、脑膜炎等疾病中的使用。

三、治疗技术

（一）治疗设备

常用设备为冰水、冰块、冰敷袋、水袋、浴桶、浴盆、毛巾等，以及进行冷疗所需的制冷设备、冷疗制剂、贮冷器等。

（二）治疗方法

根据冷疗作用范围不同，可分为全身冷疗法和局部冷疗法。全身冷疗法包括全身擦浴及全身浸泡法；局部冷疗法包括冷敷法、局部浸泡法、喷射法、饮服法等。

1. 全身擦浴法　应用32～34℃的温水或30℃左右的乙醇（乙醇浓度25%～30%）进行全身擦浴，通过蒸发和传导作用增加机体散热，以达到全身降温的作用，一般时间不超过20分钟。常用于高热患者物理降温。操作时可于患者头顶或前额敷冰袋协助降温，足底置热水袋以防足底受冷，在体表大血管流经处（如腋下、腹股沟处）多加停留以促进散热。

2. 冰敷法　主要有冷敷袋法、冷湿敷法、冰贴法等方法。

（1）冷敷袋法　冷敷袋根据袋内所装冷因子不同又可分为冰袋、冰水混合物冷敷袋、化学冰袋。

扫码"看一看"

1）冰袋法　治疗方法：①取碎冰块适量，若碎冰有尖锐棱角应用水冲洗去除，将碎冰块灌入冰袋1/2～2/3满，排出袋内空气，夹紧袋口避免漏水。②将冰敷袋敷于治疗部位。③如果感觉过冷，可在冰敷袋与皮肤间敷一层毛巾。④每次治疗时间15～20分钟，每隔2小时可重复使用；一般同一部位治疗时间最长不超过24～48小时。⑤若冰块融化应及时更换。⑥治疗过程中随时查看冰袋有无漏水及被敷部位皮肤情况，若出现局部皮肤苍白、青紫或有麻木感时，应立即停止使用，以防冻伤。⑦治疗结束，移去冰袋，擦干皮肤，检查皮肤和治疗的生理反应，进行相应的治疗后评定（图10－1）。

2）冰水混合物冷敷袋法　冰水混合物温度一般在0～4℃，相较于冰块温度变化小，由于液体水的包裹使得冰袋与机体接触紧密，大大提高了冰敷效果及安全性，目前常用于运动创伤的冷疗。治疗方法：①通常将冰块和水按1:2的比例混合放入冷敷袋中，根据所需治疗效果可适当调整冰块和水的比例。②将冷敷袋敷于治疗部位。③每次治疗时间15～20分钟，数次每日。④患处皮肤有伤口时，需防止水漏出污染伤口。此方法安全有效，推广使用（图10－2）。

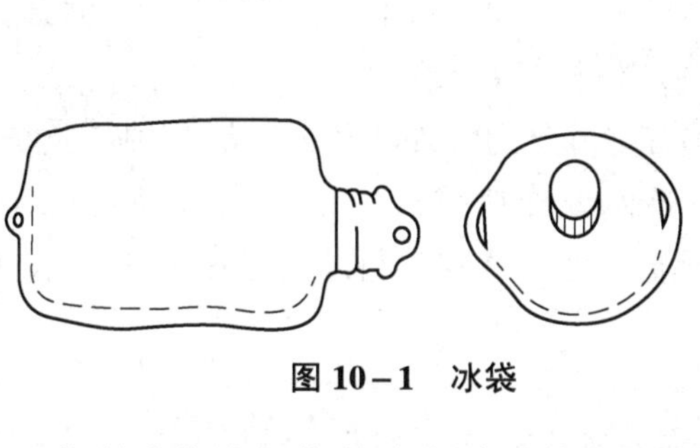

图10－1　冰袋

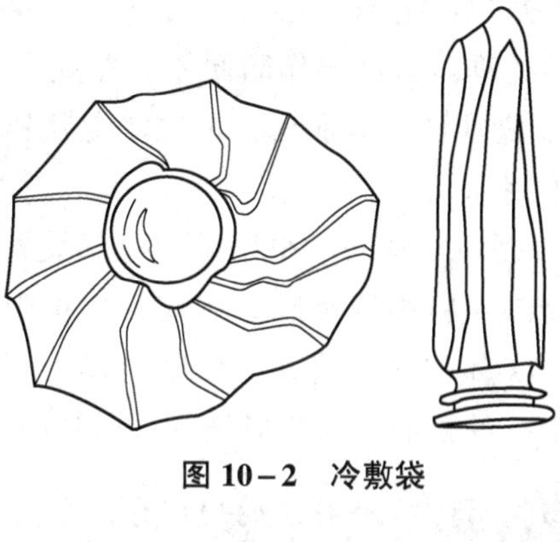

图10－2　冷敷袋

3）化学冰袋法　化学冰袋采用高分子材料研制而成，内为二氧化硅凝胶水合物或聚乙烯醇，可保存在冰箱或冰柜中。其特点是柔韧、不渗水、维持低温时间较长，但不会像冰一样使皮肤产生较低温度，一般不出现感觉缺失现象。特别适用于不需要过强、过长时间的冷疗。

（2）冷湿敷法　治疗方法：①将毛巾或敷垫放入混有冰块的冷水中，完全浸透，然后拧去多余水分，以不滴水为度，制成冷湿敷布。②将冷湿敷布敷于患处。③每3～5分钟更换一次，治疗时间为20～30分钟。④此方法适用于大面积受累的痉挛或疼痛性肌肉痉挛。⑤局部有开放性伤口应慎用。

（3）冰贴法　又分为直接冰贴法、间接冰贴法和冰块按摩法。①直接冰贴法：将冰块直接放在治疗部位，这种治疗方法刺激强烈，每次治疗时间短，一般为5～10分钟。②间接冰贴法：将冰块隔着毛巾间接放在治疗部位，可避免骤冷刺激，耐受性好，治疗时间一般为20～30分钟。③冰块按摩法：用冰块在治疗部位来回摩擦移动，治疗时间一般为5～15分钟。进行以上治疗时要注意观察局部皮肤情况，防止冻伤。此法适用于小范围的疼痛性肌肉痉挛或急性损伤。

3. 浸泡法　是将肢体或全身浸泡于冷水或冰水中的治疗方法。根据浸泡部位的多少分为局部浸泡法和偏瘫患者的治疗等。

（1）局部浸泡法　将身体的一部分浸泡于冰水（0～4℃）中。①首次浸泡2～3秒。②将患肢取出并擦干，进行主动或被动活动，待体温恢复后再次浸入。③浸入时间逐渐延长至20～30秒。④反复进行，总治疗时间4～5分钟。局部冷水浴能减轻疼痛，缓解痉挛，恢复肢体的运动能力，主要适用于指、手、肘、足等关节病变和偏瘫患者上下肢肌痉挛等的治疗。

（2）全身浸泡法　将患者身体全部浸入冷水中。水的温度根据病情及患者耐受情况而定，一般凉感温度在19～27℃、冷感温度13～19℃、寒冷感温度0～13℃；浸泡时间以患者出现冷反应（如寒战等）为准。首次一般浸泡1分钟左右，逐渐增加浸泡时间为3～10分钟。全身浸泡法可兴奋神经、提高肌张力、强化心血管作用，有利于功能障碍者进行主动和被动运动，主要适用于无力性便秘、肥胖症、关节病变和截瘫、偏瘫患者的治疗等。

4. 喷射法　是利用喷射装置将冷冻剂或冷空气喷射于病变部位。常用的物质为氯乙烷或氟甲烷。此两种物质极易挥发，通过挥发而产生显著的冷却作用，使局部温度迅速下降，局部毛细血管收缩，可迅速起到消肿止痛的作用。常用间隔喷射法。治疗方法：①喷雾器距离体表20～30cm处，向患处喷射3～5秒。②间隔30秒～1分钟重复喷射。③反复喷射3～10次。④治疗时注意皮肤反应，皮肤变苍白应停止。此法常用于运动损伤、急性扭挫伤的急救处理。该法操作简便，止痛效果迅速、明显。

5. 灌注法和饮服法　灌注法是用冷水灌入体腔内，如冷水灌肠、冷水阴道冲洗；饮服法是饮用冰水。

6. 循环冷敷法　是用循环冷却装置进行治疗，可分为体外法和体腔法两种。①体外法：用金属或塑料小管制成盘状或鼓状置于体表，冷水或冷却剂在管内循环而达到制冷效果的方法。②体腔法：用大小合适的管子连接一球囊，置于体腔，再从管子中通以冷水以达到冷却治疗的目的，如胃肠道的局部冷疗。

考点提示　*冷疗法的治疗方法。*

（三）影响冷疗的因素

1. 方法　冷疗有干法和湿法两大类。由于水的传导能力比空气强，因此使用干冷法的温度应比湿冷法低，才会达到治疗效果。

2. 温度差 冷疗的温度与体表的温度相差越大，机体对冷刺激的反应越强烈；反之则对冷刺激的反应越小。其次，环境温度也可影响冷效应。

3. 面积 冷因子产生的效应与应用面积有关。应用面积越大，产生的效应越强；应用面积越小，产生的效应就越弱。若面积过大，机体耐受性差，易引起全身反应。

4. 时间 冷因子应用需要有一定的时间才能产生效应，效应随着时间的延长而增强。但应用时间过长，则会发生继发效应，抵消治疗效果，甚至引起不良反应。一般一次冷疗的时间可持续10～30分钟。

5. 部位 皮肤较厚的部位对冷刺激的耐受力强；皮肤较薄的部位对冷刺激则较为敏感。选择的部位不同，达到的效果也不同，如临床上为高热患者降温时，常选用在较大动脉行径处（腹股沟、腋下等处）使用冷疗法或选择全身冷疗法，效果较好。

6. 个体差异 不同的年龄、机体状态、精神状态、性别，局部皮肤对冷刺激的耐受力也有所差异。相同强度的冷刺激，会产生不同的效应。老年人感觉功能减退，对冷刺激反应迟钝；婴幼儿体温调节中枢发育不完善，对冷刺激反应较为强烈；故对老幼患者应用冷疗法应慎重。对于末梢循环差的患者禁忌应用冷疗法。

四、临床应用

（一）适应证

1. 疼痛和痉挛性疾病 如偏头痛、落枕、颈椎病、截肢后残肢痛、肢体肌肉痉挛等。

2. 运动创伤的急性期 软组织挫伤、关节扭伤、肌肉拉伤、韧带撕裂、骨折等。一般于早期24～48小时内应用效果较好。

3. 神经系统疾病 脑血管病、脑外伤、偏瘫后遗症等。可用冷疗法减轻肌肉痉挛，改善吞咽功能及发音功能。

4. 急性炎症早期 如疖肿、丹毒、蜂窝织炎等。

5. 内脏出血 如肺出血、食管出血、胃十二指肠出血等。

6. 其他 高热、中暑的物理降温；烧伤的急救；类风湿关节炎；局部皮炎及瘙痒症；毒蛇咬伤的早期治疗。冷空气所致支气管哮喘、寒冷性荨麻疹可应用冷疗进行脱敏治疗。

（二）禁忌证

1. 心血管疾病及循环障碍性疾病 如心绞痛、心功能不全、不稳定的高血压、血栓闭塞性脉管炎等。大片组织受损、局部血液循环不良、感染性休克等致微循环明显障碍时。

2. 变态反应性疾病 红斑狼疮、雷诺病、冷变态反应者、对冷过度敏感者、导致血红蛋白尿者。

3. 皮肤感觉障碍、言语认知功能障碍 老年人及婴幼儿等温度调节能力差者慎用；言语认知障碍不能配合治疗者慎用。

4. 内科疾病 肝肾功能不全、恶液质等全身状况较差的患者禁用。

5. 慢性炎症或深部有化脓病灶 因为冷因子可使局部血流量减少，导致营养不良，妨碍炎症吸收。

6. 禁用冷疗的部位

（1）枕后、耳廓、阴囊等部位忌用，由于皮肤薄，血液循环量少，易引起冻伤。

（2）心前区忌用，以防出现反射性心率减慢、心房颤动、心室颤动及房室传导阻滞。

（3）腹部慎用，以防出现腹泻。

（4）足心忌用，以防反射性末梢血管收缩，影响散热或引起一过性冠状动脉收缩。

考点提示 冷疗法的适应证和禁忌证。

（三）注意事项

1. 做好治疗前沟通 治疗前与患者充分沟通，让患者了解治疗目的、方法、治疗过程中的正常感觉和可能出现的不良反应，取得患者配合。

2. 注意冷反应 治疗时，规范操作，控制冷疗温度及治疗时间，随时观察患者反应、局部皮肤反应，防止过冷引起的冻伤。如患者治疗过程中出现明显的冷痛、寒战或皮肤苍白、水肿应立即终止治疗。上述情况一般不需要特殊处理，经保暖复温后可恢复，若局部出现大疱、血疱，保持创面清洁干燥、预防感染。

3. 防止冷过敏 经皮肤冷疗后出现痒、痛、红、肿者，应停止治疗，局部可用温热疗法如红外线等进行处理。个别患者如出现头晕、恶心、面色苍白、出汗等现象，经平卧休息、保暖、喝温热饮品可很快恢复。

4. 注意保暖 治疗时，尤其是冬季，要注意非治疗部位的保暖，防止患者受凉感冒。

5. 喷射法 禁用于头面部，以免造成眼、鼻、呼吸道的损伤。

6. 及时检查冰袋是否有破损、漏水 治疗部位有伤口时应避开，并避免伤口弄湿污染。

知识链接

冷疗法治疗吞咽功能障碍

多种疾病可引起吞咽相关肌肉麻痹导致吞咽障碍，出现饮水呛咳、吞咽困难、吐字不清等问题。通过冷疗冰刺激提高吞咽相关肌兴奋性、促进其收缩，并促进感觉功能恢复，可改善吞咽功能。治疗方法：①将纱布缠于细木棒一端，用细棉线绑好，于清水中浸湿，放在冰箱冷冻室冷冻，制成冰棉棒。②患者坐位或半坐位，张口发“啊”音，用冰棉棒反复擦刷及点刺患侧面颊、口周、舌体、舌根、软腭、咽后壁等处，并嘱患者配合做唇舌运动及吞咽动作数次。③每次治疗20～30分钟，每日1～2次。具体训练时间以患者耐受情况适当调整。

第二节　冷冻疗法

扫码“学一学”

冷冻疗法（cryotherapy）是应用致冷物质和冷冻器械产生的0℃以下低温，作用于人体局部组织，以达到治疗疾病的一种方法。

冷冻疗法是在冷疗的基础上发展起来的，是一种新兴的医疗技术。通过冷冻对病变组织的破坏起到治疗作用。近40年来，冷冻技术得到飞快发展，尤其在良、恶性肿瘤的治疗中取得良好的治疗效果。随着冷冻器械的不断革新及医疗技术的不断发展，冷冻疗法从原来只治疗表面的病变发展到治疗体内器官的病变，从开腔直视下发展到内镜监视下穿刺式冷冻治疗。如今冷冻疗法在外科、眼科、妇科、皮肤科、美容等各方面均得到很好的应用。

一、物理特性

极度冷冻可导致细胞组织的不可逆的损害。常用的制冷剂如液氮、氯乙烷、干冰，也可用半导体制冷。液氮为液态的氮气，无色透明、稍轻于水、惰性强、无腐蚀性，对震动、电火花均稳定，一个大气压下，氮的沸点为–195.8℃。直接接触液氮 2 秒以上即可导致细胞损害。液氮存储于液氮装置中，性能稳定，保持极低温度，汽化过程中带走大量热能，为冷冻治疗的一种比较理想的制冷剂。氯乙烷常温下为无色可燃气体，有刺激和麻醉作用，熔点–138.7℃，沸点 12.3℃，在一定压强下易液化为液体，挥发得很快，会引起急剧冷却。干冰为固体二氧化碳，熔点–78.5℃，极易挥发，起到冷冻降温效果。

二、治疗作用

（一）治疗原理

冷冻作用下，生物细胞发生一系列生物化学变化和病理生理改变，最终导致细胞破坏。临床上通过冷冻对细胞的破坏作用达到治疗效果。制冷剂温度越低，对细胞的破坏作用越大。冷冻使组织破坏的临界温度为–20～–40℃，不同组织的冷冻的耐受性存在差异，例如骨组织和皮肤角质层对冷冻有一定抵抗力，而骨瘤细胞较为敏感。细胞组织的坏死具有均一性。通过低温冷冻，细胞发生脱水，电解质浓缩到有害程度，pH 降低，细胞内外形成冰晶，直到细胞破坏、死亡；低温还造成细胞膜类脂质蛋白复合物变性，产生局部血液循环障碍，毛细血管堵塞，血流瘀滞、低温休克等，进一步促进破坏作用。冷冻坏死的修复经过水肿期、坏死期和恢复期。冷冻后，首先形成水疱，数小时后局部组织发生坏死，数天至数周，局部肉芽组织增生，结痂脱落，组织上皮化。冷冻坏死灶与周围正常组织界限清楚，其周围正常组织修复力强，坏死灶愈合快，炎性反应轻。所以可以应用冷冻技术达到局灶性病变组织破坏清除而不影响周围正常组织，有一定选择性和局限性。冷冻温度、冻融速度、冷冻时间、次数、局部血液供应情况、组织对冷冻的敏感性等因素可影响冷冻治疗效果。

（二）治疗作用

1. 对组织细胞的作用 冷冻疗法可导致病变组织细胞破坏、死亡，起到治疗作用。缓慢冷冻（温度变化 1～10℃/min）时，细胞外液首先结冰成冰晶，细胞外溶质浓缩，细胞脱水、皱缩、电解质浓缩到有害程度，细胞中毒死亡。快速冷冻（温度变化 10～100℃/min）时，细胞内外均出现冰晶，使细胞快速死亡。此外，冷冻造成细胞膜类脂质蛋白复合物变性、破坏，导致细胞膜破裂。细胞温度骤降，细胞发生的低温休克，有时在细胞未达到冷冻程度时即导致细胞受损。当冷冻复温时，由于细胞外溶质的浓度降低极为缓慢，细胞长时间处于高浓度环境中极易受损；如复温缓慢，细胞内小的冰晶再结晶，聚集成大冰晶，细胞内外溶质再次浓缩，更加促进细胞的死亡。

2. 对神经系统的作用 冷冻可以破坏神经末梢感受器，有麻醉止痛的作用。神经干受到冷冻，如不适量可导致神经干受损，治疗时应避开神经干。

3. 对皮肤的作用 冷冻时，皮肤的温度随冷冻程度而下降。当皮肤温度降至冰点时，皮肤骤然变白而坚硬，继续加深冷冻，皮肤发生凝冻而稍显突起。冷冻结束，开始解冻，由边缘区逐渐向中心区开始出现潮红，中心区出现水肿，甚至大疱、血疱。由于冷冻坏死后退行性变较轻，成纤维细胞不活跃，上皮细胞迅速再生，一般不留明显瘢痕。而若冷冻时间越长、冷冻深度越深，形成瘢痕的可能性越大。

4. 对血管的影响 冷冻使小血管及毛细血管血液瘀滞，毛细血管堵塞，产生局部血液循环障碍，有助于病变组织缺血坏死。另外，快速冷冻导致小血管内血液冻结，达到止血作用。而大血管对冷冻的抵抗力很强，由于血液的温热作用，一般冷冻不会对大血管产生破坏。

5. 对免疫功能的影响 细胞经冷冻破坏后，可形成特异性抗原性物质，使机体发生相应的免疫反应。因此，在治疗恶性肿瘤时，冷冻可增强对肿瘤细胞的破坏与吸收。

三、治疗技术

（一）治疗设备

临床上常用的设备有冷疗机、冷气雾喷射器、液态氮装置等。

（二）治疗方法

1. 接触冷冻法 是临床最常用的一种冷冻方法，有棉签法和冷冻探头接触法。

（1）棉签法 ①将液氮倒入小容量的容器内。②用消毒棉签蘸取少量液氮后直接压迫病变部位，持续数秒至数分钟。③可反复操作，直至病变部位发白变硬。④此方法常用于治疗表浅且局限的病灶，如痣、疣等。

（2）冷冻探头接触法 ①根据病变部位选择合适的冷冻探头：治疗良性病变，选择小于病变面积的冷冻探头；治疗恶性病变，选择大于病变面积 0.5～1.0cm 的冷冻探头。②将冷冻探头直接接触病变部位，持续数秒至数分钟。③对血供丰富和位置较深的病变，可加压冷冻。④为增强疗效，可反复进行冷冻 2～3 次。⑤由于冷冻头面积局限，故只适合小范围病变，对于较大范围病变可分区治疗。

2. 喷射冷冻法 是利用特定的喷头，将制冷物质呈雾状喷射至治疗部位的冷冻方法。①确定治疗范围，保护周围正常组织。②喷射枪距病变表面 1～2cm，对病变进行喷射，持续数秒至 30 秒，使病变组织发白结霜。③治疗后病变部位自然融化，时间为 30 秒～1 分钟。④可重复进行。⑤此方法制冷速度快，破坏力强，但局部反应较重，易出现水肿、渗出。适用于高低不平和范围较大的病变。

3. 插入冷冻法 是将针形冷冻头插入肿瘤内进行冷冻治疗的方法，可治疗较深部位的肿瘤。主要用于深部组织破坏，可配合麻醉。对于较大病灶，可少量多次进行。

4. 倾注冷冻法 是将液态制冷剂直接倾注于病变部位进行冷冻的一种治疗方法，适用于范围大、局部不规则、侵入程度深的恶性病变。治疗方法：①先用凡士林纱布或泡沫塑料保护病变周围正常组织。②在病变处覆盖消毒棉球，将液态制冷剂倾注到棉球处，持续 2～3 分钟。③此方法制冷速度快、破坏力强，适用于治疗恶性肿瘤。

5. 浸泡法 将病变部位直接浸泡于液态制冷剂中，2～3 分钟后取出。此法多用于治疗指、趾和足跟等肢体远端病变。

6. 综合法 冷冻疗法可以与其他治疗手段相结合。

（1）冷冻切除法 先用冷冻法使病变冻结，再用手术将病变切除。此方法适用于治疗突起或较厚的病变。如恶性肿瘤、痔疮。

（2）冷冻微波法 先用微波辐射器照射病变部位，然后用冷冻法治疗。此方法对海绵性血管瘤效果较好。

考点提示 冷冻疗法的治疗方法。

（三）影响冷冻效果的因素

1. 冷冻温度 温度越低其破坏力越强。组织发生坏死的临界温度为-20℃，快速冷冻到-40℃以下，除大血管外，一般组织均可被破坏。若温度较高，只引起细胞外结晶，不引起细胞内结晶，不发生细胞膜破裂和细胞死亡，复温后可恢复原有功能。只有达到有效温度才能保证治疗效果，所以，治疗肿瘤时，冷冻头温度应在-80℃甚至-100℃以下。

2. 冷冻时间 冷冻时间越长其破坏力越大。需严格掌握冷冻时间，一般以病变区完全冻结而不损伤正常组织为宜。一般黏膜的冷冻时间为0.5～2分钟，皮肤的冷冻时间为1～3分钟，治疗肿瘤的冷冻时间为3～5分钟。

3. 冷冻速度 冷冻速度越快其破坏力越强。冷冻速度＜100℃/min，称为缓慢冷冻，仅使细胞外水分形成冰晶，对细胞功能的破坏性较弱，不适合进行恶性肿瘤的治疗。冷冻速度＞100℃/min，称为快速冷冻，可在细胞内外同时形成冰晶，对细胞功能破坏性强。复温过程对组织亦有损伤，复温越慢损伤越强。

4. 冻融周期 冰冻治疗包括冰结和融化两个过程。1次冻结和融化的时间称为1个冻融周期。多个冻融周期制冷效果提高。治疗时，一般应用2～3个冻融周期。

5. 治疗次数 冷冻治疗一般1次，如需多次治疗，需脱痂以后进行。

6. 冷冻压力 加压冷冻可以增加冷冻对组织的破坏力。对血管丰富、位置深的病变可给予适当加压。

四、临床应用

（一）适应证

冷冻疗法一般不引起组织缺损变形，不导致功能障碍，临床广泛应用于皮肤科、外科、妇科、五官科等领域，尤其对良、恶性肿瘤有良好的疗效。

1. 良性疾病 雀斑、痣、疣、血管瘤、皮脂腺瘤、肉芽肿、瘢痕疙瘩、局限性神经性皮炎、慢性湿疹、皮肤结核、白内障、视网膜剥离、过敏性鼻炎、鼻出血、慢性咽炎、宫颈糜烂、宫颈息肉、外阴白斑、内外痔、肛门溃疡、直肠息肉等。

2. 恶性疾病 恶性黑色素瘤、舌癌、鼻咽癌、颅脑肿瘤、肺癌、肝癌、直肠癌、子宫原位癌、宫颈癌、软骨肉瘤等。

（二）禁忌证

雷诺病、严重的寒冷性荨麻疹、冷球蛋白血症、冷纤维蛋白血症、严重冻疮、严重糖尿病患者，以及年老体弱、幼儿等对冷冻治疗不耐受者。

（三）注意事项

1. 治疗前沟通 治疗前应向患者说明治疗的目的、正常反应和可能出现的不良反应，告知患者在治疗过程中出现不适应及时向操作人员反映。患者在治疗过程中避免随意更换体位和触摸冷冻设备。

2. 注意保护 冷冻治疗时，注意对非治疗部位的保护，操作时避免制冷剂外漏。

3. 禁用部位 喷射法禁用于头面部，以免造成眼、鼻、呼吸道的损伤。

4. 加压治疗 加压冷冻时，应避开主要神经分布区，以免损伤神经。皮下脂肪较少的部位不宜加压过重。

5. 冷冻治疗后 保持创面清洁、干燥，痂皮应自然脱落，避免强行撕脱，预防感染。

本章小结

本章主要介绍冷疗法和冷冻疗法的概念、治疗原理、治疗技术及临床应用。冷疗法和冷冻疗法属低温疗法，都是应用制冷因子作用于人体组织以达到治疗目的，冷疗法温度常为0℃以上，冷冻疗法温度0℃以下。通过冷疗法可产生止血、止痛、消炎和退热的作用，对机体组织一般无破坏作用，而冷冻疗法通过冷冻对病变组织的破坏产生治疗作用。通过本章的学习，不但要掌握冷疗法和冷冻疗法的概念、治疗技术，还要明确适应证及禁忌证，能够根据患者具体情况合理地选择适合的治疗方法。

扫码“练一练”

习　题

一、选择题

（一）A_1型题

1. 冷疗的治疗作用不包括（　　）。

A. 减轻肿胀　B. 止痛　C. 缓解肌痉挛　D. 消炎　E. 保持体温

2. 影响冷疗效果的因素不包括（　　）。

A. 方法　B. 温度　C. 部位　D. 年龄　E. 性别

3. 禁用冷疗的部位不包括（　　）。

A. 胸前区　B. 后背　C. 腹部　D. 阴囊　E. 足底

4. 下列（　　）患者禁用冷疗。

A. 高热　B. 鼻出血
C. 局部血液循环不良　D. 急性腰扭伤
E. 牙痛

5. 乙醇擦拭降温禁用于前胸部是为了防止（　　）。

A. 发生寒战　B. 体温骤降
C. 反射性心率减慢　D. 呼吸困难
E. 血压下降

6. 急性软组织挫伤首选的理疗方法为（　　）。

A. 热敷　B. 冰敷　C. 烤灯　D. 超短波　E. 针灸

7. 全身用冷疗的方法为（　　）。

A. 身体周围摆放冰袋　B. 将室温调低至18℃以下
C. 头颈部、腹股沟处放冰袋　D. 四肢及头部冰敷
E. 用32～34℃的温水擦浴

8. 足底不能用冷疗是因为可导致（　　）。

A. 腹泻　B. 诱发心房颤动
C. 房室传导阻滞　D. 一过性冠状动脉收缩
E. 反射性心率减慢

9. 以下（　　）温度可用于冷冻疗法。

A. 0℃　B. 0～4℃　C. 28～30℃　D. −80℃　E. 10℃

10. 全身浸泡法冷疗以下（　　）温度使患者有凉感。

A. 19～27℃　B. 13～19℃　C. 28～30℃　D. 0～13℃　E. 28～32℃

11. 喷射法冷疗禁用于（　　）。

A. 头面部　B. 手　C. 足　D. 躯干　E. 背部

12. 对恶性肿瘤进行冷冻治疗时，冷冻温度应达到（　　）以下。

A. −20℃　B. −40℃　C. −60℃　D. −80℃　E. 0℃

13. 不适合进行冷疗的疾病为（　　）。

A. 局部疼痛　B. 急性挫伤　C. 胃出血　D. 急性炎症　E. 慢性炎症

14. 患者高热降温，冷疗实施的最佳位置为（　　）。

A. 前额　B. 腋下　C. 前胸　D. 背部　E. 踝足

15. 冷刺激作用人体超过一定时间，会产生与生理反应相反作用的现象称（　　）。

A. 反作用　B. 冷发热现象

C. 对比效应　D. 继发效应

E. 血管扩张效应

16. 冷疗法是用寒冷因子作用于人体皮肤及黏膜而产生作用，一般温度（　　）。

A. 0℃以上　B. 0～4℃　C. 0℃以下　D. 40℃　E. 36℃

（二）A_2 型题

17. 小王跑步时不慎摔倒，右手腕挫伤，为缓解疼痛及肿胀，应早期给予（　　）。

A. 冷敷　B. 热敷

C. 冷热交替敷　D. 局部按摩

E. 红外线照射

18. 张某，45 岁，痔疮病史 10 年，近期发现肛门外有脱出物，就诊后拟行冷冻治疗，适合的治疗方法为（　　）。

A. 棉签法　B. 插入法　C. 倾注法　D. 喷射法　E. 冷冻切除法

19. 李某，女性，30 岁，发热 39℃，使用冰袋法降温治疗，以下措施不妥的是（　　）。

A. 检查冰袋有无漏水　B. 冰块融化后及时更换

C. 若感觉过冷可包裹毛巾　D. 治疗时间应持续 30 分钟以上

E. 皮肤出现苍白、青紫及时取下冰袋

20. 患者，男性，45 岁，发热待查，现体温 38.8℃，给予乙醇擦浴降温，其降温机制主要是（　　）。

A. 蒸发散热　B. 辐射散热　C. 传导散热　D. 对流散热　E. 渗透散热

二、案例分析

患儿 7 岁，因“发热伴咳嗽、咳痰 3 天”入院，考虑为肺炎，已给予抗炎治疗。患者目前发热，体温 39℃，拟行物理降温。

问题：1. 物理降温法怎样选择和操作。

2. 哪些部位禁止用冷疗，为什么？

（曲艳霞）

第十一章

水 疗 法

扫码"学一学"

学习目标

1. **掌握** 水疗法的概念及分类；水疗法的操作技术；水疗法的适应证、禁忌证和注意事项。

2. **熟悉** 水疗法的物理特性和治疗作用；水疗法的设备设施。

3. **了解** 水疗法的治疗原理。

4. 学会根据患者的病情需要选择合适的水疗方法，并能规范操作，保证水疗过程的安全有效进行。

5. 具有良好的沟通能力及人文关怀精神，能够取得患者的良好配合，并指导患者进行社区家庭水疗及指导康复锻炼。

第一节 概 述

案例讨论

【案例】

韩某，男性，60岁，既往无高血压、糖尿病、冠心病病史。常年失眠，尝试多种治疗不见改善。建议试行水疗。

【讨论】

1. 全身浸浴疗法按温度可有哪些分类。

2. 对此患者行什么温度浸浴最合适。

水是地球上最常见的物质之一，也是生命体最重要的组成部分。水是生命之源，是人类赖以生存的重要条件。它不仅是我们维持生命的重要因素，在医疗中也发挥着不可或缺的重要作用。水疗历史悠久，早在古希腊时期，西方医学之父希波克拉底就曾用温泉进行治疗，在我国，早在《黄帝内经》中已有用热汤洗浴治病的记载，既是早期的水疗。水疗的发展很快，除了传统的足浴、坐浴、药物浴等，现代水疗还有 Hubbard 槽浴、涡流浴、气泡浴、水中运动等不同方法，通过不同方式对人体皮肤、心血管系统、呼吸系统、神经系统、新陈代谢等方面产生预防保健和治疗的作用。

一、概念

水疗法（hydrotherapy）是以水为媒介，利用不同温度、压力、成分的水，以不同的形式作用于人体，以达到预防和治疗疾病、提高康复效果的方法。水在通常情况下为液体，能与身体各部位密切接触，热容量大、导热能力也很强，能溶解各种物质，是传递各种刺激的极佳介质。

考点提示 水疗法的概念。

二、物理特性

水是由氢和氧两种元素化合而成，化学式是 H_2O。标准大气压下，水的冰点为 0℃，沸点为 100℃，比重为 1。在常温下，水以液态存在，有流动性、不可压缩性，有一定体积但不能保持形状，可以溶解多数物质，并能紧密接触包绕不可溶物质。水在 4℃时密度最大，物质溶于水可增加水的密度。水还有一些特殊的物理化学性质，医疗就是应用水的这些特性对人体产生作用。

1. 水的热容量 加热时，水吸收热后温度升高。吸收的热量越多，温度升得越高。停止加热后，水遇冷释放热量，释放的热量越多，温度降得越低。物体吸收热或释放热的多少，称为热量。将物体升高 1℃所需要的热量，称为热容量。水的热容量比任何物质大，几乎是乙醇或石蜡的 2 倍，铜或铁的 10 倍以上。水通过吸热、散热可以很容易地在固态、液态、气态中转化，物理性状的可变性大，通过不同的形态不同温度产生不同的温度刺激。

2. 水的导热性 两种物质接触时，热从高温物体传递给低温物体称为热传导。水有很强的导热性，大约是空气的 33 倍，是石蜡的近 3 倍，可以很好地传导冷热刺激。

3. 水的溶解能力 水有极强的溶解能力，是一种良好的溶剂，绝大多数无机物质及部分有机物质都能溶于水。因而可以遵照医疗的需要，在水中溶入天然或化学药剂，产生化学刺激作用。

4. 水的流动性 水在通常情况下为液体，流动性好，本身不能保持形状，但可以与其容器紧密接触并保持容器的形状。所以，水可以与身体各部分密切接触，是传递刺激的良好物质，可以将各种刺激传递给身体，以达到最佳的治疗效果。

5. 水的浮力 浸在水中的物体受到水向上托的力称为水的浮力。水的浮力是和重力方向相反的力，浮力的大小相当于物体排开同体积的水的重量。浮力有助于分担部分体重，可作为运动的助力。

6. 水的静水压 静水压是指在水静止条件下水分子对人体表面施加的压力。静水压力随着水的深度增加而增加。静水压作用于人体时，各方向产生的压力相同。由于此种压力的存在，可以促进外周静脉和淋巴液的回流，有助于消肿。另外，静水压对胸廓的压迫作用，影响肺扩张，所以，人体的胸部对静水压力变化最为敏感，有助于呼吸功能训练。

7. 水的黏滞性及对流特性 水有黏滞性，物体在水中移动或在流动的水中静止，均会受到抵抗，可以作为运动治疗的阻力。水有对流特性，温度低的水下沉，温度高的水上升，水与皮肤接触可以经常交换温度，使人体更容易感受到水温的变化。

8. 水的表面张力 表面张力是指作用于液体表面分子之间的力。表面张力使液体表面收缩至最小。人体在进入水的过程中需要克服表面张力的抵抗。

此外，水的另一个独特之处是大自然中广泛存在，处处可得，并且应用简单、所需装备多数价格较低廉，易于开展水疗。

三、分类

水疗法的种类颇多，按照不同的因素有不同的分类方法。

1. 按温度分类 冰水浴（0～4℃）、冷水浴（5～26℃）、凉水浴（26～33℃）、不感温水浴（34～36℃）、温水浴（37～38℃）、热水浴（39～42℃）、高热水浴（＞43℃）。

2. 按水中成分分类 淡水浴、药物浴（中药浴、盐水浴、松脂浴、芥末浴、硫黄浴、苏打浴等）、气水浴（氧气浴、二氧化碳浴、硫化氢浴、氡气浴等）及气泡浴。

3. 按水的形态分类 冰水浴、水浴、气浴。

4. 按水的压力分类 低压淋浴（＜1 个大气压）、中压淋浴（1～2 个大气压力）、高压淋浴（2～4 个大气压力）。

5. 按作用方式分类 擦浴、冲浴、浸浴、淋浴、湿布包裹。

6. 按作用部位分类 全身水疗法：全身擦浴、全身冲洗浴、全身浸浴、全身淋浴、全身湿布包裹疗法等。局部水疗法：局部擦浴、局部冲洗浴、手浴、足浴、坐浴、半身浴等。

7. 按治疗作用分类 有镇静、兴奋、退热、发汗、强烈刺激、柔和刺激、锻炼等。

8. 按水疗的方法分类 ①温热疗法：包括温敷布、包裹浴、渐温部分浴、交替浴、全身浴等。②机械疗法：包括涡流浴、气泡浴、蝶形槽浴、水中按摩、步行浴、水中运动等。③化学疗法：包括各种温泉浴、药物浴等。④运动疗法：包括运动用大槽浴、运动用池浴。⑤其他疗法：包括喷淋、冲洗、气泡浴、人工碳酸浴、砂浴、药浴、肠洗浴、刷洗浴、电水浴、蒸汽浴、蒸汽喷淋等。

9. 按水疗的发展阶段分类 传统水疗法、现代水疗法。

第二节 治疗原理和治疗作用

一、治疗原理

水有重要的物理性质：热容量大、导热性能强，又是良好的溶剂。液体水可以与身体各部位密切接触，很好地传导温度刺激，可溶解多种物质，增加水疗的化学刺激，并可以通过水的静水压力、浮力，而产生机械性刺激。水疗对人体的作用实质，是以水作为一种外因刺激来改变外界环境，并通过神经－体液调节机制，引起机体器官功能改变。水疗的作用因素主要有三方面：温度刺激、机械刺激及化学刺激作用。

1. 温度刺激 温度刺激作用在水疗中最为显著。温热与寒冷刺激可以引起机体发生不同反应。人体对寒冷刺激的反应迅速、激烈，而对温热刺激反应则较为缓慢、不强烈。水温与体温之间的差异愈大，被作用的面积愈大，则刺激愈强。热刺激可使血管扩张、充血，促进血液循环和新陈代谢，降低神经的兴奋性、缓解痉挛、减轻疼痛；冷刺激可使血管收缩、神经兴奋性增高，肌张力提高；不感温度有镇静作用。温度刺激的作用持续时间在一定范围内与反应程度呈正比，如寒冷刺激在短时间内引起兴奋，长时间后导致麻痹。温度刺激重复应用则反应减弱。

2. 机械刺激 水疗法通过水的喷雾、冲洗、摩擦、涡流等碰撞身体表面产生机械效应。

（1）静水压力作用 在普通的静水浴时，静水压力为40～60g/cm²。静水压可压迫胸廓、腹部，增加呼吸阻力，患者不得不用力呼吸来代偿，从而起到加强呼吸运动和气体交换的作用。静水压力还可压迫体表静脉和淋巴管，促进血液和淋巴回流，有利于减轻水肿。亦可利用静水压减轻机体局部的压力，利于创面血液循环，促进创面愈合，故可作为烧伤、慢性溃疡、压疮、糖尿病足等疾病的治疗手段。

（2）浮力作用 水的浮力作用有助于抵抗部分体重，人体在水中失去的重量约为体重的9/10，明显地减轻了躯干、肢体和关节的负荷，使人体在水中运动较地面上运动明显轻松，便于进行运动功能训练。

（3）水流冲击作用 用2～3个标准大气压的定向水流冲击（如直喷浴、扇形浴、针状浴等），会产生很强的机械刺激作用，这些机械性刺激可引起明显的血管扩张作用，对神经系统起兴奋作用。

3. 化学刺激 水是良好的溶剂，可以溶解多种化学药物及气体，通过水疗使病变部位与之充分接触，化学药物通过皮肤接触、呼吸道吸入后，可对人体产生相应的化学刺激，从而起到治疗作用。即使是淡水浴，其中也含有少量矿物质，亦能够起到一定的化学作用。

考点提示 水疗主要有温度刺激、机械刺激及化学刺激作用。

二、治疗作用

（一）对皮肤的影响

在水疗法时皮肤是第一个接受刺激的器官。皮肤有丰富的毛细血管，当毛细血管呈扩张状态时能容纳全身循环血量的1/3，可以起到调节全身血液分布的作用。皮肤在热代谢中占全部散热的60%～80%，有助于水疗温度刺激的发挥。皮肤还分布有大量的神经末梢，可以很好地感受冷热、疼痛、压力等刺激，并将刺激传达至中枢，引起内脏、内分泌及免疫功能等变化。不同温度刺激皮肤会出现不同的反应：冷刺激早期出现皮肤苍白、血管收缩、局部缺血，皮肤有冷感，持续刺激后出现血管扩张、皮肤变红，皮肤有热感，如果刺激继续，将会出现局部淤血、皮肤青紫、皮肤麻木感，甚至出现冻伤；热刺激后，皮肤血管扩张、充血，局部血液循环改善，有助于创伤愈合，毛孔开大，有利于代谢产物的排出，持续热刺激，皮肤感觉敏感度下降，过热刺激，可导致烫伤。

扫码“看一看”

（二）对循环系统的影响

水疗法对心血管系统的影响，主要取决于水的温度和作用持续时间。

当对心脏部位施行冷敷时，心搏减慢，但心脏收缩力增强、脉搏有力、血压下降；对心脏部位施行热敷时，心搏加快，可增加心肌张力。当施行冷水浴时，早期毛细血管收缩、血压上升，随后出现血管扩张、心搏变慢、血压降低，可减轻心脏的负担。因此，寒冷可提高心肌能力，使心搏变慢，改善心肌营养。当水温在37～39℃水浴时，外周血管扩张、脉搏增快、血压下降，造成体内血液再分配；但是，当这种再分配发生急剧改变时，则会出现面色改变、头晕、眼花、耳鸣等脑供血不足表现。不感温水浴对于心血管影响不大。

（三）对呼吸系统的影响

水疗法对呼吸次数和深度的影响，是通过神经性反射实现的。瞬间的冷刺激使吸气加深，甚至有短暂的呼吸停止和深呼气，继而呼吸节律变得更快、更深。受到热刺激时，呼吸节律变快，呼吸浅表。长时间的温水浴使呼吸缓慢。全身浸浴由于水对胸廓的压力作用，可使呼吸加深。

（四）对肌肉系统的影响

一般认为短时间冷刺激可提高肌肉的兴奋性、增强肌力、减少疲劳，尤其伴有机械作用时更为明显；但长时间作用则引起组织内温度降低，肌肉僵硬，运动困难。热刺激使肌肉血液循环改善、代谢增强，明显缓解肌肉疲劳。热刺激还能改善肌肉痉挛、缓解疼痛。温热对胃肠道平滑肌的作用与作用持续时间有关，短时间温热刺激使蠕动增强；长时间作用使蠕动减弱和肌张力下降，有缓解和消除痉挛的作用。

（五）对神经系统的影响

全身水疗法对神经系统的影响，因温度不同而有差别。皮肤有丰富的感受器，温度刺激由传入神经传到中枢，引起各系统的反应。适当的冷水浴，能兴奋神经。40℃以上的热水浴，先是兴奋，持续作用后则出现疲劳、软弱、欲睡。多次施行不感温水浴，能使从外周传入大脑皮质的冲动减少，神经兴奋性降低，加强大脑皮质抑制功能，起镇静催眠的作用。

（六）对汗腺分泌的影响

在热水浴作用下，汗腺分泌增加，排出大量汗液，有助于有害代谢产物的排出。由于液体丧失、血液浓缩，组织内的水分进入血管，能促进渗出液的吸收；但大量出汗也损失大量矿物盐，使身体有虚弱的感觉。因此，水疗时如出汗过多，应适当补充盐水。

（七）对新陈代谢的影响

新陈代谢与体温有着密切的关系。体温升高，基础代谢率增高；组织温度降低，基础代谢则降低。冷水浴可使二氧化碳排泄及氧气吸收增加，促进营养物质的吸收。温水浴能在某种程度上降低代谢过程。过度的热作用能使碳水化合物及蛋白的燃烧加速。

（八）对泌尿系统的影响

正常肾脏的泌尿功能，受全身血压及血管口径的影响，排尿量与肾脏的血流量成正比。温热刺激能引起肾脏血管扩张而增加利尿，冷刺激则使尿量减少。由于热水浴时出汗增多，使排尿量相对减少；冷水浴时出汗少，使排尿量相对增多，使短期内不能看到明显的尿量改变。

（九）对血液成分的影响

全身水疗法能使血液的比重、黏度、血红蛋白、红细胞、白细胞均有增加，而这种血液成分的变化，不是绝对的数量增加，而是由于血液重新分布的结果。

第三节　治疗技术

一、治疗设备

水疗的方法有多种，简单的水疗设备简单、操作简便，在一些基层医疗单位甚至患者在家就能进行。而一些较复杂的水疗法，需要专门的设备和专职人员操作完成。设备较完善的水疗室由下列各室组成：更衣室、淋浴室、盆浴室、湿布包裹疗法室、水中运动室、疗后休息室等。

1. 更衣室 要符合无障碍通道的要求，应设置贮衣柜或在墙上装置挂衣钩。应比一般更衣室大些，可同时为几种水疗服务。

2. 综合淋浴室

（1）面积 综合淋浴室的面积为 35～40m^2，房间高度 3.5～4m，每个淋浴设置占 3～4m^2。

（2）淋浴操纵台 供应各种淋浴规定温度和压力的水。应装在距离墙 1m、距离对面墙 4m、距离患者扶手架 3～3.5m 或以上的地方。

（3）淋浴室 装设多种淋浴喷头，如雾样、雨样、针状、周身、上行（即坐浴）和可以活动的直喷头等。

3. 盆浴室 一般要求与淋浴室分开设置，以免把淋浴水淋到盆浴患者身上。每个盆浴间参考面积为 6～8m^2，房间高 3.5m，浴盆用陶瓷、搪瓷或白瓷砖砌成均可。浴盆的长度 1.7m 左右、宽 60cm、深 40～45cm。

4. 湿布包裹疗法室 要求有治疗床，冷、热水管道，稍大一些的用来浸湿被单的陶瓷盆装置。

5. 水中运动池 成人浴池容积大于 10m×3m×（1～1.4）m，治疗浴池采用水泥瓷砖建成；儿童浴池多采用圆形，深度为 0.6～1.05m，材料多用不锈钢或陶瓷制成。

治疗浴池还应具备以下辅助设备：①电动悬吊装置：用以转移患者出入治疗池，有担架式、坐位式及轮椅式；悬吊装置要求操作简便、启动灵活、安全可靠。②治疗床或椅：为患者提供在水中的固定位置，要求有足够的重量、防锈。③步行训练用双杠：其规格与地面双杠相同。④漂浮物：用于支撑患者头颈部或肢体，或作为在水中进行抗阻力运动以及促进运动的辅助工具。⑤水过滤与消毒装置：治疗池应安装过滤、循环和消毒装置。

6. 水疗休息室 应有坐位和卧位休息设施以供患者休息。其数量按照水疗室的整个规模来决定，卧位占 75%，坐位占 25%。

7. 现代水疗室 还应该具有 Hubbard 槽浴、涡流浴、气泡浴、步行浴等功能。

除上述条件外，为了保证供应一定温度和压力的水，水疗室应有自己的小锅炉房和加压水泵，还应有自己的厕所设备，并与治疗室相通。

8. 水疗室的一般要求

（1）采光 应该有足够的自然光，窗户应高于地面 1.5m 以上，窗户与房间面积比例为 1:5 以上。装置人工光源的，光源要装置在侧面，避免光线直接刺激眼睛。

（2）通风 要有良好的通风设备，使二氧化碳等毒害气体及时排出。

（3）温度 一定的温度在治疗上具有很大的重要性。盆浴室、淋浴室、水中运动室、湿布包裹疗法室，温度应在 22～23℃。更衣室温度在 19～20℃。

（4）湿度 水疗室要保持一定的湿度，能增加空气的导热性，但湿度一般不要高于 75%。

（5）管道 一般要求自来水管 3～4 英寸（1 英寸=2.54cm），排水管 4～6 英寸，易生锈的应涂抹防锈漆，热水管要注意保温。

（6）墙壁和地面 墙壁最好是镶嵌白瓷砖。地面要有一定的坡度的光滑水磨石面，利于清洁和排水。

考点提示 水疗室温度在 22～23℃，湿度一般不高于 75%。

二、治疗方法

（一）浸浴

浸浴法是临床上最常见的一种水疗方法，是患者的全身或一部分浸入水中进行治疗的方法。

1. 根据治疗部位分类 浸浴法可分为全身浸浴法、半身浸浴法、局部浸浴法。

（1）全身浸浴法 是将患者全身浸入水中进行治疗的方法（图 11－1）。

操作常规：①患者更换浴衣、拖鞋，准备治疗。②操作人员根据医嘱，在浴盆中放入 200～250L 合适温度的水。③让患者入浴，取舒适半卧位，水平面达到乳头水平，头颈及上胸部露出水面，以减少水对心脏的机械压迫。④若行热水浴时，头部应予以冷敷。⑤开始记录治疗时间。⑥治疗中应密切观察患者反应，注意呼吸、脉搏、血压变化，如有头晕、心慌气短、面色苍白、全身无力等症状时，操作人员应该立即停止治疗。⑦治疗结束后，用干毛巾擦身，不得进行冲洗。⑧治疗结束后，休息 20～30 分钟。⑨治疗结束后，应对浴盆进行消毒。先用清水冲洗两遍，然后用 20%甲酚皂消毒两遍，再用清水冲洗两遍。

（2）半身浸浴法 是让患者坐于浴盆中，伴以冲洗和摩擦，于治疗中逐渐降低水温的一种柔和的治疗方法。根据治疗作用可分为：兴奋性半身浸浴法、强壮性半身浸浴法、镇静性半身浸浴法、退热性半身浸浴法（图 11－2）。

操作常规：①先向浴盆中倒入一定温度的水，再让患者脱去衣物，淋湿头部，将颈以下身体数次浸入水中。②在浴盆中坐起，水面淹没脐部，用小桶舀取浴盆中的水，以均匀速度的水流冲洗患者背部及胸部。③边冲洗边摩擦患者的背部、肩部、腹部，直至出现良好反应。④冲洗加摩擦的处置，要反复进行数次，并在治疗中将水温降低 2～3℃。⑤最后用水冲洗患者背部、胸部，令患者出浴，用干毛巾擦干全身。⑥一般水温在 35～30℃，治疗时间不超过 5 分钟，治疗后休息 20 分钟，每日或隔日 1 次，15～18 次为 1 疗程。⑦治疗过程中若出现寒战，应立即停止治疗。⑧治疗过程中要求动作迅速，尽快完成。⑨根据治疗作用不同可选择不同水温：兴奋性半身浸浴，水温 30～20℃，逐渐降至 20℃以下；强壮性半身浸浴法，开始时水温 35～36℃，逐渐降至 30℃，治疗时用 2 小桶比水浴温度低 1～2℃的水冲洗；镇静性半身浸浴法，开始水温 37～36℃，逐渐降至 34～33℃，进行极轻按摩，浸浴结束时不冲洗；退热性半身浸浴法，水温为 19℃，进行强力按摩。

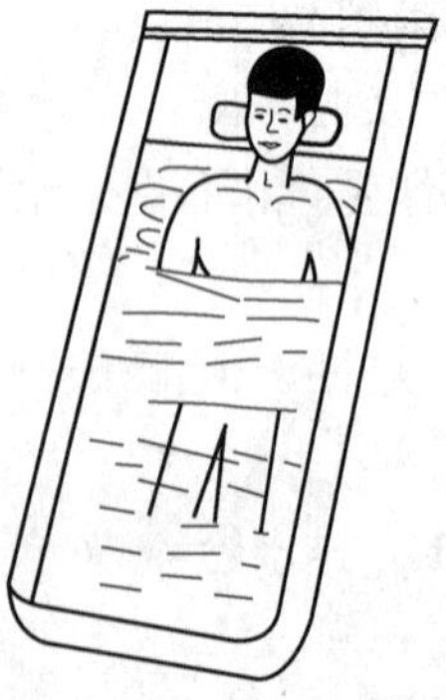

图 11－1 全身浸浴

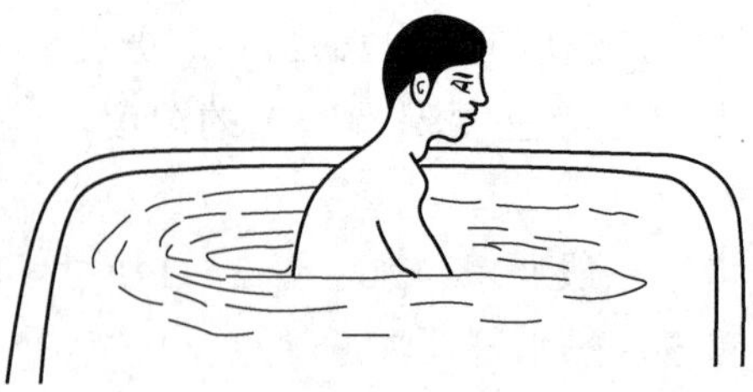

图 11－2 半身浸浴

（3）局部浸浴法 是将人体某一部分浸浴在不同的水中，由冷热水的直接刺激，引起局部或全身产生一系列生理性改变，从而达到治疗目的的一种方法。根据部位可分为：手盆浴、足盆浴、坐浴、渐加温浴。

1）手盆浴 操作常规：①将水盆放在椅子上或盆架上，倒入40～50℃的水。②患者脱去外衣，充分暴露双上肢至肘上6～9cm。③患者坐在椅子上，面对水盆将一侧或双侧手腕与前臂浸泡于盆内。④每次治疗10分钟。⑤为保持水温，需不断加入热水或更换热水1～2次。⑥为加强刺激，还可以应用冷、热交替法进行：取冷热水盆各一个，冷水温度为20℃以下，热水温度为40～45℃，先热水浸泡0.5～1分钟，再冷水浸泡10～15秒，交替进行。⑦治疗结束后，立即擦干皮肤，用棉衣或棉被包裹保温，并让患者休息。

2）足盆浴 操作常规：需充分暴露双下肢至膝以上，浸泡部位为双足及双踝以上。方法同手盆浴。

3）坐浴 操作常规：①将坐浴盆放在坐浴架上，没有坐浴架也可用半尺高的板凳将浴盆垫起代替，倒入40～45℃的水，水量不超过浴盆1/2。②患者排尽大小便，脱去裤子，坐于浴盆中，将骨盆、会阴部浸没水中。③若感觉水过热，可先用小纱布轻轻擦洗会阴，适应后再将全臀坐于浴盆中。④一般每次治疗10～30分钟，中间换水2～3次，每日可进行1～2次。⑤也可进行冷水坐浴或冷热水交替坐浴，冷水水温10～20℃。⑥治疗结束后保温，充分休息。⑦肾脏疾病及妇女月经期禁用。

4）渐加温浴（高弗氏浴） 是另一种形式的手、足浴，在治疗过程中逐渐增加水温，其作用与热水盆浴相似，但热刺激不十分强烈，患者易于耐受。此方法可减少心搏次数、改善心肌活动、降低血压和增强代谢。

操作常规：①患者脱去衣服，将手和足部放在相应水浴槽中。②浴槽有盖，将水温计从盖上的小孔插入。③患者坐在椅子上，用被单及毛毯盖好，头上包冷毛巾。④开始水温为36～37℃，逐渐加入热水，在7～10分钟内使水温上升到44～45℃。⑤治疗过程中患者出汗，操作人员注意擦拭，让患者保持安静。⑥治疗持续10～15分钟，出浴，擦干皮肤，卧床休息30～40分钟。⑦每日治疗1次，10～12次为1疗程。

2. 根据水温分类 冷水浸浴法，包括冰水浴法、冷水浴法、凉水浴法；不感温水浸浴法和温水浴法；热水浸浴法，包括热水浴、高热水浴。

（1）温水浴（水温37～38℃）与不感温水浴（水温34～36℃） 每次10～20分钟，每日1次，10～15次为1疗程。有较明显的镇静作用，适用于兴奋性占优势的神经症、自主神经功能紊乱、痉挛性瘫痪、雷诺病等。

知识链接

不感温浴

不感温浴或称平温浴，是一种全身浸浴，水温通常与皮肤温度相同，为34～36℃，时间可以持续15分钟～4小时。接受浴疗的患者既不感觉到暖又不感觉到凉，主要作用是产生一种兴奋性减低的状态，如对神经系统的镇静作用。激发作用主要是对肾脏的激活，因中性的温度不会刺激出汗导致水分丢失，长时间的浸浴躯体，促进水的吸收使尿液的生成增加，还可以促使肾病患者的磷酸盐排泄增加。

（2）热水浴（水温39℃以上） 每次5～10分钟，每日或隔日1次，10次为1疗程。

有明显的发汗、镇痛作用，适用于多发性关节炎、多发性肌炎、痛风等。治疗时需在患者额部用冷毛巾冷敷，以防过热。

（3）凉水浴（水温 26～33℃）与冷水浴（水温 26℃以下） 每次 3～5 分钟或更短，隔日 1 次，10 次为 1 疗程。有提高神经兴奋性作用，适用于抑制性神经症。

3. 根据水中成分分类 可分为：淡水浴法、药物浴法、气水浴法及气泡浴法。

（1）淡水浴法 既是利用普通淡水、不添加其他物质进行水疗的方法。

（2）药物浴法 在浸浴的淡水中加入适量的药物，药物通过皮肤产生相应的治疗效果，有些药物也可通过呼吸道吸入产生治疗作用。包括：盐水浴、人工海水浴、松脂浴、芥末浴、碳酸氢钠浴、硫黄浴及中药浴等。

1）盐水浴 在淡水浴中加入海盐 1～2kg，使盐水浓度达到 1%～1.5%，水温 38～40℃，时间 10～15 分钟，每日 1 次，10～15 次为 1 疗程。此种高渗透盐溶液浸浴，能使皮肤充血、改善血液供应及新陈代谢，缓解酸痛及疲劳。也可增加盐量至 4%～5%浓度，制成人工海水浴。

2）松脂浴 在浴水中加入松脂粉 50～75g（或松脂流浸膏 50～100g），水呈浅黄绿荧光色，空气中有松脂芳香味，水温 37～38℃，时间 10～15 分钟，每日 1 次，10～15 次为 1 疗程。此法有镇静作用。

3）芥末浴 在浴水中加入芥末粉 200～500g，水温 35～38℃，时间 5～10 分钟。此法可使皮肤血管扩张、充血，增强代谢和减轻痛苦，一般多用于小儿支气管炎、肺炎。

4）苏打浴 也叫碳酸氢钠浴，在浴水中加入碳酸氢钠 75～100g，水温 37～38℃，时间 10～15 分钟，每日或隔日 1 次，20 次为 1 疗程。此法有软化角质层的作用，适用于银屑病、脂溢性皮炎等。

5）硫黄浴 取配置好的硫黄溶液 100ml 加入浴水中（硫黄溶液的配制方法：硫黄 18g、50%碳酸氢钠 120ml、0.3%氢氧化钙 300ml 混合并高温加热至硫黄融化），水温 37～39℃，时间 10～20 分钟，每日或隔日 1 次，20～30 次为 1 疗程。此法有软化角质、杀菌、扩张血管、改善血液循环、降血压、降血糖等作用。

6）中药浴 在淡水中加入一定成分的中药煎剂滤液，具有一定的淡水浴及中药的作用。可用于治疗神经症、皮肤病、关节炎等。

（3）气水浸浴法 是指含有饱和气体的水浴，包括二氧化碳浴、氧气浴、硫化氢浴、氡气浴等。主要应用气体的有效成分作用于人体达到治疗目的。

（4）气泡浴法 通过空气压缩机向浸浴浴盆底或四壁压入空气，形成气泡，使浴缸中含有直径 0.2mm 以上大小不等的气泡，浴水温度一般 37～39℃。气泡浴除了有一般淡水浴的温热作用，还通过气泡破裂产生的机械力对体表起到细小的按摩作用，另外，气泡附着于体表时因导热性小于水而形成温度差，有助于改善血液循环。

（二）淋浴法

淋浴法是指以各种形式的水流或水射流，在一定压力下向人体喷射的治疗方法。包括直喷浴、扇形淋浴、冷热交替法、雨样淋浴、针状浴、周围淋浴等。

1. 淋浴操纵台 在进行淋浴时，需要有专门的淋浴操纵台来调节水温及水压。此设备包括：①冷热水混合器：下方连接冷热水管道，上方有调节水温的把手，可以随意转动调节水温。②水压表。③水温度表。④各种淋浴开关及淋浴管、淋浴喷头。⑤下水开关：除用于排水外，还用于调节水压。

2. 操作常规 ①按医嘱调好水温及水压：先开冷热水开关，再开下水开关，转动调节把手使水温达到医嘱要求，然后打开欲行治疗相应开关，关闭下水开关，调节水压。②患者脱衣，戴防水帽，进行水枪浴及扇形浴时，患者应在距操纵台 2.5～3m 处，禁止水直射头、前胸及会阴部。③治疗中密切观察患者反应，出现头昏、心慌气短、面色苍白、无力等症状时，应停止治疗。④治疗结束后，先打开下水开关，此时淋浴不再喷射，再按相反顺序关闭操纵台开关。⑤让患者出浴，用毛巾擦干皮肤，休息 20～30 分钟。⑥治疗完毕，需擦干所有淋浴装置，防止生锈。

3. 各种淋浴法的具体操作

（1）直喷淋浴 ①患者脱去衣服，头戴防水帽，立于操纵台前 2.5～3m 处，背向操纵台。②操作人员以密集水流直接喷射患者。喷射顺序：背—肩—背—足，水柱不断移动、均匀喷射。③嘱患者侧面转身，手上举，扇形水柱喷射胸廓侧面。④患者面向操作台，用散开的水流喷射胸腹部，再用密集水流喷射下肢。⑤如此进行，直至皮肤发红。⑥一般治疗 1.5～2 分钟；水温开始为 35℃，逐渐降低至 28～25℃；水压开始为 1～1.5 个大气压，逐渐增加到 2～2.5 个大气压。⑦治疗结束后，用被单和干毛巾摩擦皮肤，直至皮肤出现正常发红反应。

（2）扇形淋浴 操作者用右手拇指按压喷水口，使水流成扇形射向患者，先从背部自足到头喷射 2～3 次。然后让患者按顺序转动身体：背侧－侧位－前侧－侧位，每侧喷射 2～3 次，2 个循环后结束，一般时间约 2 分钟。水温由 33℃逐渐降低到 28℃；水压由 1.5 逐渐增高为 3 大气压。准备及结束同直喷法。

（3）冷热交替浴 冷热交替浴是用两个不同温度的水流交替喷射的疗法，属直喷浴的变法。热水温度 40～45℃，冷水温度 20℃或更低。先用热水喷射 15～30 秒，后用冷水喷射 10～20 秒。如此重复 3～4 次，最后用热水结束。治疗结束后，皮肤应有明显充血反应，时间为 3～5 分钟。此法刺激作用强，适用于肥胖病、肌萎缩、慢性多发性神经根炎等，有心脏病、动脉硬化、动脉瘤、高血压患者禁忌。

（4）雨样淋浴 为下行淋浴，是用固定于离地面 2cm 处的多孔喷头喷射出雨样水流，刺激作用小，主要为温度作用。

（5）针状浴 是雨样淋浴的变法，应用 2～3 个大气压喷成一簇针状水流，引起针刺样感觉。

（6）雾样淋浴 特制的雾样淋浴喷头，喷射时有微风吹拂感，刺激作用较雨样淋浴还小，有安抚、镇静作用。

（7）上行淋浴 喷射口向上，一般连有环形坐位，在一定压力下喷射患者会阴部。适用于痔疮、脱肛、妇女盆腔疾病等。

（8）周围淋浴 从四周向中央喷射的特殊装置，患者站在中央，受到四周和上部水流喷射。适用于神经衰弱、自主神经功能紊乱、疲劳等。可单独使用，也可作为其他治疗的结束治疗。

（三）湿布包裹法

用一定的温度的水，浸湿被单，按照一定方式包裹全身，再用毛毯包裹保温的方法称为湿布包裹疗法。有退热、发汗、镇静等作用，分为全身包裹和局部包裹。

操作常规：①治疗前患者排便。②准备：先在治疗台上横铺 2 条毛毯，一条稍压在另一条上，毯子上平铺浸湿的被单［被单足够大，一般需 1.6m×（2.0～2.5）m，水温 25～35℃］，要求平展无皱褶，左边稍多于右边，被单头端距离毯子边缘为 5～10cm。③被单包裹：患者脱去衣物，身体浸湿，仰卧被单上，被单头端位于耳轮之间。患者双臂伸直，向上举起。操作人员迅速用被单两端把患者包起。自被单较窄的一边开始，从腋下将躯干和足部包起，在两足之间插入被单褶裥。被单较宽的一边按同样方法包裹，在肩上褶转，余下被单边缘要垂在床上身体下面。④毛毯包裹：将头部毯子上端，由肩部抛向胸部，并以斜角方向向下用力拉，再将边缘下端绕过患者，垂到身体下面，使毯子密切贴在病人身上，折好在胸前形成的皱褶。以足端毯子将躯干下部和双足包起或足下部多余部分向上卷起。在头颈及下颌部之间应垫一块毛巾。⑤治疗应保持安静，空气新鲜，治疗过程中应密切观察呼吸、脉搏情况。⑥治疗时间 30～45 分钟/次，治疗后雨样淋浴冲洗，15～20 次为 1 疗程。治疗时，患者有效感觉是逐渐感到温暖发热，对操作正确但未出现有效感觉者，可让患者喝热饮料或摩擦全身，或在四周放置热水袋，加强包裹疗法的效果。

（四）水中运动疗法

水中运动疗法是在水池中进行运动训练的方法。利用水的温度作用、机械作用、化学作用来进行各种功能训练，达到治疗目的。利用水的机械作用，静水压力和水流的冲击可以使血管扩张、血液循环改善；水的浮力可以使人体的重量减轻，使关节肌肉活动变得轻松，利于患者进行各种功能训练。也可以在水疗中加入各种矿物质和药物，增加化学刺激以达到加强水疗效果的作用。水中训练较在地面上容易得多，而且能让患者感到舒适或疼痛减轻，是地面运动前很好的过渡训练方法。

1. 设备 水中运动池的一端较浅，另一端较深，池壁有扶手、台阶，池中设有治疗床（椅）、电动悬吊装置、肋木、双杠、橡皮圈、水球、软木块、泡沫塑料块等设备，水温 33～36℃。

2. 水中运动种类

（1）辅助运动（assisted movement） 利用水的浮力，有效地减轻体重，浮力对运动起辅助作用。

（2）支托运动（supported movement） 当肢体浮起在水面上做水平运动时，受到向上的浮力支撑，使其受的重力被抵消，起到支托的作用。这不仅有助于肢体运动，而且是评价关节运动和肌力的有效方法。

（3）抗阻运动（resisted movement） 肢体的运动方向与浮力方向相反，浮力就成为肢体活动的一种阻力，水中运动就相当于抗阻运动。通过增加运动速率，或在肢体上附加添加物以增加肢体面积，从而加大阻力。

考点提示 水中运动疗法的种类。

3. 一般训练方法 患者在水中半卧或坐在治疗床（椅）上，或抓住栏杆、扶手按浮力方向运动，或在水面上做水平面支托运动，或借助漂浮物做反方向的抗阻运动，或借助双杠、扶手做步行、平衡、协调训练等。训练过程需要治疗师参与，根据患者需要并利用水的浮力、水流冲击力等进行功能训练。各种运动缓慢进行，5～30 分钟，每日或隔日一次，15～20 次为一疗程。

4. Bad Ragaz 训练法 亦称救生圈训练法，它从瑞士 Bad Ragaz 地区兴起。此法是把浮力作为支撑力量，患者进行运动时不需要依靠扶手等固定装置，而是靠救生圈的支持进行运动。

5. Halliwiek 法 这是根据流体力学和运动学原理，研究脑瘫及其他患者游泳的训练方法。这种方法不借助任何器具，由治疗师和患者进行一对一训练，最终目标是患者在水中获得完全独立的游泳活动。

6. 蝶形槽浴 是应用蝶形槽浴进行水疗的方法，又称 8 字槽浴或哈巴德槽浴（Hubbard tank）。是为了进行简单水中运动疗法而制造的、供个人全身使用的金属制浴槽。其横截面为蝶形或 8 字形，可供患者上下肢伸展运动，此浴槽用水量少，治疗师可站于池腰处操作而不必下水，可通过电动升降装置方便出入浴槽，而且可加入气泡浴、涡流浴、局部喷射浴等方式，是一种比较理想的水中运动方法。

治疗方法：①浴槽内注入 2/3 浴水，水温 38～42℃，可根据需要加入矿物盐或抗感染药物。②活动不便的患者躺于担架上，由升降装置送入槽内，于水中露出头、颈、胸部。③治疗师于池外协助患者作水中运动，烧伤患者可在水中换药。④每次 10～20 分钟，治疗完毕后用升降装置将患者送出浴槽。⑤每日或隔日 1 次，15～20 次为一疗程。

7. 步行浴 步行浴是步行训练的理想方法，目前国内开展尚少。步行浴池器由不锈钢制成，有浴槽和油压升降机两个部分。浴槽全长 230cm，宽 130cm，容水量 1.9t。立面是个透明的观察窗，通过观察窗能对患者训练情况进行观察、拍照和记录。

知识拓展

水疗在脑性瘫痪中的应用

对于脑性瘫痪患儿，水疗法既是一种运动疗法，也是一种物理因子疗法。水疗可增加患儿训练的兴趣，使其树立信心、改善情绪、积极参与娱乐活动，对其智力、语言、个性的发展都有极大的好处。水疗适宜安排在 PT、OT、ST 等训练前进行，既有利于提高康复训练的效果，也可以防止患儿过度疲劳。

（五）涡流浴

涡流浴是在漩涡水中进行治疗的方法，又称漩涡浴。漩涡浴槽中装有涡流发生器、充气装置与可旋转的喷水嘴，可使水发生漩涡与气泡。涡流浴分为全身浴、上肢浴和下肢浴。治疗时，水量达浴槽的 2/3，水温 37～39℃，喷水嘴对准患处喷射。涡流浴除有温水浴作用外，还有水流、气泡对人体的机械按摩作用，使患者的训练既有放松作用又有治疗作用。

（六）擦浴及冲洗

1. 擦浴 擦浴是用一定温度的水浸湿毛巾摩擦皮肤，是以机械刺激为主的一种简便而温和的治疗方法。

治疗方法：用水浸湿毛巾摩擦皮肤局部或全身，每个部位擦 3～5 分钟，到皮肤潮红有温热感时为止。擦浴需按一定顺序进行，局部擦浴可按胸廓→上肢→下肢的顺序进行；全身擦浴可按后颈→躯干→四肢的顺序进行。治疗水温 36～20℃或更低，通常为微温或不感温水开始，每 2～3 日降低水温 1℃，可根据患者耐受情况而定。疗程 4～6 周。此法对动脉硬化、血压过高患者不适用。

2. 冲洗 冲洗比擦浴刺激作用强，用水量多，操作也很简便。

治疗方法：患者脱衣直立，水温一般 32～20℃，用温度相差 1℃的两种水，先用温度高的水冲洗，再用温度低的水冲洗，使水流缓慢地从颈部、肩部均匀的流向整个身体，操作要迅速，治疗时间2～3分钟，每日1次。

（七）桑拿浴

桑拿浴是利用蒸汽的温度和湿度达到治疗目的的一种方法。通常桑拿浴的室内温度较高，可达到60℃以上，分为干热蒸汽浴和湿热蒸汽浴两种。桑拿浴通过反复交替的高温刺激及冷水冲洗，使血管反复扩张及收缩，能增强血管弹性，改善循环，大量出汗可促进体内废物的排出。桑拿浴不仅对风湿性关节炎等具有疗效，而且对强身、消除疲劳和减肥等，都具有很好的实用价值。高血压、心脏病、年老体弱、儿童均不宜行桑拿浴。

第四节　临床应用

一、适应证

1. 内科疾病　高血压、血管神经症、早期动脉硬化、心脏疾患代偿期、慢性阻塞性肺病、胃肠功能紊乱、功能性结肠炎、习惯性便秘、肾脏疾患、肥胖症、风湿或类风湿关节炎、痛风、疲劳综合征、多汗症、职业性铅中毒或汞中毒等。

2. 神经科疾病　神经衰弱、自主神经功能紊乱、神经痛、神经炎、帕金森病、脑血管病、脊髓损伤、周围神经麻痹、雷诺病等。

3. 外科疾病　骨折外伤后功能锻炼、骨性关节炎、关节置换术后、大面积瘢痕挛缩、关节强直、痔疮、前列腺炎等。

4. 皮肤科疾病　慢性湿疹、荨麻疹、皮肤瘙痒症、牛皮癣、脂溢性皮炎、多发性疖肿、多发性毛囊炎等。

5. 妇科疾病　闭经、卵巢功能不全、盆腔炎性疾病等。

二、禁忌证

1. 绝对禁忌证　精神意识紊乱或失定向力、恐水症、严重心肝肾功能不全、严重的动脉硬化、传染性疾病、频发癫痫、活动性肺结核、恶性肿瘤及恶病质、身体极度衰弱及出血倾向者。此外，妊娠、月经期、大小便失禁、过度疲劳者等禁忌全身浸浴。

2. 相对禁忌证　对血压过高或过低患者，可酌情选用水中运动，但治疗时间宜短，治疗后休息时间宜长；大便失禁者，入浴前排空大便，宜做短时间治疗，防止排便于池水中。

考点提示　水疗法的适应证及禁忌证。

三、注意事项

1. 水疗室应光线充足、通风良好、地面防滑、室内温度22～23℃、相对湿度75%以下，水温可控且有保障。

2. 水源清洁无污染，水池中的水应经常溢水，定时换水，循环过滤，浴器及浴衣、浴巾、拖鞋等应及时清洗、消毒。定期对浴器进行细菌学检查。

3. 治疗前应检查水疗装置完好无故障，确保安全治疗。

4. 患者水疗前应进行必要的检查，排除传染病，心、肺、肝、肾功能不全，重症动脉硬化、恶性肿瘤、出血、发热、炎症感染、皮肤破溃、妊娠等禁忌证。

5. 水疗不宜在饥饿或饱餐后 1 小时内进行，水疗前应排空大、小便。

6. 每次水疗前应测量患者体温、脉搏、血压、体重等。治疗过程中密切注意患者反应，若有不良反应及时终止治疗，休息或对症处理。

7. 活动不便、年老体弱、年幼的患者进行水疗时，工作人员应加强看护，防止摔倒及淹溺。

8. 水疗结束后应注意保暖穿衣，休息 20～30 分钟，适当饮水。

本章小结

水疗法是指以水为媒介，利用不同温度、压力、成分的水，以不同的形式作用于人体，以达到预防和治疗疾病、提高康复效果的方法。水随处可得、价格低廉，有着热容量大、导热性能强等特点，是良好的溶剂；又存在浮力、静水压等物理特性，水疗即通过这些物理特性所产生的温度刺激、机械刺激及化学刺激，对人体产生相应的治疗作用。水疗法可以按照不同的方法进行分类，常用的水疗法包括浸浴法、淋浴法、水中运动疗法、湿布包裹法、涡流浴、擦浴、桑拿浴等。应掌握水疗法的操作技术、适应证和禁忌证，按照不同水疗法的治疗作用、治疗要求、治疗时间合理选择治疗方法，并能够规范操作。

习 题

扫码"练一练"

一、选择题

（一）A_1 型题

1. 水疗的治疗作用有（　　）。
   A. 温度作用、机械作用、化学作用　　B. 温度作用、电力作用、化学作用
   C. 温度作用、电力作用、机械作用　　D. 温度作用、空化作用、聚合作用
   E. 温度作用、弥散作用、化学作用

2. 水疗的物理特性不包括（　　）。
   A. 热容量大　　B. 导热性能差
   C. 水是良好的溶剂　　D. 水有浮力
   E. 水能很好地传递刺激

3. 水疗按温度分类，不感温水浴的温度是（　　）。
   A. 5～26℃　B. 26～33℃　C. 34～36℃　D. 37～38℃　E. 39℃

4. 以下水疗中哪项不是按水中成分分类的（　　）。
   A. 淡水浴　B. 药物浴　C. 气水浴　D. 气泡浴　E. 凉水浴

5. 水疗时间延长可产生不良反应，其中不包括（　　）反应。
   A. 面色苍白　B. 头晕　C. 耳鸣　D. 无力　E. 皮肤潮红

6. 水疗对机体多系统均可起到治疗作用，其中不包括（　　）。
   A. 降低血压　B. 增加尿量　C. 提高心功能　D. 稀释血液　E. 放松肌肉

7. 设备较完善的水疗室需要具备（　　）。

A. 更衣室　B. 淋浴室　C. 浴盆　D. 水中运动池　E. 以上都是

8. 水中运动池内不需要的设备有（　　）。

A. 悬吊装置　B. 治疗床　C. 浴盆　D. 双杆　E. 水过滤系统

9. 水疗休息室应有坐位和卧位休息设施以供患者休息，按一定比例配备，其中坐位应占比例为（　　）。

A. 10%　B. 25%　C. 50%　D. 70%　E. 75%

10. 水疗室的室内温度最好控制在（　　）。

A. 22～23℃　B. 24～25℃　C. 26～27℃　D. 27～29℃　E. 28～32℃

11. 进行全身浸浴治疗时，水面不应超过患者的（　　）。

A. 头面部　B. 颈部　C. 乳头水平　D. 脐水平　E. 双上肢

12. 下列（　　）患者不宜行坐浴治疗。

A. 盆腔炎　B. 痔疮　C. 肾脏疾病　D. 阴道炎　E. 以上都是

13. 水疗按温度不同分类，不包括（　　）。

A. 冰敷　B. 冰水浴　C. 冷水浴　D. 不感温水浴　E. 热水浴

14. 在淡水浴中加入海盐可以制成盐水浴，盐水浴的作用有（　　）。

A. 高渗透性　B. 使皮肤充血

C. 改善血液循环　D. 增强新陈代谢

E. 以上都有

15. 应用蒸汽进行治疗的水疗方法是（　　）。

A. 水汽疗法　B. 水气疗法　C. 桑拿浴　D. 气泡浴　E. 以上都不是

16. 水中运动疗法的运动种类包括（　　）。

A. 支托运动　B. 抗阻运动　C. 辅助运动　D. 以上都是　E. 以上都不是

17. 以下适合进行全身浸浴的疾病有（　　）。

A. 肝硬化　B. 神经衰弱　C. 血友病　D. 妊娠初期　E. 以上都不是

（二）A_2 型题

18. 李某，女性，60岁，因痔疮遵医嘱行坐浴治疗，以下（　　）情况应该暂停。

A. 疼痛明显　B. 排便时有疼痛感

C. 疼痛减轻　D. 月经期

E. 痔疮病变变小

19. 患者张某，65岁，半个月前患脑梗死，导致左侧肢体活动不灵，上下肢不能抬举，仅能床面平移，若行水中运动疗法，最主要应用的是（　　）作用。

A. 温度刺激　B. 浮力　C. 机械压迫　D. 化学刺激　E. 静水压

20. 王某，男性，3岁，出生后不久家属即发现患儿发育迟缓。现患儿双下肢肌张力增高，不能站立行走，进行康复治疗，首选的物理治疗方法是（　　）。

A. 神经肌肉电刺激　B. 蜡疗

C. 水中运动疗法　D. 冷疗

E. 磁疗法

二、案例分析

患者王某，男性，60岁，因“右侧肢体活动不灵14日”为康复治疗入院，明确诊断脑梗死。既往有高血压病史多年，目前血压可控制在正常范围。现患者右侧肢体可不充分抬举，无分离运动，肌张力增高，可在搀扶下迈步，足廓清差，平衡略差。拟行水中运动治疗。

问题：1. 什么是水中运动疗法。

2. 水中运动疗法对此患者有哪方面作用。

（曲艳霞）

第十二章

压力疗法

扫码“学一学”

学习目标

1. **掌握** 压力疗法的概念、治疗作用、临床应用和注意事项。
2. **熟悉** 压力疗法的设备与用具及治疗方法。
3. **了解** 压力疗法的物理特性。
4. 学会根据患者的具体情况选择合适的压力疗法，并正确实施，保证治疗的科学和安全。
5. 具有良好的人文关怀精神和沟通能力。

第一节 概　　述

案例讨论

【案例】

患者，男性，43岁，左侧跟骨骨折术后1个月余，查体：手术切口愈合良好，左侧下肢肿胀明显，无瘀斑，皮温37.5℃，有肿痛。诊断为“跟骨骨折术后”，因下肢肿胀导致下肢胀痛影响睡眠，医生建议行正压顺序循环疗法。

【讨论】

1. 若患者行截肢术，为便于佩戴假肢，该患者可选择的正压疗法是什么？
2. 正压顺序循环疗法的设备与用具包括哪些？
3. 如何实施正压顺序循环疗法？

压力疗法是利用压力的变化对机体产生的影响来治疗某些疾病或改善机体某种状态的方法。临床上，压力疗法以改变肢体受到的压力为主。以生活环境中的大气压为标准，高于大气压的压力称为正压，低于环境大气压的压力称为负压。压力疗法可按照增加压力，减少压力，增加和减少压力交替进行，分为正压疗法、负压疗法和正负压疗法。

考点提示 压力治疗的概念。

一、概念

压力疗法（compression therapy）利用压力设备，对肢体施加压力，以改善肢体血液循环或提高心、脑、肾等重要器官的血流量，纠正组织或器官缺血、缺氧的治疗方法。

二、分类

（一）正压疗法

正压疗法是指利用高于大气压的压力作用于人体的治疗方法。目前临床常用的方法包括改善血液淋巴循环的正压顺序循环疗法和防治瘢痕增生的皮肤表面加压疗法（压力衣）。

（二）负压疗法

负压疗法是指将低于大气压的压力应用于人体治疗疾病的一种方法。负压疗法可分为全身负压和局部负压两种，目前仅局部负压治疗用于临床治疗。局部负压有腹部负压、股部负压、下半体负压、肢体负压及拔火罐等。

（三）正负压疗法

正负压疗法（vacuum compression therapy，VCT）是利用高于和低于大气压的压力交替作用于人体局部以促进血液循环的物理疗法。目前所采用的正负压疗法装置，一般可单纯进行负压治疗，也可单纯进行正压治疗，还可进行正负压交替治疗。

（四）体外反搏疗法

体外反搏（external counterpulsation，ECP）是以心电 R 波作为触发信号，通过包裹在四肢和臀部的气囊，在心脏舒张早期时，对气囊充气加压，由远端向近端依次快速加压，促使肢体动脉的血液被压返回至主动脉，使动脉舒张压增高，从而增加冠状动脉、脑动脉及肾动脉的血流量，起到辅助循环的一种无创性治疗方法。

第二节　正压疗法

一、物理特性

正压顺序循环疗法（sequential compression therapy）一般采用气袋式加压装置，通过套在肢体上的气囊有规律地充气排气压迫肢体软组织，促使组织间液经静脉和淋巴管回流，消除肢体局部水肿。皮肤表面加压疗法（pressure therapy）通过对人体体表施加适当的压力，以预防或抑制皮肤瘢痕增生、防治肢体肿胀，是经循证医学证实的防治增生性瘢痕最为有效的方法之一，常用于控制瘢痕增生、防治水肿和促进截肢残端塑形。

二、治疗作用

（一）正压顺序循环疗法

1. 促使静脉血和淋巴液回流　正压顺序循环疗法可提高组织液静水压，促进组织间液向静脉及淋巴管内回流，因肢体远端到近端的梯度式压差，促使静脉血和淋巴液回流，消退肢体水肿。

2. 减少血栓的形成　正压顺序循环疗法可增加纤溶系统的活性，刺激内源性纤维蛋白溶解活性，减少血栓的形成。

3. 增大血流速度　正压顺序循环疗法使血流速度增快，促进新陈代谢，增强网状内皮细胞的吞噬功能，促进溃疡愈合，增强对非细菌性炎症的消炎止痛作用。

扫码“看一看”

（二）皮肤表面加压疗法

1. 促进静脉血和淋巴液回流 皮肤表面加压疗法可促进静脉血和淋巴液回流，从而控制水肿，预防下肢静脉曲张。

2. 抑制胶原纤维的生成，增加胶原纤维的破坏 皮肤表面加压疗法可抑制胶原纤维的生成，促进胶原结节的水解，增加胶原纤维的破坏，从而预防和抑制瘢痕的增生，预防关节挛缩和畸形。

3. 促进肢体塑形 利于假肢的装配和使用。

三、治疗技术

（一）治疗设备

1. 正压顺序循环治疗设备（sequential compress device） 为气袋式治疗装置，由主机（气泵和控制系统）、导气管道和上下肢气囊三部分组成，采用梯度加压的工作方式，作用于上、下肢，有的设备可选配髋部套筒，能完成由远端向近端的顺序循环加压治疗，或者完成由近端向远端的反向顺序循环加压治疗，也可选用组合正向与反向加压交替的治疗模式。

2. 皮肤表面加压疗法设备 包括缝纫机、加热炉、剪刀、裁纸刀、直尺、软尺、蛇尺、记号笔、计算器、恒温水箱、热风枪、绷带加压法材料（弹力绷带、自粘绷带、筒状绷带、硅酮弹力绷带及纱布等）、压力衣制作材料（压力布、拉链、弹力线与魔术贴等）、压力垫制作材料（海绵、塑胶海绵、弱力胶、硅酮凝胶、透明塑料、弹力带及胶水等）和支架制作材料（低温热塑板材、魔术贴、螺丝和钢丝等）。

（二）治疗方法

1. 正压顺序循环疗法

（1）患者取坐位或仰卧位。

（2）选择大小合适的气囊套在患肢上，并拉好拉链。

（3）将导气管按顺序插在气囊接口上。

（4）设定压力及时间，打开电源即开始治疗。其末端压力可设定在13.3～17.3kPa（100～130mmHg）之间，其他各节段压力由电脑控制相应递减，或人为手动调节。

（5）治疗时间为20～30分钟/次，特殊患者可适当调整，但<60分钟为宜；1～2次/日，6～10次/疗程。

考点提示 正压顺序循环疗法的设备与用具、操作方法与步骤。

2. 皮肤表面加压疗法

（1）海绵加压法 ①将聚丁二烯盐海绵剪成与所压迫瘢痕同样大小。②用黏胶将海绵固定于瘢痕处。③用弹力绷带和弹力套压迫。④每隔4～7天更换1次。⑤压迫致瘢痕至充血消退、变软，复平后再巩固治疗1～2个月，防止复发。

（2）热塑料夹板法 ①将裁剪好的热塑料夹板（1，4-异戊二烯塑料制品）置于72～77℃热水中软化。②为增加透气性，将热塑料夹板软化后快速打孔。③将软化的热塑料夹板置于患处塑形，冷却定型。④防止塑形变硬后的热塑料夹板磨破皮肤，应内衬海绵和纱布，并为避免因潮湿引起皮肤感染，应经常更换衬垫及敷料，保持敷料干燥。

（3）绷带加压法 绷带加压法指通过使用绷带进行加压的方法。

1）弹力绷带加压法　①包扎时，由肢体远端正常皮肤开始向近端缠绕，均匀地做螺旋形或“8”字形包扎。②每圈间相互重叠 1/3～1/2，末端避免环状缠绕。③四肢需缠绕弹力绷带 2 或 3 层，躯干则需缠绕 3 或 4 层。④压力以绷带下刚好能插入两指较为合适，远端压力应高于近端压力。⑤为便于观察血运情况，应露出指（趾）末端。⑥根据松紧情况和肢体运动情况，需 4～6 小时更换一次。治疗初愈创面时，内层要敷 1～2 层纱布，以减轻对皮肤的损伤。

2）自粘绷带加压法　使用方法与弹力绷带加压法基本相同，用于衣服不能覆盖或不能耐受较大压力的脆弱组织，如手部或脚部早期伤口愈合过程中。对于开放性伤口，可在伤口上加一层薄纱布。2 岁以下儿童的手部和脚部，自粘绷带能够提供安全有效的压力。

3）筒状绷带加压法　长筒状的绷带可直接剪下使用，根据不同的尺寸，提供相应的压力；用于伤口表面可承受一定压力的情况，如弹力绷带和压力衣之间的过渡时期，尤其适于 3 岁以下生长发育迅速的儿童。单层或双层绷带配合压力垫可对相对独立的小面积瘢痕组织提供较好的压力。

4）硅酮弹力绷带法　硅酮和压力治疗是目前公认的治疗烧伤后增生性瘢痕的有效方法，因此将两者结合使用。有研究表明，弹力套与硅凝胶合用效果更好，可使疗程缩短，更适用于不宜长期使用加压疗法者。

（4）压力衣加压法

1）成品压力衣加压法　可直接购买成品压力衣进行压力治疗，适合不具备制作压力衣条件的单位使用。但对于严重烧伤肢体变形者，难以选择适合的压力衣。

2）量身定做压力衣加压法　利用有一定弹力和张力的尼龙类织物，根据患者需加压的位置和肢体形态，通过准确测量和计算，制成头套、压力上衣、压力手套、压力肢套、压力裤等。

（5）硅胶膜贴敷加压法　使用材料为硅胶膜，将硅胶膜贴敷于瘢痕处即可。

（6）附件　在进行压力治疗时需要配合使用一些附件以保证治疗效果及减少不良反应。

1）压力垫　在穿压力衣时配置压力垫，用于保持凹面或平面瘢痕，受压均匀或增加局部压力。

2）支架　易受损伤或易变形的部位穿戴压力衣时，需配置支架以保护，如鼻部、前额、双颊、耳廓、鼻孔和掌弓等。

四、临床应用

（一）适应证

1. 正压顺序循环疗法

（1）肢体创伤后水肿。

（2）淋巴回流障碍性水肿。

（3）截肢后残端肿胀。

（4）复杂性区域性疼痛综合征（如神经反射性水肿、脑血管意外后偏瘫肢体水肿）。

（5）静脉淤滞性溃疡。

（6）对长期卧床或手术被动体位者，预防下肢深静脉血栓形成。

2. 皮肤表面加压疗法

（1）瘢痕　各种原因所致瘢痕，包括外科手术后的瘢痕和烧伤后的增生性瘢痕。

（2）肢体水肿　各种原因所致肢体水肿，如偏瘫肢体的肿胀、淋巴回流障碍的肢体肿胀、下肢静脉曲张性水肿、手术后的下肢肿胀等。

（3）截肢残端塑形　利于假肢的佩戴和使用。

（4）预防性治疗　①烧伤，预防烧伤后21天以上愈合的创面发展成增生性瘢痕及预防瘢痕所致的关节挛缩和畸形。②久坐或久站工作者，预防下肢静脉曲张的发生。③长期卧床者，预防下肢深静脉血栓的形成。

（二）禁忌证

1. 正压顺序循环疗法

（1）肢体重症感染未得到有效控制。

（2）近期下肢深静脉血栓形成。

（3）大面积溃疡性皮疹。

2. 皮肤表面加压疗法

（1）治疗部位有感染性创面。

（2）脉管炎急性发作。

（3）下肢深静脉血栓形成。

（三）注意事项

1. 正压顺序循环疗法

（1）治疗前应检查设备是否完好和患者是否存在治疗禁忌证。

（2）治疗应在患者清醒的状态下进行，患肢应无感觉障碍。

（3）治疗前应向患者说明治疗作用，解除其顾虑，鼓励患者积极参与并配合治疗。

（4）每次治疗前，应检查患者有无出血倾向；若有尚未结痂的溃疡或压疮，应加以隔离保护后再行治疗；若有新鲜出血伤口，则应暂缓治疗。

（5）治疗过程中，密切观察患肢的肤色变化，并询问患者的感觉，根据情况及时调整治疗剂量。

（6）对老年、血管弹性差者，治疗压力应从低值开始，治疗几次后逐渐增加至所需的治疗压力。

2. 皮肤表面加压疗法

（1）早期治疗　应在早期肉芽创面期和深度烧伤创面愈合后尚未形成瘢痕之前就开始治疗。初愈的创面皮肤较嫩，易起水疱，内层应敷两层纱布再戴弹力套，平铺后用尼龙搭扣粘合加压。

（2）有效压力　在不影响肢体远端血运和患者可耐受的情况下，压力应持续保持在1.3～3.3kPa。压力过低疗效不明显；压力过高时，轻则引起患者的不适，重则会造成局部静脉回流受阻、组织水肿，甚至发生缺血坏死。

（3）持续加压　每日连续加压≥23小时，若需间断时，每次间断≤30分钟；连续治疗最少需3～6个月；对于增生性瘢痕，至少需1/2～1年，一般1～2年甚至3～4年的时间。

（4）特殊处理　皮肤薄嫩处及骨突处，应加软衬垫，以防止皮肤破溃；皮肤凹陷处，应给予必要的充填，以使压力均匀地达到各处；对于中空或易变形的部位，如鼻背瘢痕和外耳瘢痕，加压的同时应给予必要的支撑和充填，以免造成或加重畸形。

（5）关节减压　为避免膝、手指关节部位因包扎过紧导致关节活动受限，可在关节处将压力衣剪开一个小口以减轻压力。

（6）定期清洗及随时检查 定期清洗，保持清洁和提高舒适性；随时检查压力的大小，使用材料的弹性变化，局部皮肤有无异常以及治疗的效果等。

（7）有效沟通 为使患者保持耐心和信心，坚持治疗，要做好充足的解释工作。

（8）保持舒适 为提高患者尤其是儿童患者的依从性，应尽可能使患者感到舒适。

（9）综合治疗 对烧伤后的瘢痕，除了压力疗法，还应采取手术、功能锻炼、其他物理疗法等在内的综合治疗措施；儿童患者在进行压力疗法时，应给予适当的运动疗法，以防止肌肉萎缩。

知识链接

正压顺序循环疗法联合热冷水交替浸浴治疗脑卒中肩手综合征Ⅰ期

脑卒中肩手综合征是脑血管病后并发的以肩部疼痛性运动障碍及同侧手、腕疼痛和肢体运动障碍为主要表现的综合征，又称为反射性交感神经营养不良，发生率为12.5%～70%，常发生于脑卒中后1～3个月，是影响瘫痪上肢功能恢复的重要原因。气压治疗联合热冷水交替浸浴，不仅可以改善肢体的血液循环，延缓和防止肌肉萎缩，还可以有效提高肌张力，增加肌肉的收缩能力，协调主动肌群的舒缩能力，有效地减轻手部肿胀，缓解肩手疼痛，改善患肢的运动功能，防止肌肉萎缩，关节挛缩，肩关节半脱位等继发性残疾的发生率，比单纯康复训练效果好。

第三节 负压疗法

一、物理特性

当负压作用于肢体时，由于肢体外部的压力低于体内压力，血管被动扩张，同时沿动脉血流方向的压力梯度较正常状态明显增大，肢体产生被动充血，流入微循环的动脉血相对增加，使肢体的营养和能量供应得以提高，有利于组织的修复及微循环的重建。

二、治疗作用

负压疗法的作用机制尚不明确，可能与以下因素有关。

1. 增加血流量 负压下血管被扩张，血管跨壁压增高，血流量增加。

2. 改善微循环 约93%的上肢末端指甲微循环经负压改善。

3. 促进侧支循环的建立 可促进早期病变血管的扩张，晚期周边血管的扩张代偿。

4. 减轻缺血肢体自由基损伤 负压疗法可减少缺血肢体的脂质过氧化反应，增加氧自由基的清除能力，减轻缺血损伤。

5. 扩张血管 负压治疗后，P物质和降钙素基因相关肽释放增多，刺激血管内皮细胞释放一氧化氮，舒张血管平滑肌，血管扩张，提高血流量。

6. 抑制疼痛 负压治疗可以使P物质及和降钙素基因相关肽免疫反应阳性神经纤维减少，阻止疼痛信息的形成，减少伤害性刺激的传入，达到抑制疼痛的目的。

三、治疗技术

（一）治疗设备

负压疗法的设备为专用的负压舱，可将上肢或下肢单独放入舱内，出入口处由专用的垫圈密封，用空压机抽取舱内空气，产生负压。舱体留有可观察肢体情况的“观察窗”。为取得更好的疗效，负压舱内可配有药液雾化和吹氧装置（图12－1）。

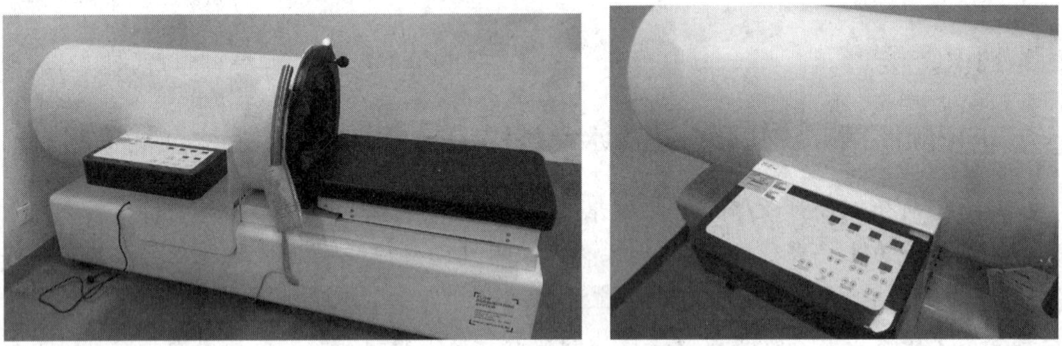

图12－1　负压治疗仪

（二）治疗方法

1. 选择体位 患者取坐位或仰卧位。

2. 调整压力舱的高度和倾斜角度 患肢水肿者，可采取水平位；动脉循环障碍而无水肿者，可稍向下倾斜。

3. 增加舒适性和稳定性 压力舱底部垫数层大毛巾。

4. 患肢置于舱内 将患肢裸露，伸入舱内，用与患肢周径相符的柔软而有弹性的垫圈，使之在压力舱口处固定，并密封舱口。

5. 调整治疗仪 适当移动治疗仪，使舱口尽量靠近患肢根部，再用皮带将患者的坐椅或床与仪器固定。

6. 设定所需的负压值 上肢压力范围为－8.6～－13.3kPa（－65～－100mmHg），一般为－10.7kPa（－80mmHg）；下肢压力范围为－10.7～－17.3kPa（－80～－130mmHg），一般为－13.3kPa（－100mmHg）。

7. 设定压力 打开电源开关，舱内压力从“0”开始缓慢下降至负压设定值，开始计时。

8. 治疗时间 10～15分钟/次，1次/日，10～20次/疗程。

四、临床应用

（一）适应证

1. 肢体缺血性疾病 不宜手术或患者不愿手术的肢体缺血性疾病，若均可应用负压治疗，如雷诺现象（雷诺病）、血栓闭塞性脉管炎、脑血管意外后偏瘫、糖尿病足及下肢坏疽等。

2. 其他 腹部负压疗法，可用于缩短产程和减轻分娩疼痛；下半体负压，用于治疗充血性心力衰竭；特制形状的负压治疗仪作用于阴茎，治疗功能性阳痿。

（二）禁忌证

出血倾向、静脉栓塞早期、近期有外伤史、动脉瘤、大面积坏疽、血管手术后、治疗部位有感染灶或有恶性肿瘤。

（三）注意事项

1. 治疗前应向患者说明治疗作用，解除其顾虑，鼓励患者积极参与并配合治疗。

2. 治疗应在患者清醒的状态下进行，患肢应无感觉障碍。

3. 每次治疗前，应检查设备是否完好和患者有无出血倾向。若患肢有尚未结痂的溃疡灶或压疮，应加以隔离保护后再治疗；若有新鲜出血伤口，则暂缓治疗。

4. 高龄患者或体弱患者以卧位治疗为宜。

5. 首次治疗时压力应从低值开始，酌情逐渐增加，以有轻度肿胀感为宜。

6. 治疗过程中，密切观察患肢的肤色变化，并询问患者的感觉，根据情况及时调整治疗剂量。

7. 治疗中，患者如出现头昏、恶心、心慌、气短、出汗等症状时，应立即暂停治疗。

8. 负压治疗后，肢体出现淤血是正常反应（淤血在停止治疗 2 小时后即可恢复）；但为避免肢体出血，若有明显出血情况应停止治疗。

知识拓展

间歇性负压吸引技术在复杂性创面中的应用

封闭负压疗法将开放性伤口转为闭合性，其基本原理是用带有多侧孔引流管的聚乙烯醇或聚氨酯泡沫敷料覆盖创面，再用生物半透膜进行密封形成一个封闭的环境，引流管连接负压吸引装置，进行持续性或间歇性吸引，从而及时清除创面内分泌物及坏死组织碎片，创造良好的愈合条件，促进伤口愈合。间歇性负压吸引技术对于各种复杂性创面的治疗效果良好，能够有效地清除创面内分泌物及坏死组织碎片，控制感染，促进创面肉芽组织增生，改善创面状况，为二期修复创造良好条件。并且其可减轻患者的痛苦和医护人员的工作量，操作简单。

第四节　正负压疗法

一、物理特性

正负压疗法目前主要应用于人体四肢，通过改变肢体外部的压力，达到增加血管跨壁压力以促进肢体血液循环的目的。其不仅可用于肢体血管疾病，还可应用于由血液循环障碍所引起的各种疾病的治疗。

二、治疗作用

1. 正压对患肢的影响　肢体远端的毛细血管、静脉及淋巴管内的液体受到挤压，向压力低的肢体近心端方向流动，促使外周淤积的血液加速进入血液循环，随着毛细血管的排空，使组织间水肿的液体易于回到血管中，有利于水肿的消退。

2. 负压对患肢的影响 肢体内部压力高于外部压力，血管被动扩张，增大动脉近心端到远心端的压力梯度，动脉远端血流量增多，肢体被动充血，组织循环改善，增加了肢体营养和能量供给，有利于组织的修复和建立侧支循环。

3. 正负压交替改变对患肢的影响 正负压周期性的变化，患肢毛细血管壁两侧的压力差也随之改变，血管周期性地受到挤压和被动扩张，能够促进血管内外的物质交换，改善各种病因造成的物质交换障碍，有利于溃疡、压疮以及局部因营养障碍引起的各种病变的修复。

三、治疗技术

（一）治疗设备

正负压疗法装置多为电脑调控舱或压力治疗舱，可单纯进行负压治疗，也可单纯进行正压治疗，还可进行正负压交替治疗。舱式正负压治疗仪主要由透明筒状压力舱及密封肢体固定装置、操作和控制系统、压力表等组成。

（二）治疗方法

1. 选择体位 患者取坐位或仰卧位。

2. 调整压力舱的高度和倾斜角度 患肢水肿者，可采取水平位；动脉循环障碍而无水肿者，可稍向下倾斜。

3. 增加舒适性和稳定性 压力舱底部垫数层大毛巾。

4. 患肢置于舱内 将患肢裸露，伸入舱内，用与患肢周径相符的柔软而有弹性的垫圈，使之在压力舱口处固定，并密封舱口。

5. 调整治疗仪 适当移动治疗仪，使舱口尽量靠近患肢根部，再用皮带将患者的坐椅或床与仪器固定。

6. 设定所需的正、负压力值 通常设定在−6.67～13.3kPa（−50～100mmHg）较合适。治疗时宜从正压开始，使四肢淤血排出后，再给予负压使之充血。

7. 调整压力 打开电源开关，舱内压力从“0”开始缓慢增高，达到设定的正压值后维持一段时间，缓慢下降至负压设定值，保持一段时间后，再缓慢回升，周期≥90 秒。

8. 治疗时间 单侧肢体治疗 30～60 分钟/次，若双侧均需治疗，则每一肢体治疗 45 分钟；若病情较重，患肢可治疗 1.5 小时，另一肢体治疗 30 分钟。20～30 次/疗程。

9. 治疗频率 一般 1 次/日，或 5～6 次/周。若病情有所减轻，可减至 3 次/周；病情极重者，数次/日，但每次治疗时间不宜过长。

四、临床应用

（一）适应证

1. 单纯性静脉曲张、静脉炎早期和病情已经稳定的动脉栓塞起的循环障碍。

2. 四肢动脉粥样硬化、动脉中层硬化、血栓闭塞性脉管炎。

3. 周围血液循环障碍，包括外伤后血管痉挛、雷诺现象（雷诺病）、弛缓性瘫痪合并循环障碍（如复杂性区域性疼痛综合征）。

4. 免疫性疾病引起的血管病变，如多发性动脉炎、硬皮病、类风湿关节炎合并脉管炎、系统性红斑狼疮。

5. 糖尿病性血管病变。

6. 局部循环障碍引起的皮肤溃疡、压疮、组织坏死。

7. 其他非禁忌疾病引起的血液循环障碍，如真性红细胞增多症早期。

8. 淋巴水肿，如乳腺癌术后术侧上肢淋巴性水肿。

9. 预防术后下肢深静脉血栓形成。

10. 冻伤等。

（二）禁忌证

同第三节“负压疗法”中的“禁忌证”。

（三）注意事项

同第三节“负压疗法”中的“注意事项”。

第五节　体外反搏疗法

一、物理特性

体外反搏装置多属于增强型，在心室进入舒张早期时，通过对肢体（小腿、大腿及臀部）由远端向近端依次快速加压，迫使主动脉流向四肢的血液受阻，并产生逆向压力波，提高主动脉的舒张压，从而增加冠状动脉、脑动脉及肾动脉的血流量；当心室进入收缩期，下肢减压后，动脉舒张，接纳来自主动脉的血压，从而减轻心脏的后负荷。

二、治疗作用

1. 增加脑、内脏和心肌的血流量　增强型体外反搏装置能够提高主动脉的舒张压和冠状动脉口的灌注压，增加脑、内脏和心肌的血流量。并且，体外反搏使心脏的舒张期产生舒张期增压波，驱动血液向主动脉反流，形成双脉动血流，是体外反搏独特的血流动力学特征。

2. 保护血管内皮细胞，抗动脉粥样硬化　体外反搏形成的双脉动血流能够增加动脉的血流速度和血流切应力，降低血黏度，促进血管内皮细胞合成并分泌一系列有利于血管内皮修复、抗氧化和抗动脉粥样硬化损伤的生物活性物质，从而保护血管内皮细胞，促进其修复以发挥抗动脉粥样硬化的作用。

3. 促进侧支循环的建立　增强型体外反搏装置通过提高舒张期主动脉内压力，显著增加冠状动脉口的灌注压，增大了冠状动脉正常主支与病变主支之间的压力差，使原已存在的血管吻合支开放增加，促使病变组织建立侧支循环；同时通过增高切应力，可直接促使血管内皮细胞释放生长因子，促进血管新生。

三、治疗技术

（一）治疗设备

体外反搏装置的基本结构由控制系统、床体和专用气泵组成。

（二）治疗方法

1. 治疗前

（1）有效沟通　向患者说明情况，避免患者因紧张造成的心率改变而影响反搏效果。

（2）固定电极　患者仰卧于反搏床上，连接心电电极，用胶布将相应电极固定，防止在治疗中松动而影响触发反应。

（3）检查并调整　使用前检查设备，将充排气开关置于“0”位，并将心电模拟开关置于“模拟位”。打开监控系统电源，调整相关旋钮至适当适宜。

（4）选择合适的气囊　气囊套包扎于四肢及臀部，应松紧适度，一般以在气囊套与肢体间能插入两指为宜。

（5）推动充气调节旋钮　置心电开关于“心电位”，开启心电导联开关后，推动充气调节旋钮的位置使充气信号落在示波屏的T波顶峰处，推动排气旋钮使排气信号在下一个QRS波之前50ms结束，心率较慢者可根据情况提早排气。

2. 治疗期间

（1）调整反搏比率　若患者心率正常，反搏比率开关置于“1:1”档位；若患者心率过快，反搏比率开关可置于“1:2”档位，即两次心搏进行一次反搏。

（2）开启充排气开关　听到电磁阀启动声响，将调节阀旋转至起始端，防止开泵时充气压力突然上升。

（3）开启气泵开关　旋转调压阀使充气压力逐渐上升，治疗充气压维持在0.035～0.042MPa，气囊序贯时限为40～50ms。

（4）开启脉搏观察开关　在荧光屏上观察脉搏曲线。通过调整充气钮（调整充气时限）和调整调压阀，使反搏波起始于主波峰值之后约50ms处或于重搏波起始切迹处。一般认为，反搏波波峰略高于主波峰约20%或至少与主波持平，效果较好。

（5）调整调压阀　尽量保持反搏气压相对恒定，充气压以压力表指针摆至最大时的读数为准，当患者心率发生变化时，需调整调压阀，避免压力过高或过低。

（6）关闭气泵　当控制系统发生故障或患者心律失常时，应立即关闭气泵，排除故障或心率正常后重新开启仪器。

3. 治疗结束

（1）首先旋转调压阀，使压力下降，再关闭气泵。

（2）先关闭全部充气开关，然后关闭排气开关。

（3）关闭耳脉开关，取下脉搏传感器、心区皮肤表面电极，解除全部气囊，将各开关、旋钮恢复到“0”位或原位。关闭监控系统电源。

4. 疗程　标准疗程是36小时，一般1～2小时/日，持续7～8周。

四、临床应用

（一）适应证

体外反搏治疗的适应证包括冠心病、经皮冠状动脉介入、心房颤动、心力衰竭、脑血管病、高血压<160/100mmHg（21.3/13.3kPa）、糖尿病、缺血性肾脏疾病、抗血小板治疗、抗凝治疗、缺血性肢体疾病如动脉硬化性血管闭塞、血栓闭塞性脉管炎、末梢循环障碍等。

脑卒中后遗症、突发性耳聋、视网膜中央动脉栓塞等患者也可进行体外反搏治疗。

知识拓展

体外反搏治疗配合音乐疗法对不稳定型心绞痛的治疗效果

心绞痛的发生主要是当冠状动脉的供血与心肌的需血产生的一定的矛盾，心肌代谢的需求难以由冠状动脉血流来满足，从而引发了心肌处于缺血缺氧状态。对患者进行体外反搏能够有效增加冠状动脉的灌流量，大大减少了心脏的负荷量，从而起到对冠心病的治疗作用。在体外反搏治疗的基础上给予音乐疗法，治疗效果总有效率高于只采用体外反搏治疗的效果，且焦虑评分也明显低于单一体外反搏疗法的患者。体外反搏疗法配合音乐疗法对不稳定型心绞痛治疗效果较单一的体外反搏治疗更佳。

（二）禁忌证

1. 心律失常且对体外反搏设备的心电触发系统有明显干扰者。
2. 频发性期前收缩或心率＞140 次/分钟。
3. 失代偿性心力衰竭［如中心静脉压（CVP）＞0.9kPa、肺水肿］。
4. 大动脉病变，如夹层主动脉瘤。
5. 主动脉瓣关闭不全。
6. 血压＞160/100mmHg（21.3/13.3kPa）。
7. 肢体有感染、皮炎、静脉炎及新近有静脉血栓形成。
8. 2 个月内发生的下肢血栓栓塞性脉管炎。
9. 存在出血倾向，或国际标准化比率（INR）≥3.0 的服用华法林者。
10. 妊娠。
11. 肺梗死、肺心病、梗阻性心肌病、二尖瓣狭窄、脑水肿和有发生脑水肿趋势者。

（三）注意事项

1. 要求患者提前 15 分钟到治疗室，治疗前嘱患者排尿及排便。
2. 保证室温舒适。
3. 治疗前后应检查并记录心率、血压，必要时记录心电图。
4. 下列情况须立即停止反搏：①监控系统工作不正常。②气泵故障或管道漏气，反搏压达不到 0.035MPa。③充排气系统发生故障。④反搏中出现心律失常，心电电极脱落。⑤患者自诉明显不适而不能坚持治疗时。
5. 脉搏曲线的反搏波波幅和时限不符合要求时，应及时查找原因，并及时调整有关影响因素，以保证反搏效果。
6. 观察不良反应，主要为轻微头痛、头晕、身体乏力或肌肉酸痛；少数患者在气囊充气的位置出现疼痛、皮肤压痕、瘀伤或水疱等。治疗中配合适当的软垫可减轻这些不适。

本章小结

压力疗法通过压力设备改变肢体受到的压力，促进血液流动和血管内外物质交换，有助于提高重要器官的血流量，促进水肿的吸收和消退，增加肢体营养和能量的供给，加速组织的修复，促进溃疡、压疮等的愈合。作为一名治疗士（师）须掌握压力治疗的概念、治疗作用、临床应用和注意事项，正压顺序循环疗法的设备与用具、操作方法与步骤；以及了解正负压疗法。

扫码“练一练”

习　题

一、选择题

（一）A_1 型题

1. 防治增生性瘢痕最为有效的方法包括（　　）。
   A. 皮肤表面加压疗法　B. 正压顺序循环疗法
   C. 体外反搏疗法　D. 负压疗法
   E. 正负压疗法

2. 拔火罐属于压力疗法中的（　　）。
   A. 正压疗法　B. 负压疗法
   C. 正负压疗法　D. 体外反搏疗法
   E. 正压顺序循环疗法

3. 正压顺序循环疗法患肢末端压力可设定在（　　）。
   A. 0.035MPa　B. 0.035～0.042MPa
   C. 1.3～3.3kPa　D. 13.3～17.3kPa
   E. −8.6～−10.3kPa

4. 皮肤表面加压疗法，压力应持续保持在（　　）。
   A. 0.035MPa　B. 0.035～0.042MPa
   C. 1.3～3.3kPa　D. 13.3～17.3kPa
   E. −8.6～−10.3kPa

5. 负压疗法中上肢压力范围是（　　）。
   A. −8.6～−10.7 kPa　B. −8.6～−13.3kPa
   C. −10.7～−13.3kPa　D. −10.7～−17.3kPa
   E. −13.3kPa～−17.3kPa

6. 正负压疗法中所需的正、负压力值通常设定在（　　）。
   A. −6.67～10.3kPa　B. −6.67～13.3kPa
   C. −6.67～17.3kPa　D. −8.6～13.3kPa
   E. −8.6～17.3kPa

7. 体外反搏疗法治疗充气压维持在（　　）。
   A. 0.025～0.035MPa　B. 0.025～0.042MPa
   C. 0.035～0.042MPa　D. 0.035～0.052MPa
   E. 0.045～0.052MPa

8. 正压顺序循环疗法说法不正确的是（　　）。
   A. 通过套在肢体上的气囊有规律地充气排气压迫肢体软组织
   B. 能提高组织液静水压
   C. 能促使静脉血和淋巴回流

D. 能促进侧支循环的建立

E. 具有消除肿胀，促进溃疡愈合的作用

9. 正压顺序循环疗法的操作方法不正确的是（　　）。

A. 患者取坐位或仰卧位

B. 选择大小合适的气囊套在患肢上，并拉好拉链

C. 将导气管随意插在气囊接口上

D. 设定压力及时间，打开电源即开始治疗

E. 每日治疗 1～2 次，6～10 次为 1 个疗程

10. 能给 2 岁以下儿童的手部和脚部提供安全有效压力的是（　　）。

A. 弹力绷带加压法　　B. 自粘绷带加压法

C. 筒状绷带加压法　　D. 特殊绷带加压法

E. 硅酮弹力绷带法

11. 能够根据不同的尺寸和压力规格，直接剪下使用的是（　　）。

A. 弹力绷带加压法　　B. 自粘绷带加压法

C. 筒状绷带加压法　　D. 特殊绷带加压法

E. 硅酮弹力绷带法

12. 属于正压顺序循环疗法禁忌证的是（　　）。

A. 肢体创伤后水肿　　B. 淋巴回流障碍

C. 截肢造成的残端水肿　　D. 偏瘫肢体水肿

E. 大面积溃疡性皮疹

13. 属于皮肤表面加压疗法禁忌证的是（　　）。

A. 增生性瘢痕　　B. 肢体水肿

C. 截肢　　D. 下肢静脉曲张

E. 下肢深静脉血栓形成

14. 关于皮肤表面加压疗法说法正确的是（　　）。

A. 所有的烧伤都应进行皮肤表面加压疗法

B. 条件允许下，越早治疗越好

C. 为保证关节处的有效压力应包扎紧密

D. 儿童不能使用

E. 压力疗法是短期治疗方法

（二）A_2 型题

15. 赵某，男性，37 岁，背部Ⅲ°烧伤后 1 个月，现创面愈合已愈合，为预防增生性瘢痕，采用压力疗法应注意（　　）。

A. 在瘢痕形成后，今早治疗

B. 皮肤薄嫩处及骨突处，应加软衬垫，以防止皮肤破溃

C. 每日连续加压≥23 小时，每次间断≤15 分钟

D. 为保证有效压力，不能经常清洗，以保护材料的弹性

E. 为避免关节活动受限，不包扎关节处

16. 孙某，女性，51 岁，因截肢后残端肿胀进行正压顺序循环疗法治疗，应注意（　　）。

A. 患者有无感觉障碍并不影响治疗效果

B. 应选择患者精神放松的状态下，最好睡眠时进行治疗

C. 对老年、血管弹性差者，治疗压力应从低值开始进行

D. 若有尚未结痂的溃疡或压疮，立即停止治疗进行

E. 若有新鲜出血伤口，则包扎处理后，并添加纱布垫后治疗

17. 王某，男性，74 岁，糖尿病足 1 年，进行负压治疗时，应注意（　　）。

A. 患者取坐位

B. 治疗时间 15～30 分钟/次，2 次/日

C. 首次治疗时压力应从“0”开始，酌情逐渐增加

D. 负压治疗后，肢体出现淤血，立即停止治疗

E. 患者如存在头昏、恶心、心慌、气短、出汗等症状时，不能进行负压治疗

18. 刘某，27 岁，因类风湿关节炎合并脉管炎，选择正负压疗法，治疗过程中应注意（　　）。

A. 患者随意取舒适体位

B. 治疗时宜从负压开始，使四肢充血后，再给予正压，排出淤血

C. 调整压力舱内压力从–6.67Pa 缓慢增高至 13.3kPa，保持一段时间后，再缓慢下降

D. 单侧肢体治疗 15～30 分钟/次，若双侧均需治疗，则每侧肢体治疗 30 分钟

E. 治疗频率一般 1 次/日，或 5～6 次/周；若病情有所减轻，可减至 3 次/周

19. 李某，男性，67 岁，高血压病史 15 年，进行体外反搏疗法，操作过程中应（　　）。

A. 患者取坐位或卧位

B. 使用前检查设备，将充排气开关置于“0”位，并将心电模拟开关置于“心电位”

C. 气囊套包扎于四肢及臀部的松紧适度，以在气囊套与肢体间能插入两指为宜

D. 调整调压阀，尽量保持反搏气压相对恒定，充气压以压力表指针摆至最小时的读数为准

E. 先关闭排气开关，然后关闭充气开关

20. 秦某，女性，35 岁，频繁心房颤动，进行体外反搏疗法时，应注意（　　）。

A. 患者提前 5 分钟到治疗室

B. 治疗前应多喝水和避免空腹

C. 治疗期间应保持室内温湿度适宜

D. 治疗前应检查并记录心率、血压，治疗后不必

E. 出现头痛、头晕、身体乏力或肌肉酸痛等不良反应，立即停止治疗

二、案例分析

患者王某，男性，86 岁，糖尿病足。查体：足部温度低，脉搏弱，足底动脉供血严重不足，但侧支循环良好。医生建议行间歇性负压治疗。

问题　1. 请根据患者情况，该患者应如何进行负压治疗？

2. 对患者行负压治疗应注意哪些问题？

（宋　锐）

第十三章

冲击波疗法

扫码“学一学”

扫码“看一看”

学习目标

1. **掌握** 冲击波疗法的主要概念及治疗方法。
2. **熟悉** 冲击波产生的原理及治疗作用。
3. **了解** 体外冲击波治疗的临床应用。
4. 学会冲击波治疗仪器的使用方法，并能够为患者对症选择体外冲击波治疗的方案。
5. 培养高尚的职业道德、医患沟通能力及良好的敬业精神。

第一节 概 述

案例讨论

【案例】

患者，女，59岁，因“左侧膝关节疼痛2年，加重1周”入院。查体：左侧膝关节疼痛，膝关节前侧、后侧压痛。诊断为“左侧膝关节骨性关节炎”，医生建议行冲击波治疗。

【讨论】

1. 该患者需选择哪种波源的治疗仪进行治疗？
2. 该患者冲击波治疗的治疗体位该如何选择？
3. 该患者冲击波治疗的疗程和频次如何选择？

一、概念

任何一种波源，当运动速度超过了其波的传播速度时，就会产生一种特殊的波动现象，这种现象称为冲击波（shock wave）。临床上的冲击波是利用能量转换和传递原理，造成不同密度组织之间产生能量梯度差及扭拉力，并形成空化效应，进而产生生物学效应。冲击波具有声学、光学和力学等物理性质。

体外冲击波（extracorporeal shock wave，ESW）是利用声波经由反射器反射后集中成高能量的冲击波。冲击波的能量是超音波的1000倍左右，它作用于人体造成物理冲击，刺激生长激素释放，导致微血管新生，达到组织再生以及修复的目的（图13－1）。

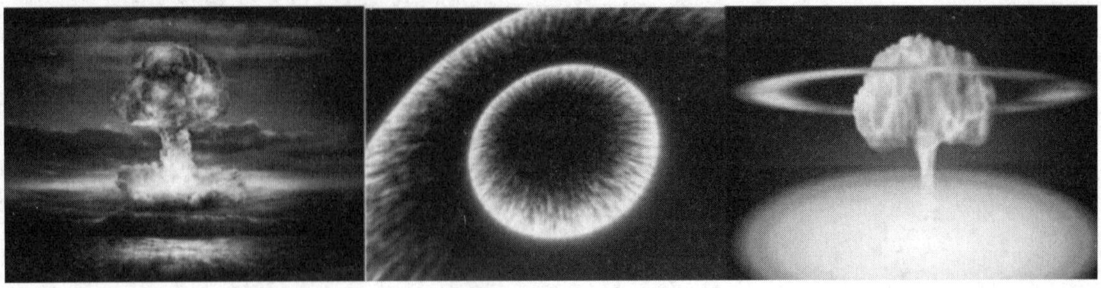

图 13－1　冲击波

体外冲击波疗法（extracorporeal shock wave therapy，ESWT）是指应用压力瞬间急剧变化的高能量所引发的生理学效应治疗疾病的方法。

二、物理特性

（一）ESW 产生原理

ESW 是一种兼具声、光、力学特性的机械波，它的特性在于能在极短的时间内（约 10ms）高峰压达到 500bar，而且周期短（10ms），频谱广［（2～16）×10^8Hz］。由于其独特的特性，冲击波在穿越人体组织时，其能量不易被浅表组织吸收，可直接到达人体的深部组织。冲击波由以下四种物理学效应来产生。

1. 利用高压电、大电容，在水中电极进行瞬间放电而产生冲击波，在半椭圆形反射体的第一焦点处向四周扩散，被平滑的反射体聚焦于第二焦点处即人体内的肌骨组织，利用冲击波在不同物质中传递时的声阻抗差产生强大的能量即可产生相应的生物学功能。

2. 利用电磁线圈，在电能的作用下，发生强大的电磁场。通过逆感应作用在绝缘膜处产生排斥性磁场，电磁能量遇到绝缘膜后折射到水囊中产生平面冲击波，再由凹透声镜将冲击波聚焦并导入需要治疗的局部区域。

3. 利用数以百计的压电晶体，排列在一个凹形面上，在电能的作用下，全体压电晶体共同振动，一起发出冲击波，经椭球体的收集，全部能量聚集于焦点处。

4. 利用机内压缩机产生压缩空气去驱动一个类似运动活塞的射弹，射弹获得加速度并撞击一个钢性治疗头的尾端，治疗头前端通过耦合剂作用于人体组织。

（二）ESW 作用原理

冲击波具有很强的张应力和压应力，能够穿透任何弹性介质，如水、空气和软组织。冲击波主要是利用中、低能量的冲击波产生的生物学效应来治疗疾病，其生物学效应取决于冲击波的能级和能流密度。

1. 组织破坏机制　冲击波具有压力相和张力相。在压力相产生挤压作用，而在张力相则为拉伸作用。冲击波本身产生的破坏性力学效应是直接作用，在冲击波的张力相时，由张力波产生的空化效应是组织破坏的间接作用。正是这两种作用，可以使冲击波治疗骨性疾病和软组织钙化性疾病。

2. 成骨效应　冲击波诱发的成骨细胞促进作用发生在骨皮质部分和网状结构部分的界面处。冲击波的直接作用导致骨不连处的骨膜发生血肿，空化效应不仅可以造成部分细胞坏死，也会诱发成骨细胞移行和新的骨组织形成。

3. 镇痛效应　高能冲击波作用于轴突产生强刺激可以起到镇痛作用。神经系统的这种反应方式是通过激发无髓鞘 C 纤维和 Aδ 纤维来启动的。

4. 代谢激活效应　可能是由于冲击波的直接机械效应引起的。一方面，冲击波可以改变细胞膜通透性，使神经膜的极性发生改变，通过抑制去极化作用产生镇痛效应。另一方面，冲击波可以使细胞内、外离子交换过程活跃，从而可加速代谢分解的终产物被清除和吸收。

5. 炎症及感染控制作用　神经膜的极性发生变化后，一方面通过抑制去极作用产生镇痛效应；另一方面，代谢反应可以使细胞内、外离子交换过程活跃。代谢过程中，代谢分解的终产物被清除和吸收，有利于慢性炎症减轻和消退。

6. 扩张血管和血管再生作用　体外冲击波的空化效应有利于疏通闭塞的微细血管，松解关节软组织的粘连；可扩张血管，恢复正常血液循环，促进局部血流加快；可通过促进血管内皮细胞生长因子（VEGF）及一氧化氮的生成作用，促进血管新生，增加局部损伤组织的血供，加快局部组织代谢，缓解或治愈相关疾病。

考点提示　冲击波及体外冲击波疗法的概念。

第二节　治疗原理和治疗作用

一、治疗原理

冲击波根据发生原理不同将冲击波源分为液电式、压电式、电磁式和气压弹道式。

1. 液电式冲击波源　液电式冲击波最早应用于冲击波碎石机，于 1980 年 2 月 2 日在德国慕尼黑首次应用于临床。它是通过水下电极的尖端瞬间高压放电产生冲击波，毫微秒级的强脉冲放电产生液电效应，冲击波经半椭圆球反射聚焦后，通过水的传播进入人体，其能量再作用于第二焦点。该种波源特别适用于肌骨疾病的冲击波治疗。

2. 压电式冲击波源　压电式冲击波源是在一个充满水的球冠体内镶嵌数以百计的压电陶瓷元件制作而成，这些压电陶瓷在相同的时间、相同的电脉冲元件作用下产生相同的逆压电效应，引起压电陶瓷片的机械振动，由于与陶瓷片接触的介质是水，因此陶瓷片的机械振动必然引起水分子的振动，继而产生冲击波。所有这些冲击波能量设计在球心汇聚，形成足以治疗骨组织疾病的能量密集性聚焦区。

压电式冲击波源高压放电电路原理与液电式、电磁式波源相似。不同的是，后两者只需要两套高压电路；而压电式波源中的每一个放电单元就需要一套独立的放电单元，但每个功率却很小，一个波源通常需要由数百套独立的放电单元组成，同步放电时，可产生极高的压力。

3. 电磁式冲击波源　所有的电磁式波源都有一个线圈和一块与水接触的金属膜。脉冲电能通过线圈转化成脉冲电磁场，磁场对金属膜产生感应磁涡流，线圈磁场对金属膜感应磁场的排斥作用，使金属膜高速振动，从而推动水分子运动产生冲击波。冲击波经聚焦后，能量高度集中，就可以冲击肌骨组织，促进肌骨组织的增殖与分化。

电磁式波源与液电式波源的电路原理图是一样的，主要区别在于把高压输出接电极改成接一个线圈。电磁式波源比液电式波源使用的电能较高，原因是液电式波源是由电能直接转变成机械能的；而电磁式波源是由电能先转变成磁能，即所谓的电磁效应，再从磁能转化成冲击波形式的机械能，需经过两次转换，故电磁式波源能量输出的效率低于液电式波源。

4. 气压弹道式冲击波源 气压弹道系统是20世纪90年代开始应用的，最初用于碎石。它的原理和建筑工地上所用的“水泥枪”相似，是利用压缩气体产生的能量驱动手柄内的子弹体，使子弹体脉冲式冲击而产生止痛作用，促进组织增生。

二、治疗作用

（一）骨骼肌肉系统疾病

1. 骨组织疾病 体外冲击波使骨病部位硬化骨与正常骨之间产生能量梯度差及扭拉力，造成骨病部位粉碎性微骨折，微骨片具有良好的诱导成骨作用，启动骨愈合。

（1）诱导骨生长、促进骨愈合。

（2）刺激血管再生，改善局部血液循环。

（3）骨结构的改良与重建。

2. 软组织损伤疾病 冲击波治疗慢性软组织疼痛的机制为：①通过激发无髓鞘C纤维和Aδ纤维来启动的镇痛的“闸门机制”。②冲击波可改变细胞膜的通透性，使神经膜的极性发生改变，通过抑制去极化作用产生镇痛效应。③冲击波作用后组织释放更多的P物质，促进血管扩张和血液循环，产生镇痛效果。④抑制环氧化酶（COX－Ⅱ）活性。

（二）骨质疏松症

骨质疏松症（osteoporosis，OP）是一种系统性骨病，其特征是骨量下降和骨组织的微细结构破坏，表现为骨的脆性增加，因而骨折的危险性大为增加，即使是轻微的创伤或无外伤的情况下也容易发生骨折。目前骨质疏松症的治疗仍以药物为主，长期药物治疗有潜在的副作用，同时也增加了患者的经济负担。非药物治疗包括运动锻炼和物理因子干预，如冲击波、振动、磁场和低能量脉冲超声等，是骨质疏松骨折的有效治疗途径。

（三）肢体痉挛

目前，冲击波治疗肌肉痉挛的机制还不清楚，但有研究表明：冲击波能诱导非酶性和酶性一氧化氮（NO）合成。在周围神经系统，NO与神经肌肉突触形成有关；在中枢神经系统，NO有神经传导、记忆和突触可塑的重要生理功能。此外，也可能与冲击波对肌腱部位肌纤维的机械刺激作用有关，因为短时间连续或间断的肌腱部压力刺激，能降低脊神经的兴奋性，降低肌张力。

（四）对伤口愈合的影响

很多学者对冲击波治疗伤口进行了基础研究和临床观察，发现治疗组伤口愈合时间较对照组明显缩短。因此认为冲击波能促进伤口愈合。冲击波治疗伤口的确切机制尚不清楚。冲击波机械刺激产生的生物学效应，可促进内皮一氧化氮合成酶和（或）热振蛋白增加。冲击波治疗伤口与调节生长因子表达有关。

（五）对缺血性心脏病的影响

冲击波对急性心肌梗死和周围血管疾病有一定的治疗作用。有研究发现在心前区应用低能量冲击波可诱导冠状血管再生和改善心肌供血，并且没有副作用。低能量冲击波作用于体外培养的内皮细胞能有效增加血管内皮生长因子表达，使急性心肌缺血的左心室重建。虽然其机制仍需进一步研究，但冲击波疗法为缺血性心脏病的治疗提供了一个全新的治疗途径和研究方向。

第三节　治疗技术

一、治疗设备

ESWT 治疗机主要由以下几部分组成：体外冲击波发生源、冲击波触发系统、冲击波与人体的耦合介质、定位系统、计算机操作系统、治疗床。ESWT 治疗机的核心部件是指冲击波源和定位系统。冲击波源是冲击波治疗机的关键技术，它决定着骨组织增殖分化效果和组织的生物学反应。商品化冲击波治疗机的波源主要有液电式、压电式、电磁式和气压弹道式四种，而冲击波仪器根据输出能量波形的不同分为两种：聚焦式冲击波和发散式冲击波。

1. 聚焦式体外冲击波治疗机　聚焦式冲击波具有光的传播特性，为液体中电火花放电通过特定的半椭圆球反射体将冲击波机械聚焦，经水囊内液体传递，作用于病患局部，其特点是能量极高，但是由于放电期间正极与负极通路的差异，造成冲击波之间均一性差，聚焦后焦点的变异性大（图 13－2）。

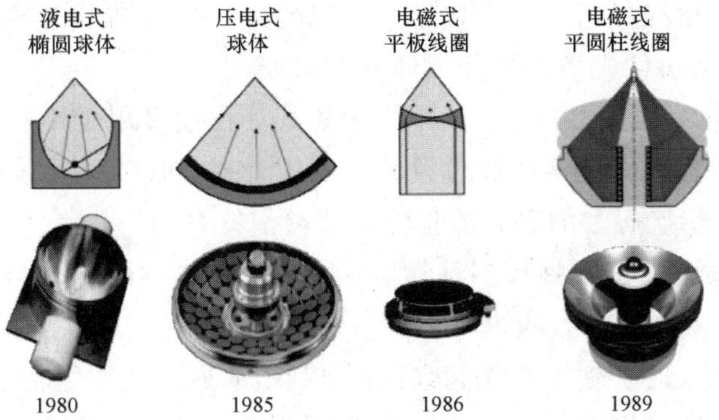

图 13－2　聚焦式体外冲击波的产生方式

2. 发散式体外冲击波治疗机　放散状冲击波是通过空气压缩机压缩空气，经主机控制使压缩空气往复推动治疗手柄中的射弹，根据牛顿力学传递原理，射弹再撞击手柄接触患者治疗部位的冲击头，由于这种方式产生的波传播方式是发散式的，所以又称为发散式冲击波。其输出的波形较聚焦状冲击波则较为平缓，保证每次治疗的平均冲击能量足够高，从而达到最佳疗效而又能使局部的损伤降到最低。

二、治疗方法

1. 明确诊断　根据患者病史、体格检查、临床表现及辅助检查结果明确诊断。

根据禁忌证排除不适合冲击波治疗的患者。

2. 体位选择　患者可取坐位、仰卧位、俯卧位，其体位并不固定，最终的目的是让患者舒适，同时方便治疗，充分暴露治疗部位。治疗区域必须涂抹耦合剂，不能有空气存在，以免损伤皮肤。

3. 定位

（1）体表标志结合痛点。

（2）X 线定位。

（3）B 超定位。

知识拓展

骨与关节疾病的诊断方法

骨与关节疾病的诊断最基本的检查手段是 X 线平片，但 X 线检查对骨骼病变的显示较好，对软组织病变的显示则较差，而 B 超恰好能清晰地显示骨骼周围软组织病变，如肌肉、肌腱、关节囊、韧带、滑囊、血管等，对骨骼的显示则较差。

4. 波源选择 由于聚焦式、发散式冲击波波源类型、传播形式均不相同，因此可以根据不同的疾病选择不同的波源。聚焦式冲击波治疗能达到部位较深，发散式冲击波治疗能达到的部位较浅，一般不超过皮下 3cm。

（1）软组织疾病 对于软组织疾病来说，一般选择发散式体外冲击波，但对于治疗点需精准聚焦、靶向治疗的疾病，如钙化性冈上肌腱炎、坐骨结节滑囊炎等，或治疗深度位于皮下 2～3cm 以上者可优先考虑聚焦式体外冲击波。

（2）骨组织疾病 聚焦式冲击波、水平聚焦式冲击波多用于治疗骨不连及骨折延迟愈合、股骨头坏死等成骨障碍性疾病和位置较深的软骨损伤性疾病；发散式冲击波多用于治疗浅表的骨及软骨损伤疾病，如膝关节骨性关节炎。

5. 能量选择 体外冲击波具有多种物理学特性及生物学效应，当能量选择不同时，其表现出的物理学特性及生物学效应也不同。

（1）软组织疾病 对于软组织疾病来说，要利用的最重要的生物学效应是损伤再修复、镇痛作用、改善血液循环作用，因此能量选择要合理。根据一些循证医学证据，治疗足底筋膜炎、钙化性冈上肌腱炎等软组织疾病时，能量较高时效果较好。治疗过程中可按冲击能量由低到高进行微调，以患者能够忍受为度，能流密度为 0.10～0.24mJ/mm^2。

（2）骨组织疾病 低能量和中能量多用于治疗软骨损伤及位置浅表性骨不连；高能量多用治疗位置较深的骨不连及骨折延迟愈合和股骨头坏死等成骨障碍疾病。

6. 疗程和频次

（1）软组织疾病 可根据患者的耐受程度，每次治疗选定 1 个中心治疗点，冲击 2000 次，每次治疗间隔 5～7 天，治疗 3～5 次为 1 个疗程，可行多疗程治疗。应根据患者对体外冲击波疗法的耐受程度及疗效，灵活选择疗程。

（2）骨组织疾病 治疗骨组织疾病时，能流密度为 0.25～0.39mJ/mm^2，可根据设备制造商提供的方法将 kV、bar 等单位换算成能流密度。因为冲击波的能流密度跟治疗深度有密切关系，能流密度越大，能达到的治疗深度越深，所以位置较深的骨不连，选择的能流密度较大；位置表浅的骨不连，选择的能流密度较小。每次治疗选 2～4 个治疗点，每个点冲击 1000 次，脉冲次数共 2000～4000 次，每次治疗时间间隔 1 天，5～10 次为一周期。每周期间隔 2～3 个月治疗一次。在治疗前、治疗后 3、6、12 个月摄正侧位 X 线片或行 CT

检查，了解骨折愈合情况。

第四节　临床应用

一、适应证

1. 骨组织疾病

（1）骨不连及骨折延迟愈合　骨不连及骨折延迟愈合作为最早使用 ESW 进行实验与临床研究的骨科疾病，目前的研究结果是令人满意的。由于 ESWT 是一种非侵入性治疗，而且在 ESW 治疗无效时，仍可进行手术治疗，在欧美许多国家已成为治疗骨折延迟愈合和骨不连的常规方法。

（2）股骨头缺血性坏死　体外冲击波治疗股骨头坏死的适应证是：股骨头未塌陷者即国际骨循环协会推荐 ARCO 分期法的Ⅰ期、Ⅱ期患者；相对适应证是：ARCOⅢ期及部分Ⅳ期，不愿意或不能手术的患者。

ESWT 是利用液电能量转换和传递原理，造成不同密度组织之间产生能量梯度差及扭拉力，达到裂解硬化骨、促进骨愈合等目的，它具有非侵入性、组织损伤小、疗效显著等优点。

（3）距骨骨软骨损伤和距骨缺血坏死。

（4）骨性关节炎　髋关节骨性关节炎、膝关节骨性关节炎、踝关节骨性关节炎等。

2. 软组织疾病

（1）颈、腰、背部软组织疾病　肌筋膜综合征、腰脊神经后支综合征、棘上韧带损伤等疾病。

（2）肩部软组织疾病　肱二头肌长头肌腱炎、肩钙化性肌腱炎、肩峰下滑囊炎、肩袖损伤等。

（3）肘、腕部软组织疾病　肱骨外上髁炎、肱骨内上髁炎、桡骨茎突狭窄性腱鞘炎等。

（4）骶及骶尾部软组织疾病　坐骨结节滑囊炎、股骨大转子滑囊炎、梨状肌综合征等。

（5）膝部软组织疾病　胫骨结节骨软骨炎、髌前滑囊炎等。

（6）足部疾病　跖筋膜炎、止点性跟腱炎、跟骨骨刺、跟下脂肪垫炎、跟骨骨膜炎。

（7）肌肉痉挛　痉挛性脑瘫引起的肌肉痉挛、其他疾病引起的肌肉痉挛等。

（8）皮肤不愈合　皮肤创面、糖尿病足溃疡等。

知识链接

高能冲击波的相关研究

有些学者从事高能冲击波（HESW，其焦点能量在 350bar 以上，1bar=10^5Pa）治疗恶性肿瘤的研究，多数学者认为它有杀伤肿瘤细胞、抑制肿瘤生长的作用。Hezaber 等提出能量在 100bar 以下的低能冲击波对肿瘤则无抑制作用。HESW 在体外能杀灭肿瘤细胞，今后能否用于人类肿瘤的治疗，有待进一步研究。

二、禁忌证

1. 全身因素 严重心脏病、心律失常、高血压；安装心脏起搏器者、出血性疾病及凝血功能障碍者、使用抗免疫药物、各类肿瘤患者、血栓形成患者、14 岁以下儿童及孕妇。

2. 局部因素 局部感染活动期及破溃、肌腱及筋膜急性损伤、关节渗漏液患者、冲击波焦点位于脑和脊髓、冲击波焦点位于肺、冲击波焦点位于大血管及重要神经干、病理性骨折、萎缩及感染性骨不连、大段缺损性骨不连。

三、注意事项

1. 治疗前应向患者说明治疗作用及治疗时的正确感受，解除顾虑，鼓励患者积极参与配合治疗。
2. 患者应在舒适的体位下接受治疗。
3. 治疗应在患者清醒的状态下进行，患肢应无感觉障碍。
4. 治疗过程中应注意询问患者的感觉，根据情况及时对治疗剂量进行调整。
5. 对破损创口处进行治疗时应贴无菌的保鲜膜进行隔离。
6. 治疗过程中出现不适，立即停止治疗。

本章小结

冲击波治疗是临床上常用的一种治疗方法。本章主要介绍了冲击波的概念、治疗作用、治疗技术、临床应用等内容。通过该章的学习，不但要系统地掌握理论知识，包括冲击波的产生原理、作用原理、治疗作用等；还要掌握冲击波治疗仪器的分类和选择。最后结合理论知识学会冲击波治疗的临床应用，包括仪器的选择、适应证的选择等。

扫码“练一练”

习 题

一、选择题

（一）A_1 型题

1.（　　）是指应用压力瞬间急剧变化的高能量所引发的生理学效应治疗疾病的方法。

A. 冲击波　　B. 体外冲击波

C. 体外冲击波疗法　　D. 超声波

E. 超声波疗法

2. 体外冲击波是一种兼具（　　）特性的机械波。

A. 声、光、电学　　B. 声、光、力学

C. 声、电、力学　　D. 磁、光、力学

E. 声、光、磁学

3. 冲击波主要是利用中、低能量的冲击波产生的生物学效应来治疗疾病，其生物学效应取决于冲击波的（　　）。

A. 能级和能流密度　　B. 组织破坏机制

C. 成骨效应　　D. 镇痛效应

E. 积累效应

4. 冲击波具有压力相和张力相。在压力相产生（　　）作用，而在张力相则为拉伸作用。

A. 空化　B. 激活　C. 闸门　D. 挤压　E. 代谢

5.（　　）是冲击波治疗机的关键技术，它决定着骨组织增殖分化效果和组织的生物学反应。

A. 冲击波源　　B. 触发系统

C. 耦合介质　　D. 定位系统

E. 计算机操作系统

6. 最早应用于临床，且适用于骨骼肌肉疾病治疗的冲击波波源是（　　）

A. 液电式冲击波源　　B. 压电式冲击波源

C. 电磁式冲击波源　　D. 气压弹道式冲击波源

E. 都不是

7. 发散式冲击波治疗能达到的部位较浅，一般不超过皮下（　　）。

A. 0.5cm　B. 1cm　C. 1.5cm　D. 2cm　E. 3cm

8. 下列疾病者不是体外冲击波疗法适应证的是（　　）。

A. 肱骨外上髁炎　　B. 跖筋膜炎

C. 高血压　　D. 痉挛性脑瘫引起的肌肉痉挛

E. 糖尿病足溃疡

9. 下列疾病中不是体外冲击波疗法禁忌证的是（　　）。

A. 严重心脏病　　B. 心律失常

C. 12 岁的儿童　　D. 股骨头坏死

E. 踝关节急性扭伤

10. 下列冲击波疗法的注意事项中表述不准确的是（　　）。

A. 患者应在舒适的体位下接受治疗

B. 对破损创口处进行治疗时应贴医用胶布进行隔离

C. 治疗应在患者清醒的状态下进行，患肢应无感觉障碍

D. 治疗过程中应注意询问患者的感觉，根据情况及时对治疗剂量进行调整

E. 治疗过程中出现不适，立即停止治疗

11. 高能冲击波作用于轴突产生强刺激可以起到（　　）作用。

A. 激活　B. 代谢　C. 镇痛　D. 冲击　E. 刺激

12. 所有的电磁式波源都有一个线圈和一块与（　　）接触的金属膜。

A. 探头　B. 体表　C. 皮肤　D. 空气　E. 水

13. 体外冲击波使骨病部位硬化骨与正常骨之间产生能量梯度差及扭拉力，造成骨病部位粉碎性微骨折，微骨片具有良好的诱导（　　），启动骨愈合。

A. 生长　B. 愈合　C. 激活作用　D. 成骨作用　E. 代谢

14.（　　）冲击波多用于治疗浅表的骨及软骨损伤疾病，如膝关节骨性关节炎。

A. 发散式　B. 聚焦式　C. 电磁式　D. 气压弹道式　E. 都不是

15. 聚焦式冲击波具有光的传播特性，为液体中电火花放电通过特定的半椭圆球反射体将冲击波机械聚焦，经水囊内液体传递，作用于病患局部，其特点是（　　）。

A. 放电性　B. 能量极高　C. 聚焦性　D. 发散性　E. 都不是

16. 放散式冲击波是输出的波形较聚焦状冲击波较为（　　），保证每次治疗的平均冲击能量足够高，从而达到最佳疗效而又能使局部的损伤降到最低。

A. 直接　B. 高　C. 平缓　D. 有力　E. 散

（二）A_2 型题

17. 王某，肩关节疼痛，活动受限，诊断为肱二头肌长头肌腱炎，应采用何种波源的冲击波进行治疗（　　）。

A. 发散式冲击波　B. 聚焦式冲击波
C. 水平聚焦式冲击波　D. 液压式冲击波
E. 气压式冲击波

18. 李某，女性，49 岁，左侧足底疼痛半年，诊断为足底筋膜炎，采用冲击波治疗的能流密度是（　　）。

A. 0.1～0.25mJ/mm^2　B. 0.10～0.24mJ/mm^2
C. 0.25～0.5mJ/mm^2　D. 0.3～0.39mJ/mm^2
E. 0.25～0.39mJ/mm^2

（三）A_3/A_4 型题

患者，女性，63 岁，因左上肢活动不利 4 个月余就诊。患者 4 个月前走路摔倒左侧肘关节触地，出现剧烈疼痛，前往当地医院就诊，诊断为左侧肱骨远端骨折，行内固定术。查体：左侧肘关节周围僵硬，左肩关节活动度：屈曲 0°～60°，外展 0°～20°，左侧肘关节活动度：屈曲 15°～25°，伴疼痛，X 线片表现骨线清晰，骨折断端骨痂量少。

19.该患者采用冲击波治疗前，最适合的定位方法是（　　）。

A. 痛点　B. 手法定位
C. X 线定位　D. B 超定位
E. 体表标志定位

20. 该患者采用冲击波治疗时，应选用的能流密度是（　　）。

A. 0.1～0.25mJ/mm^2　B. 0.2～0.39mJ/mm^2
C. 0.25～0.5mJ/mm^2　D. 0.3～0.39mJ/mm^2
E. 0.25～0.39mJ/mm^2

二、案例分析

患者李某，女性，48 岁，因右侧肘关节外侧疼痛一周就诊，患者于一周前由于提重物后出现右侧肘关节外侧疼痛，外侧压痛明显，疼痛可放射至整个前臂。查体：肘关节外侧压痛明显。肘伸直，握拳，屈腕，然后将前臂旋前，能诱发肘外侧剧痛。X 线检查无明显变化。

医生建议冲击波治疗。

问题：1. 该患者需选择哪种波源的治疗仪进行治疗？

2. 对该患者行冲击波治疗时该如何定位？

（潘丽娜）

第十四章

生物反馈疗法

扫码“学一学”

学习目标

1. **掌握** 生物反馈疗法的定义及临床应用。
2. **熟悉** 生物反馈的作用原理及治疗方法。
3. **了解** 生物反馈治疗的治疗作用及设备。
4. 学会生物反馈治疗仪器的使用方法，并能够为患者实施治疗，取得较好疗效。
5. 培养高尚的职业道德和良好的敬业精神，提高学习能力和创新能力。

第一节 概　述

案例讨论

【案例】

患者，男性，63 岁，因“右侧肢体活动不利 1 个月余”入院。查体：右侧肢体上肢肌力 2 级，下肢肌力 3 级，流涎，饮水呛咳。诊断为“脑梗死”，医生建议行生物反馈治疗。

【讨论】

1. 该患者哪几个部位适合生物反馈治疗？
2. 为改善饮水呛咳症状，生物反馈电极放置的位置应是哪里？
3. 该患者若存在尿便障碍，电极的放置位置应该是哪里？

一、概念

生物反馈疗法，是应用电子仪器将人体内正常或异常的生理活动信息转换为可识别的光、声、图像、曲线等信号，以此训练患者学会通过控制这些现实的信号来调控那些不随意（或不完全随意的）、通常不能感受到的生理活动，以达到调节生理功能及治疗某些身心性疾病的目的。

二、作用原理

生物反馈作用原理见图 14－1。图 14－1 的上半部分是受大脑皮质与脊髓控制的随意活动领域，称为意识上水平；图 14－1 的下半部分，是受皮质下和自主神经系统控制的不随意活动领域，称为意识下水平。人对外界刺激的感知，通过①→②→③→④，引起应激生理反应。再通过反馈仪⑤，使人间接感知体内信息变化，经有意识的学习或训练后⑥，形成⑦→③→④的新变化，达到应激反应的修正。这个控制环路，在随意控制下，维持着机体内环境的平衡。另外机体内还可通过⑨→⑩→⑦的内部信息反馈环路，调节机体的生理反应。

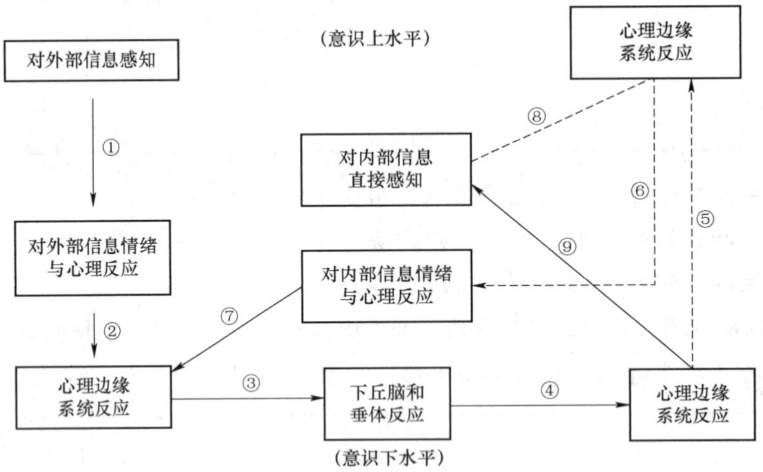

图 14－1　生物反馈作用原理

生物反馈训练能加强机体对体内信息的直接感知，提高敏感度，使间接感知转化为直接感知。例如，用肌电生物反馈治疗头痛，可以测得额部肌电信号。肌电幅值降低，反映肌肉紧张度减低，因此头痛减轻。肌电信号经过处理后，可以变换为声音，肌电信号弱则声音低，肌电信号强则声音高，患者由感知声音高低，得知肌肉紧张度的变化。这样，患者便可通过意识，导致肌电反馈信号声音的改变，使肌肉放松。患者在肌电信号的引导下，通过学习和训练，逐步掌握控制主观意识，达到放松肌肉和缓解头痛的治疗目的。当患者经过反复训练，通过图 14－1 中⑧的联系，改变对内部信息的感知，因而在放弃使用生物反馈仪的情况下，亦能保持对生理过程的调节和控制。此点说明，生物反馈仪是学习和训练的工具，不是一个单纯的治疗仪。利用生物反馈仪进行训练的目的，在于增强患者对机体内部自我感知能力，达到由意识控制内环境、调节机体和治疗疾病的目的。

三、治疗作用

1. 调节自主神经功能　生物反馈疗法通过电子仪器记录并显示有关自主神经参与调节的生物信息，如血压、心率等，让被治疗者直观地观察到与其所患疾病密切相关的、关键的生理改变，从而通过强化的训练，用自身主观意识去控制这些生理改变，达到减轻临床症状甚至治愈相关疾病的目的。

2. 调节肌张力　生物反馈疗法通过电子仪器记录并显示肌肉的电位信号，让被治疗者直观地观察到与其所患疾病密切相关的肌肉电位变化情况，从而通过强化的训练，用自身主观意识去控制这些生理改变，降低或者提高相应肌肉的肌张力，从而达到放松或者加强肌肉收缩的目的。

3. 调节脑电波节律　生物反馈疗法通过电子仪器记录并显示与某种身体活动或者状态有关的脑电波类型和节律，并记住相应的特征，然后通过主动诱导该类型的脑电波出现及强化训练，达到增强有利脑电波、抑制不利脑电波的目的，从而缓解和控制某些神经精神疾病。

考点提示 生物反馈疗法的概念。

第二节　治疗技术

一、治疗设备

（一）生物反馈仪

生物反馈仪性能和质量优劣，直接关系治疗的成败。所以，要力求选择一台精密度高、性能可靠、直观清晰、操作简便的好仪器。

1. 工作范围　仪器的工作范围，是指输入信号的幅度和频率范围。不同生物反馈仪，有不同的工作范围，对肌电生物反馈仪来说其信号幅度为1～250μV。

2. 线性度　仪器的线性度，是指仪器输出随输入成正比例变化的一个技术指标。这个指标用非线性百分数表示。对一个线性系统而言，无论是高端、中端或低端，其灵敏度都是相同的，即非线性灵敏度为零。一般来说，仪器总会存在非线性情况，只要是仪器主要工作范围的非线性程度比较小，就可称是线性的。

3. 灵敏度　生物反馈仪的灵敏度，是指该仪器所能测得的最小信号变化。一般仪器均具有可调节灵敏度的开关和放大增益控制，灵敏度直接决定仪器的分辨率。灵敏度越高、分辨率越好，能测得的最小信号变化值就越精确。但过高的灵敏度，又可导致系统的非线性和不稳定性。一般生物反馈仪的灵敏度，根据不同的要求，范围通常在0～1000μV。

4. 频响与带宽　频响即频率响应，它是描述仪器对被测信号的各个频率成分具有不同灵敏度响应的一个参数。实际上，生物信号总是多种频率组合的复杂形式，希望通过仪器输出，真实地复现生物波形，必然要求仪器对生物信号所有频率成分的灵敏度都一样。

带宽是表示频率响应的一个重要参数。仪器带宽应该覆盖被测信号的主要频率成分。实验证明肌肉活动所形成的电势，有效频率在20～8000Hz之间。但从多数受试部位的肌电信号来分析，影响肌电大小的频率成分主要在30～100Hz的低频段，而2000Hz以上的频率对总电压大小的影响已经不显著；决定肌电信号波形的频率成分，主要在100～1000Hz之间。因而，从综合信号大小和波形这两种因素考虑，在肌电生物反馈仪设计时，选择30～1000Hz频率带宽较为理想。

5. 稳定性　稳定性这个指标，是指肌电生物反馈仪在干扰震动等不良的条件下，能维持仪器本身的稳定工作状态，使之不致失控而发生振荡的能力。仪器的稳定性与放大器、滤波器、增益及反馈量的大小等因素都有密切关系。就整个仪器的工作范围来说，都应具有良好的稳定性。

6. 隔离度　隔离度是指仪器在使用过程中，被测部位、仪器与交流电的隔离程度。这个指标是从安全角度考虑的。一般要求人体、仪器地线与交流电源没有直接电联系，须做到安全隔离。有些生物反馈仪采取电池供电，这就保证了安全的基本要求。

7. 信噪比 信号噪声比，简称信噪比，是指信号大小与各种噪声干扰总和的相对比值。信噪比越大，仪器性能越好。所谓噪声干扰，是泛指肌电以外的其他信号，它既来自仪器本身（包括电极），也来自某些生理因素（运动、动脉搏动、出汗潮湿、脑电、心电等）。从这个意义上讲，不但要求在仪器本身设计方面要考虑抗干扰的能力，而且在治疗操作时，也要主动排除各种干扰因素。

8. 反馈方式 多利用视觉和听觉器官来反馈。

（1）视觉信息 有表式指针、数字、有色光标、曲线和图形显示等。这些反馈方式以图形或曲线显示最优，数字读数次之，表式更次之。

（2）听觉信息 可有声音频率、节拍和音调变化等，音调以柔和、动听为佳。

（二）电极

能把生物体中离子电势转换成电子电势的装置统称为传感器。在生物反馈中习惯把传感器称为电极，电极是用来测量和记录生物体现象的，主要分为微电极、表面电极、针状电极。肌电生物反馈多用表面电极，与脑电图、心电图电极相似，是测量经皮肤表面传导的生物电势，就是两个电极间的电势差。这种电极，一般由一个记录电极和一个地极组成。

温度生物反馈电极是用热敏元件制成，能迅速而准确地反映温度变化，其响应时间以 1 秒、2 秒或 3 秒较为合理。

皮肤电生物反馈电极是直接与皮肤表面接触的电极，测定汗腺活动情况，选用电极和导电胶应尽量减少对汗腺功能的影响。

脑电、心电生物反馈电极，选用银或金制的电极，配以特制的导电胶。

二、治疗方法

（一）一般性训练

1. 训练体位 在训练时，要解除束缚身体的物品，如胸罩、领扣、腰带和鞋带等，通常取仰卧位，两臂平放身体两侧，枕头高度要根据个人习惯确定。若取半卧位，头部一定要有所依托，以便身体放松。取坐位要注意椅子有足够宽度，以免影响臀部的放松，两手平放于大腿上，两足平放落地。对体弱者，也可让患者坐在沙发上、两臂分放于沙发扶手。无论取何种训练体位，都要力求自然、放松、舒适，训练中若有不适，应随时调整。

2. 皮肤清洁 无论进行何种生物反馈，皮肤清洁都十分重要，一般皮肤先用肥皂水清洗，再用 75%乙醇脱脂。对角质层较厚的皮肤，还要用细砂纸轻轻摩擦，以保证良好的导电性。

3. 放置电极 一般认为额肌的紧张和松弛可代表全身肌肉紧张与放松的程度，因此，大多把电扱放置在额肌上。先用 75%乙醇局部脱脂及清洁皮肤，然后将两个记录电极放在眉上 1cm 处，地极置于两记录电极中间，要注意在电极接触面涂上导电膏，再用直径 3.5cm 的双面胶电极紧密固定好。每个患者在训练前均要测定额肌电数值，以便制订目标及对照。

肌电生物反馈电极放置部位可因人而异。若安放额部时，两个电极分别置于双眼的瞳孔上方，眉上 1cm 处，地极置于两个记录电极之间；做上肢单侧肌电记录，两个记录电极置于一侧前臂上，地极置于两个记录电极之间，可反映指、腕、肘和前臂肌电活动水平；做上肢双侧记录时，两个记录电极分别放置于两前臂上，地极置于胸部，可反映双臂、肩、躯干上部肌电活动水平。在做放松训练时，可用双通道肌电生物反馈仪（E－92 双通道肌电生物反馈治疗仪或 Hyperion 4080 Biocnnditioner ）同时监测一个肢体伸肌和屈肌，分别判断其放松水平，以利于进行有针对性训练。

皮温反馈仪传感器只有一个，有正反两面，检查时将传感温度一面固定于利手示指或中指末节指腹上，因为此处对温度变化比较敏感。

皮电反馈仪有两个电极，分别放于第二、三手指或手掌皮肤表面。

4. 训练步骤

（1）训练前准备　裸露治疗部位，用细砂纸轻擦电极放置处皮肤，再用75%乙醇脱脂。于电极的金属面，涂抹导电胶，固定电极。将电极线插入仪器输出孔，然后测定肌电基线，注意量程选择和细调旋钮，每次均要从大端调至小端，否则易损坏仪器。

（2）教会患者训练方法　松弛性训练时，让患者根据仪器发出声、光或仪表读数等反馈信号，努力放松，把电压降到目标电压之下，按身体各部依次进行放松训练，要逐渐增加训练内容，训练后达到全身整体放松。兴奋性训练时，则要求患者根据反馈信号加强肌肉收缩，使肌电电压超过目标电压。一般每次训练 5 分钟，肌肉收缩要达到 75～100 次，休息 3 分钟，重复训练 4 次。同时配合家庭训练，1～2 次/天。经过反复训练，逐渐撤掉生物反馈仪进行训练。

患者训练应该在指导语引导下进行。指导语速度、声调及音量都要适当，常采用播放录音磁带方式进行。当患者熟悉指导语后，可让患者自行默诵指导语。在进行肌电生物反馈治疗时，我们采用自律训练（autogenic training）指导语。在进行手指温度反馈训练时，可结合我们经验制订手指温度反馈训练指导语。如请闭上你的眼睛，静听或默诵，并缓慢地进行体验；请跟我默念；我呼吸平静、缓慢；我感到安静，我感到十分安静，等等。

（3）重视第一次训练　要针对患者具体病情、文化程度、暗示性及基线数值，尽可能给予说明和帮助，使其尽快掌握这种训练方法。尤其是要体会到信号变化与自身的关系。训练开始，可播放神经调节磁带（45 分钟），让患者随着轻松愉快的乐曲及美好、温柔的指导语进入舒适、和谐、安逸、平静的精神境界中，跟随指导语从局部至全身的骨骼肌进行放松训练，使患者在训练中对战胜疾病充满信心，而获得一种新的健康的感觉。经反复多次训练，逐步掌握放松的技巧，再根据患者具体情况，调整好仪器上的量程或阈值，使患者能发挥主观能动性，以降低肌电水平，逐步形成操作性条件反射。

（4）作好记录　每个患者的训练情况均要详细记录，以便总结、评估。一般来说，训练次数与额肌电数值呈反比，即放松训练次数越多，放松越好，额肌电数值越小。在放松程度上，个体差异较大，发现曾训练气功的病员其基础额肌电值水平较低。

（二）技巧性训练

为了提高生物反馈治疗效果、缩短疗程，需要掌握一些训练技巧。技巧掌握也并不难，只要反复实践、细心体会，就可事半功倍。

1. 施加强化刺激　强化刺激是指在生物反馈仪上出现靶反应时向患者提供的反馈信号。欲取得生物反馈疗效，就必须不断地反复施加强化刺激，强化患者对反馈信息的认识和记忆，这是一个非常重要的环节。

2. 体会肌感　肌感就是让患者仔细体会肌紧张和放松的感觉。可以采取渐进放松法培养患者的肌感。具体做法是让患者根据指导语和靶反应，注意听觉和视觉信号，依次进行四肢部位的肌肉紧张和放松训练，即右手→右上肢→左手→左上肢→右足→右小腿→右大腿→左足→左小腿→左大腿。患者全神贯注，认真体会肌紧张、放松感觉及身体内部的感觉，边训练边用口描述两种感觉的不同，并凭借这些感觉对紧张的肌肉进行有效的放松调节。

3. 全神贯注 不论是肌肉放松训练，还是皮温、皮电和脑电反馈训练，均需进行主动性“全神贯注”训练。其表现为注意力开放，头脑一片空白，没有思维活动，如临睡前瞬间的心理状态：意识朦胧、漂浮和自由流动。反馈信号向放松方向发展。这种“全神贯注”是放松训练的核心，是在一种自然状态下，全靠自己领悟、体会和掌握，“只可意会，不可言传”。

4. 技能转换 生物反馈训练技能转换一般包括两个内容：其一是有意识地把有反馈和无反馈信号训练交替进行，即在有反馈信号训练时，中断5分钟反馈信号，使患者体会放松时的感觉，目的在于除去反馈信号时仍能保持像有反馈信号时的感觉，以利延续放松效果；其二生物反馈训练中进行体位交换，即由卧位逐渐变为坐位、直立位，这也是一种技能转换，技能转换有助于患者集中精神，提高训练效果。

5. 认知放松 感知、思维和情绪，对肌紧张都有重要影响。如焦虑、压抑、生气、悲伤、恐惧等，即使是一闪念，都会引起肌电活动的变化。让患者学会控制情绪，调节心理状态，从而达到认知放松。

6. 塑造技术 是医生利用一定的方法，逐渐扩大生物反馈训练效果。具体做法是：当患者通过训练达到一定程度放松，反馈信号维持在一定水平上时，如欲提高放松训练效果，可将仪器灵敏度降低，减小反馈信号放大倍数，使放松提高到一个新水平。就这样，由易到难、由浅至深，一步一步提高放松难度，增强训练效果。

7. 温暖训练 在进行温度生物反馈训练时，对于手温升高有困难的患者，可应用手温双向变化训练法：先让患者想到手触摸一根冰冷的水管，或手被扎伤后的刺痛感，这时手温下降；然后再想到躺在灼热的沙滩上，站在炉火旁，把手浸在温暖水中，戴一副温暖手套的感觉等等。这样，就可以增强血管舒缩反应，引起手指的温度变化。

8. 其他 除了上述一些训练技巧外，在肌电生物反馈治疗方面，还可采用对抗训练（resistive exercises）、步态训练（gait training）、振动按摩（vibration）、牵张反射（stretch reflex）和触觉刺激（tactile stimulation）等促进技术（facilitation technigues）。

（三）训练方法

1. 脑卒中

（1）口面部、躯干及四肢的运动功能训练　肌电生物反馈疗法通过患者的主动参与完成训练，能够改善脑卒中患者偏瘫后口面部肌肉瘫痪导致的失语、口腔期吞咽障碍、流涎等症状；上肢运动功能障碍导致的肩关节半脱位、肩痛、肌张力高或痉挛、肌力低下、手功能障碍等；下肢运动功能障碍导致的肌力差、平衡障碍、步行功能差等问题。

（2）吞咽功能训练　电极置于颈前舌骨与甲状软骨上缘之间，在尝试吞咽过程中使用表面肌电生物反馈来辅助患者维持吞咽所需时程，患者可以通过渐进的吞咽来获得即刻声音反馈。

表面肌电生物反馈训练不仅能无创探测吞咽时喉上抬的幅度，同时还可实时显示在电脑屏幕上，并通过患者的主动参与来达到训练的目的。

（3）认知功能训练　肌电生物反馈可以改善脑卒中后神经功能和认知障碍。其作用机制可能与仪器的反复机械刺激，促进脑内侧支循环建立和全身血液循环加快、调节脑缺血神经递质水平，抑制其过量引起的神经毒性作用，以利自愈有关。另外，治疗过程中结合治疗师给予的心理疏导和鼓励（通过启发、意念，使患者想象自己尽全力活动患肢，做相应肌肉的主动收缩运动，仪器可检测到并在屏幕上显示肌肉收缩的电信号，自动调节阈值，然后输出 1 次电刺激帮助患者达到 1 次有效的收缩），使患者心态发挥到最佳，积极主动参与训练，从而起到事半功倍的作用。

（4）尿便控制训练　电极置于阴道（女性）或插入肛门外括约肌皮下束肛管内记录患者肛门括约肌的肌电活动。主要治疗脑卒中后导致的便秘及大小便失禁。

（5）步行功能训练　肌电位置反馈与力量反馈一起用于训练步行所需的特别肌肉和运动。进行各个实用的练习和其他需要的运动训练，然后整合到行走的模式中去。多次重复可达到运动自动化。当患者从卧位到站位或行走时生物反馈训练可改善步态的站立相或摆动相。

2. 脊髓损伤　应用肌电反馈治疗脊髓损伤患者的最初目的在很大程度上与偏瘫患者相同。先是试图减少过强运动反应以诱导痉挛肌肉的长度改变。痉挛肌肉的过于活跃行为，可发生在上肢或下肢对可能触知的刺激发生反应时，也可发生在自发阵挛时，或诱导阵挛性的发作时。一旦患者在仰卧、坐位和最终的站立位姿势可以通过自我控制来减少这些反应，那么用力便可以直接增加无力肌肉的募集，从而恢复肢体运动能力。在治疗截瘫患者时通常都需要减少股内收肌和小腿三头肌的复合运动。

3. 脑瘫　痉挛型脑瘫患者的临床表现和他们的日常生活困难实际上不是痉挛本身所导致，而是缺乏相关的力量和控制。有观点证明脑瘫患儿痉挛肌的异常肌电活动常常不能合理地归于牵张反射活动亢进，因此有学者主张个别肌肉保持异常肌肉张力不应作为治疗的焦点，而应强调全部姿势和运动模式控制肌肉张力分布的重要性。

4. 软组织损伤　骨科反馈已经成功地应用于手指及其运动神经损伤修复术后的手功能再训练，主动的关节活动度练习及相关的活动是重要的手段，应用渐进性用力诱导改变限制腕和手的各种软组织。对患者应用关节角反馈，当他们运动时能够帮助其与治疗师协调。为了达到这种目的，已经制成反馈测角器且能在手的运动和治疗训练中穿戴。当预定的关节角达到时，这些设备提供一个阈反馈信号。临床试验显示许多患者手外伤或矫形手术后的综合康复如果应用反馈测角器训练将改善主动的关节活动度。

5. 腰背痛　腰背痛患者大都有慢性抑郁的表现，易生气、有无助感，对一般性治疗失去信心。采用生物反馈疗法训练的目的在于可以让患者掌握焦虑－紧张－疼痛之间的规律性联系，达到心理、生理放松，使腰背疼痛缓解，能耐受持续 60 分钟的坐位姿势。经验证明，当患者做到全身放松时，原来所诉部位的疼痛也随之消失，开始训练时，应着眼于全身肌肉的放松，而不是疼痛部位的局部放松。放松的程度可以通过肌电反馈仪监测。

6. 女性盆底功能障碍性疾病　女性盆底功能障碍性疾病（FPFD）是指由于盆底支持结构缺陷、损伤及功能障碍所造成的疾病，国际尿控协会（ICS）将其分为压力性尿失禁、盆腔器官脱垂、粪失禁、慢性盆腔疼痛及性功能障碍。

非手术治疗主要是进行盆底肌肉功能锻炼，即患者有意识地对以肛提肌为主的盆底肌肉进行自主性收缩以便加强控尿能力。生物反馈指采用模拟的声音或视觉信号来反馈提示正常及异常的盆底肌肉活动状态，以使患者或医生了解盆底锻炼的正确性，从而获得正确的、更有效的盆底锻炼。目前，单纯的盆底锻炼在国外应用很少，为获得盆底锻炼的治疗最大功效，常结合采用生物反馈方法。正确的生物反馈方法指导下的盆底肌肉锻炼具有无痛、无创、无副作用的优点。但因疗程时间较长、治疗过程中易受各种因素的影响，如患者的依从性，治疗方案的个体差异性，以及患者在一个疗程治疗后应该如何维持治疗及如何随访众说不一。但有一点应提醒患者，盆底锻炼治疗没有终点，假如锻炼停止，情况可能恶化。建议在维持治疗阶段应每日锻炼 20 分钟，或至少隔日锻炼 20 分钟。每 3 个月来医院随访 1 次，以便指导患者的进一步治疗。

知识拓展

生物反馈技术在心理领域的研究

生物反馈技术在心理领域应用较为广泛，而虚拟现实技术具有强大的沉浸感、可控性和安全性，两者优势互补更好地推动了心理领域的进步与发展。基于虚拟现实的生物反馈技术在治疗焦虑症、恐惧症和放松与康复训练中具有很好的效果，将会成为我国未来心理学领域发展的新趋势。

第三节　临床应用

一、适应证

1. 神经系统疾病　脑卒中、脊髓损伤、脑瘫等神经系统疾病。

2. 骨科疾病　软组织损伤、腰背痛、膝关节前十字韧带术后、全髋关节置换术后、痉挛性斜颈等骨科疾病。

3. 心血管疾病　心律失常、原发性高血压、直立性低血压等心血管疾病。

4. 呼吸系统疾病　支气管哮喘、肺气肿等呼吸系统疾病。

5. 泌尿、生殖系统疾病　女性盆底功能障碍性疾病、器官脱垂、性功能障碍、男性早泄、勃起功能障碍、慢性盆底疼痛综合征、男性获得性尿失禁、过度活动症等泌尿、生殖系统疾病。

知识链接

催眠和生物反馈疗法相结合

儿童与压力相关的心理生理障碍发病率在上升。育儿和儿科保健的目标之一是教育儿童解决问题的技巧、对情感和身体的调节，以及更好地控制压力的技巧。在初级保健儿科，催眠疗法和生物反馈疗法都可以通过放松和压力管理，影响认知变化和改善儿童的自我形象来教授心理生理自律。

二、禁忌证

1. 不愿接受训练者，变态人格不能合作者。
2. 5 岁以下儿童，智力缺陷者，精神分裂症急性期。
3. 严重心脏病患者，心肌梗死前期或发作期间、复杂的心律失常者。

4. 青光眼或治疗中出现眼压升高者。

5. 训练中出现血压升高、头痛、头晕、恶心、呕吐、失眠、妄想或具有精神症状时也应停止治疗。

三、注意事项

1. 治疗室应保持安静、舒适，光线稍暗。将外界的干扰降到最低。

2. 治疗前向患者解释该疗法的原理、方法以及要达到的目的，解除疑虑，求得患者合作。

3. 治疗前要找好最合适的测试记录类别和电极放置部位。治疗后在皮肤上做好记号，以便提高以后治疗的效果。

4. 治疗训练时要让患者注意力集中、密切配合治疗师的指导和仪器显示。

5. 治疗训练时治疗师用指导语引导，其速度、声调、音调要适宜，也可采用播放录音带的方式进行，待患者熟悉指导语后，可让患者默诵指导语。

6. 治疗过程中，要有医务人员陪伴，及时给患者以指导和鼓励、树立患者对治疗的信心，并可同时施行心理治疗。训练中注意不能使患者有疲劳和疼痛的感觉。

7. 根据患者情况，可每日进行生物反馈训练 1 次。每次 5 分钟、15 分钟、30 分钟不等，一般 10～20 次为 1 个疗程。有些疾病常需连续训练数周乃至数月，也有的可每天训练数次。

本章小结

生物反馈疗法是临床上常用的一种治疗方法。本章主要介绍了生物反馈的概念、治疗技术、临床应用等内容。通过该章的学习，不但要系统地掌握生物反馈的概念、作用原理、治疗作用等；还要掌握生物反馈治疗设备工作原理、治疗方法等。通过学习生物反馈疗法临床应用，了解该疗法的适应证禁忌证及注意事项。

习　题

扫码“练一练”

一、选择题

（一）A_1 型题

1.（　　）是应用电子仪器将人体内正常或异常的生理活动信息转换为可识别的光、声、图像、曲线等信号，以此训练患者学会通过控制这些现实的信号来调控那些不随意（或不完全随意的）、通常不能感受到的生理活动，以达到调节生理功能及治疗某些身心性疾病的目的。

A. 生物反馈　　B. 生物反馈疗法

C. 体外冲击波疗法　　D. 超声波

E. 超声波疗法

2. 利用生物反馈仪进行训练的目的，在于增强患者对机体内部自我感知能力，达到由（　　）控制内环境、调节机体和治疗疾病的目的。

A. 肌力　　B. 神经　　C. 声音　　D. 意识　　E. 大脑

3. 下列选项哪个不是生物反馈的治疗作用（　　）。

A. 调节机体内环境　B. 调节自主神经功能
C. 调节肌肉的肌张力　D. 调节脑电波节律
E. 以上都是

4. 如何选择一台能够满足患者需求的生物反馈仪，以下参数中不符合的是（　　）。

A. 工作范围　B. 灵敏度　C. 线性度　D. 信噪比　E. 波长和波宽

5. 在生物反馈仪的反馈方式的视觉信息反馈中以（　　）显示最优。

A. 图形或曲线　B. 指针　C. 数字　D. 色光标　E. 表格

6. 在生物反馈中习惯把传感器称为电极，电极是用来测量和记录生物体现象的，肌电生物反馈多用（　　）。

A. 微电极　B. 针状电极　C. 表面电极　D. 体表电极　E. 温度电极

7. 肌电生物反馈电极放置部位可因人而异。若安放额部时，两个电极分别置于双眼的瞳孔上方，眉上（　　）处。

A. 0.5cm　B. 1cm　C. 1.5cm　D. 2cm　E. 2.5cm

8. 在生物反馈仪治疗的技巧性训练中，下列选项中不是技巧性训练方法的是（　　）。

A. 施加强化刺激　B. 体会肌感
C. 重视第一次训练　D. 全神贯注
E. 技能转换

9. 生物反馈疗法在脑卒中偏瘫患者中应用广泛，尤其有益于（　　）功能恢复。

A. 吞咽　B. 步行　C. 言语　D. 下肢　E. 上肢

10. 下列疾病中不是生物反馈疗法禁忌证的是（　　）。

A. 5 岁以下儿童，智力缺陷者，精神分裂急性期
B. 严重心脏病患者，心肌梗死前期或发作期间、复杂的心律失常者
C. 青光眼或治疗中出现眼压升高者
D. 训练中出现血压升高、头痛、头晕、恶心、呕吐、失眠、妄想或具有精神症状时也应停止治疗
E. 产后女性

11. 生物反馈疗法通过电子仪器记录并显示有关自主神经参与调节的生物信息，如血压、心率等，让被治疗者直观地观察到与其所患疾病密切相关的关键的（　　）。

A. 变化　B. 病灶　C. 机制　D. 信号　E. 生理改变

12. 生物反馈疗法通过电子仪器记录并显示与某种身体活动或者状态有关（　　）的类型和节律，并记住相应的特征，然后通过主动诱导、强化训练，达到增强、抑制的目的，从而缓解和控制某些神经精神疾病。

A. 波形　B. 脑电波　C. 电压值　D. 信号　E. 反射

13. 能把生物体中离子电势转换成电子电势的装置统称为传感器。在生物反馈中习惯把传感器称为（　　）。

A. 信号器　B. 反馈仪　C. 电极　D. 信号源　E. 都不是

14. 皮温反馈仪传感器只有一个，有正反两面，检查时将传感温度一面固定于利手（　　），因为此处对温度变化比较敏感。

A. 拇指指腹上　B. 小指指腹上

C. 拇指或中指末节指腹上　　D. 示指或中指末节指腹上

E. 都不是

（二）A_2 型题

15. 王某，车祸后，四肢活动不利，肌张力高，诊断为脊髓损伤，在行生物反馈治疗时，通常需要减少（　　）运动。

A. 股四头肌　　B. 小腿三头肌

C. 股内收肌肌和小腿三头肌的复合　　D. 股内收肌

E. 臀大肌

16. 李某，女性，53 岁，下腰部疼痛 2 年余，加重 1 周，患者不能久坐，腰椎两侧疼痛，压痛明显，经反复治疗后效果不佳，性格焦虑、烦躁、易怒。医生建议行生物反馈治疗，其治疗目的是达到（　　）。

A. 生活自理　　B. 身心放松

C. 治愈　　D. 肌肉放松

E. 康复

（三）A_3/A_4 型题

吴某，女性，37 岁，主诉：咳嗽时漏尿 2 年余，加重 2 周。患者在 2 个月前，生完孩子后出现咳嗽、用力时漏尿症状，伴腰痛。查体：耻骨分离，腹部松弛，腹直肌分离，医生建议生物反馈治疗。

17. 该患者的漏尿现象主要是由于（　　）结构的功能障碍造成的。

A. 尿道　　B. 盆底支持　　C. 肠道　　D. 肛周　　E. 腹部

18. 该患者的治疗，应该是在生物反馈仪的辅助下进行（　　）。

A. 电刺激　　B. 肌力训练

C. 排尿训练　　D. 呼吸训练

E. 盆底肌肉功能锻炼

张某，女性，52 岁，家庭主妇，头痛、头晕、失眠、心悸、气短、易怒，经常因为小事与家人发脾气，难以入睡，易醒。检查：排除心脏问题。

19. 该患者可诊断为（　　）。

A. 心律不齐　　B. 严重心理障碍

C. 神经症　　D. 精神障碍

E. 失眠

20. 医生建议该患者行生物反馈治疗，治疗时电极应放置于（　　）

A. 颈部　　B. 手指　　C. 太阳穴　　D. 额部　　E. 面部

二、案例分析

李某，男性，49 岁，因右肢体活动不利 15 天入院，患者于 15 天前无明显诱因出现右侧肢体活动不利，言语不能。查体：神清，言语不利，右侧肢体 Brunnstrom 分期上肢Ⅱ期，手Ⅱ期，下肢Ⅲ期，肌张力高。CT 检查示：左侧基底节区脑出血。医生建议生物反馈治疗。

问题：1. 该患者哪些功能障碍适合采取生物反馈疗法进行治疗？

2. 对该患者行生物反馈治疗时需注意什么？

（潘丽娜）

参考答案

第一章

1. C　2. B　3. D　4. B　5. A　6. C　7. A　8. B　9. D　10. C　11. E　12. E　13. A
14. A　15. E　16. D　17. B　18. D　19. C　20. B

第二章

1. B　2. A　3. C　4. A　5. D　6. B　7. E　8. C　9. A　10. B　11. E　12. C　13. A
14. E　15. D　16. C　17. A　18. B　19. D　20. C

第三章

1. D　2. B　3. D　4. D　5. B　6. D　7. D　8. D　9. A　10. C　11. C　12. C　13. C
14. C　15. B　16. B　17. C　18. B　19. A　20. A

第四章

1. D　2. A　3. A　4. B　5. B　6. E　7. E　8. C　9. C　10. E　11. D　12. E　13. D
14. C　15. D　16. C　17. C　18. A　19. E　20. E

第五章

1. C　2. E　3. D　4. B　5. D　6. A　7. D　8. B　9. E　10. C　11. E　12. B　13. D
14. A　15. E　16. C　17. A　18. D　19. E　20. B

第六章

1. C　2. A　3. C　4. D　5. D　6. A　7. E　8. A　9. C　10. D　11. C　12. E　13. C
14. D　15. E　16. A　17. C　18. B　19. B　20. E

第七章

1. A　2. B　3. A　4. C　5. D　6. A　7. E　8. A　9. C　10. B　11. D　12. C　13. E
14. B　15. C　16. A　17. C　18. D　19. A　20. B

第八章

1. E　2. A　3. E　4. A　5. E　6. A　7. E　8. C　9. D　10. D　11. E　12. C　13. A
14. A　15. A　16. B　17. E　18. ABCDE　19. ABCD　20. ACDE

第九章

1. E　2. A　3. C　4. E　5. D　6. E　7. E　8. D　9. B　10. B　11. B　12. D　13. E
14. C　15. C　16. E　17. B　18. D　19. D　20. C

第十章

1. E　2. E　3. B　4. C　5. C　6. B　7. E　8. D　9. D　10. A　11. A　12. D　13. E
14. B　15. D　16. A　17. A　18. E　19. D　20. A

第十一章

1. A　2. B　3. C　4. E　5. E　6. D　7. E　8. C　9. B　10. A　11. C　12. C　13. A
14. E　15. C　16. D　17. B　18. D　19. B　20. C

第十二章

1. A　2. B　3. D　4. C　5. B　6. B　7. C　8. D　9. C　10. B　11. C　12. E　13. E
14. B　15. B　16. C　17. E　18. E　19. C　20. C

第十三章

1. C　2. B　3. A　4. D　5. A　6. A　7. E　8. C　9. D　10. B　11. C　12. E　13. D
14. A　15. B　16. C　17. A　18. B　19. C　20. E

第十四章

1. B　2. D　3. A　4. E　5. A　6. C　7. B　8. C　9. D　10. E　11. E　12. B　13. C
14. D　15. C　16. B　17. B　18. E　19. C　20. D